순리에 따른
자연 치료법

순리에 따른 자연치료법

초판 1쇄 2020년 3월 31일

지은이 • 장창원
펴낸이 • 이규종
펴낸곳 • 해피앤북스
등록번호 ┃ 제2015-000130호
등록된곳 ┃ 경기도 고양시 일산동구 공릉천로 175번길 93-86
전화 ┃ 031)962-8008
팩스 ┃ 031)962-8889
홈페이지 ┃ www.elman.kr
전자우편 ┃ happybooks2004@naver.com
ISBN ┃ 979-11-969714-0-3

값 18,000원

순리에 따른

자연 치료법

장창원_지음

메피스트북스

　　인간은 누구나 오래 살기를 바란다. 그리고 부유하게 살기를 바라며 남을 지배하며 명예롭게 살기를 원한다. 그러나 이 모두가 건강이 없이는 아무것도 이룰 수가 없다. 또한 육체의 건강은 정신건강을 지배하는 것이어서 아무리 명석한 두뇌를 가졌을지라도 건강하지 않으면 성공은커녕 주위 사람들에게 근심만 끼치게 될 것이다. 건강이야말로 우리 생활의 기본이요 뿌리이다. 우리가 살고 있는 이 시대는 초고령화 시대를 앞두고 있는 평균 나이 80세 시대이다. 그런데 안타까운 것은 건강의 중요성은 알고 있는데 건강을 어떻게 유지할 것인가에 대해서는 구체적으로 답을 아는 사람이 많지 않다는 점이다. 또한 일반 시중에 소개된 건강에 관한 정보들이 너무 난해하고 단편적이거나 전문적이어서 대중의 실생활에 별로 도움이 되지 못한다는 사실이다. 더욱이 현대인들은 이해하기 쉽고 배우기 쉽고 실천하기 쉽고 또한 간단한 건강법을 원하고 있다. 필자는 그 동안 30여 개국을 순방하면서 십수년간 국내외에서 수많은 환자를 치료하는 가운데 배우고 임상하고 훈련시키고 교육하고 신문에 연재했던 내용들을 여기에 총체적으로 모아 여러 이웃들에게 도움이 되도록 하였다. 또한 전문용어나 학술용어가 이해되지 않는 평범한 이웃들도 쉽게 이해가 되도록 너무 전문적이고 이론적인 부분은 피하고 쉬운 용어를 사용하여 일반인들에게 부담이 가지 않으면서 이해가 되도록 노력했다.

　건강이란 수학공식과 같은 것이어서 공식을 모르면 매우 난해하고 어렵지만 공식을 알고 나면 어려울 것도 없고 즐거운 마음으로 어렵고 힘들었던 문제들을 풀어나가게 될 것이다. 건강에도 분명 순리가 있다. 그 순리를 이해하고 하나하나 실천한다면 누구든지 무슨 질병을 앓고 있든지 간에 분명 몸이 날로 좋아지는 것을 경험하게 될 것이다. 우리 몸의 순리 중 제일기대가 되는 것은 우리의 세포는 모두가 수명이 있고 새로운 세포가 복제가 되어 마치 건물의 벽돌을 새 벽돌로 교체하듯이 날로 변하고 있다는 사실이다. 3개월 즉 90일 정도면 우리 인체의 모든 세포는 새로운 세포로 대체된다. 새로 생성 복제되는 세포가 건강하도록 순리에 따라 협조하고 노력한다면 분명 그 보답은 건강으로 돌아올 것이다. 절망하지 않고 그 순리를 알고 노력만 한다면 그가 누구이든 천수를 다할 때까지 건강하게 살며 행복을 누릴 수 있을 것이다. 논리적인 정보는 얼마든지 얻을 수 있을 것이고 많은 돈을 들여서 병원에 몸을 맡겨 놓고 기다려 보자는 안일한 마음의 소유자라면 굳이 이 책이 필요치 않을 것이다. 대체의학과 생활의학 축면에서 전통 의학적인 방법으로 간단하고 손쉽고 돈 안 들고 언제 어디서나 쉽게 스스로 할 수 있는 건강의 순리를 소개하여 화학 약품들의 독성으로 인한 합병증의 공포에서 자유롭게 할 뿐 아니라 건강한 몸으로 자신의 본분을 다 하도록 해 보자는데 이 책의 의미가 있다. 아무쪼록 이 한 권의 책으로 많은 사람들의 건강에 유익 하기를 기대해 본다.

- 필 자 -

∎∎∎ 목차 ∎∎∎

책 머리에   004

1. 질병의 원인 독소 제거 법   011

  1 외적(外的)독소 제거법   013

  2 내적(內的) 독소 제거법   067

2. 자연 건강식   125

  1 건강하려면?   126

  2 질병의 시작과 원인은?   129

  3 자연 건강식의 기준은?   132

3.건강을 위한 생활 의학   139

  1 올바른 호흡법   141

  2 올바른 음수법   144

3 올바른 보행법   149

4 올바른 식사법   153

5 올바른 수면법   170

6 올바른 목욕법   181

7 햇빛 요법   186

8 산림욕 요법   190

9 야채즙 요법   194

10 뇨 요법   208

11 죽염 요법   215

12 구충 요법   222

13 자기 요법(자석 요법)   229

14 전자침 요법   235

15 식초 요법   240

16 자연식품 요법(I)   247

17 자연식품 요법(II)   254

18 성기운동을 자주하라   281

19 응급 처치 법   295

20 체질 식별법   303

21 약과 의사에 대한 바른 인식   308

4. 운동 요법   327

1 누워서 하는 운동 10   329

2 엎드려서 하는 운동 10   336

3 앉아서 하는 운동 10   343

4 서서 하는 운동 10   350

5 서서 깍지 끼고 스트레 칭   359

6 성령 충만 스트레칭   361

7 걷기 운동 요법   363

5장 쉽게 할 수 있는 지압 요법   375

1 눈 건강을 위한 지압 혈   376

2 코 건강을 위한 지압 혈   376

3 귀 건강을 위한 지압 혈   376

4 치아 건강을 위한 지압 혈   377

5 머리 건강을 위한 지압 혈   377

6 목, 어깨 건강을 위한 지압 혈   377

7 발 건강을 위한 지압 혈   378

8 손 건강을 위한 지압 혈 3   378

9 무릎 건강을 위한 지압 혈   378

10 배 건강을 위한 지압 혈   379

6장 마음의 건강법(心治法)   391

1 마음이 건강하려면 정신 집중 훈련을 해야 한다.   393

2 긍정적 사고방식을 훈련해야 한다.   394

3 마음이 건강하려면 스트레스를 다스려야 한다.   396

4 좋은 말을 훈련해야 한다.   398

5 마음이 건강하려면 화내는 것을 절제 해야 한다.   401

6 마음이 건강하려면 나누어 주며 봉사하는 훈련을 한다.   403

책을접으면서   405

제1장

질병의 원인 독소 제거 법

1. 외적 독소 제거 법

2. 내적 독소 제거 법

질병(疾病)이란 정상적인 인체의 기능을 방해하거나 변형 혹은 손상시키는 것을 말한다. 질병은 감염성 생물인 세균이나 바이러스, 곰팡이나 기생충에 의하여 생기는데 결국 이들의 독성에 의해서 인체가 피해를 입는다. 또한 외부적으로 방사선이나 독소들이 침입하여 질병이 발생하는데 이 또한 독성에 의해서 피해를 입은 것이 질병으로 나타난 것이다. 수많은 음식물이나 오염된 공해를 통해서도 문제가 되고 질병의 원인이 되는 것이 결국 독소 때문이다. 독소들이 배출되지 못하고 몸속에 쌓이면서 각 세포와 조직들이 그 기능을 다하지 못하고 연쇄적인 반응으로 앓아눕게 되면서 환자가 되는 것이다. 그러므로 건강을 위해서 우선적으로 해야 되는 일이라면 독소를 제거하는 일일 것이다. 또한 구체적 방법으로 치료하는 일이라면 전문가들이 할일이고, 많은 돈을 드려야 하는 일이기 때문에 여기서는 손쉬운 대체의학적인 면에서 부작용 없이 효과적인 부분만을 언급하고자 한다.

마사지 요법이란 손으로 신체 조직을 체계적이고 과학적인 방법으로 다루는 것을 말하는데 신경과 근육 계통에 치료 효과를 주며 혈액 순환과 기 순환을 촉진시켜 전신 순환의 효과를 높여 주는 것이다. 중의학에서는 3000년 전부터 이 방법을 연구하여왔으며 현대의학의 대부로 알려진 의사 히포크라테스는 삔곳과 탈골(脫骨)을 치료하기 위해 마사지를 사용했고 마사지를 통해서 변비를 치료했다. 19세기초 스톡홀름의 의사 페리 헨리크림이 관절과 근육에 관련된 병을 치료하기 위해 체계적인 마사지 요법을 고안했다. 그 이후로 관절염으로 인한 기형을 막아주고 마비된 근육을 재생하는데 까지 발전시켰다. 마사지는 통증을 없애주고 부기를 가라앉히고 근육을 이완시키며 사고로 인해 생기는 염좌(捻挫)나 좌상(挫傷)의 치유 과정을 단축시키는 효과가 있다.

(1) 마사지 요법

안마법의 하나로 엄지손가락이나 손바닥, 주먹 또는 팔꿈치로 경혈 부위나 치료하려는 부위를 누르는 방법이다. 지압법, 지침법, 문법이라고도 한다. 손가락이나 손바닥 또는 팔꿈치를 치료하려는 곳에 가볍게 대고 천천히 힘을 주면서 내리누른다. 일정한 정도로 누른 다음에는 손을 환자의 몸에서 급하게 떼지 않고 가만히 들어 올려 처음 위치에 오게 하는 데 이런 동작을 여러 번 거듭한다. 약한 힘으로 짧은 시간 누를 때에는 그 부위의 신경 기능을 높이고 센 힘으로 긴 시간 누를 때에는 질병을 약화시키거나 억제시킨다. 마사지 요법은 경맥을 잘 돌게 하고 막힌 것을 열어주어 독소인 한사(寒瀉)를 없애고 통증을 멈추게 한다.

손바닥으로 누르기

주먹으로 누르기

엄지손가락으로 누르기

① 어루만지듯이 문지르기 - 손바닥을 상대의 피부에 꼭 대고 같은 강도로 어루 만진다든가 쓰다듬는 방법이다.

② 주무르기 - 주로 근육에 행하는 마사지 법으로 근육을 꼭 잡고 손가락 전체, 혹은 양손바닥 전체로 가볍고 부드럽게 근육을 비벼 주는 방법이다.

③ 누르기 - 손바닥 혹은 엄지나 네 손가락으로 경혈 부위를 3-5초간

압박하는 방법이다. 천천히 체중을 가하면서 같은 식으로 천천히 힘을 뺀다. 신경이나 근육의 흥분을 억제하는 데 좋은 효과가 있다.

④ 두드리기 - 한쪽 손 또는 양손으로 상대의 몸을 가볍게, 빨리, 리드 미컬하게 두드리는 방법이다. 넓고 딱딱한 곳은 주먹으로 두드리고, 부드럽고 좁은 곳은 손칼로 물건을 자르듯이 두드린다.

⑤ 흔들기 - 손바닥이나 손가락 끝을 환부에 대고 가볍게 누르면서 가늘게 떨어 주는 방법이다. 저림이나 마비에 효과적이다.

⑥ 어루만지며 휘 젓기 - 주로 엄지, 인지, 중지를 효과적으로 사용하는 방법으로 관절 등의 질병에 사용한다.

알아두면 편리한 5요혈(要穴)과 10요혈

★ 5요혈
① 머리가 아프면서 배가 아플 때   – 족삼리
② 허리가 아프면서 등 쪽이 아플 때   – 은문
③ 머리만 아플 때   – 후계
④ 눈이 아플 때   – 합곡
⑤ 흉부, 가슴의 병은   – 내관
★ 10요혈
① 흉부와 배의 질병에는   – 족삼리, 내관
② 목과 머리의 질병에는   – 곡지, 합곡
③ 허리와 등 쪽의 질병에는   – 은문, 곤륜
④ 머리끝의 질병에는   – 후계, 풍지
⑤ 앞가슴과 양쪽 옆구리 질병에는   – 환도, 양능천

이와 같이 마사지를 하면서 온습포를 적당히 병행한다면 더 좋은 효과를 얻을 수 있다. 근육을 이완시켜주면 표피의 모세 혈관의 순환이 개

선되면서 심장으로 가는 혈액의 흐름이 좋아 독소는 제거되면서 면역력
은 증가될 것이다.

(2) 마사지 요법의 실재

얼굴 마사지 요법

세안 또는 취침 전에 간단한 마사지를 해주는 것만으로 달걀형 얼굴
을 만들 수 있어서 요즘 많은 여성들에게 인기를 끌고 있다.

- ㅇ 먼저 양손바닥으로 턱 중앙 지점부터 귀까지 약간의 힘을 주며 쓸
  어 올려준다.
- ㅇ 턱 중앙에서 부터 입 꼬리와 귓불까지 원을 그려가며 골고루 마사
  지한다.
- ㅇ 손가락을 이용해 눈 주위와 이마 부위에 원을 그리며 쓸어준 후 관
  자놀이 부위를 지압한다.
- ㅇ 두 손으로 얼굴을 가볍게 두들기며 마사지하고 그 이후 양 손바닥
  을 이용해 턱 중앙에서부터 귀까지 약간의 힘을 주면서 쓸어 올려
  준다.
- ㅇ 위와 동일하게 3번 반복해주며 약 3~5분 정도 마사지하면 탄력 있
  는 피부와 브이라인얼굴을 만드는 데 도움이 된다.
- ㅇ 마사지는 가끔 하는 것보다 매일 꾸준히 해줘야 효과를 볼 수 있다.

장미 팩

혈액 순환이 나빠지면 멜라닌이 침착되어 기미나 주근깨가 생긴다.

장미 팩은 멜라닌 색소의 생성을 억제하여 기미, 주근깨를 개선한다.

재 료: 장미꽃잎 10장, 물 ½컵, 밀가루 3큰술

만들기: 장미꽃잎과 물을 냄비에 넣고 물이 반으로 줄어들 때까지 은근한 불에서 졸인다. 장미꽃잎의 색이 빠지면 물만 걸러 식힌 뒤 밀가루를 넣고 크림 상태가 될 때까지 골고루 저어준다.

활용법: 장미 팩을 기미, 주근깨가 있는 부분에 바르고 15분 정도 지나 마르면 미지근한 물에 씻는다. 주름살이 많은 피부에 좋다.

쌀겨 팩

쌀겨에 함유된 비타민 B1, B6, E 등은 기미와 주름살을 완화시키고 뽀얗고 고운 피부로 가꿔준다. 쌀겨 대신 오트밀이나 보리를 갈아 사용해도 된다.

재 료: 쌀겨 · 전분 작은 2술씩, 우유 큰술2, 꿀 작은술1

만들기: 쌀겨와 전분을 고루 섞는다. 여기에 우유를 미지근하게 데운 뒤 꿀을 넣고 섞는다.

활용법: 깨끗이 세안한 얼굴에 눈 주위를 피해 쌀겨 팩을 고루 바른 뒤 10분 정도 있다가 팩이 마르면 미지근한 물로 헹군다. 수렴 화장수로 마무리한다.

마요네즈 팩

심하게 건조하면 피부에 각질이 일어나고 푸석거린다. 마요네즈와 달걀의 단백질 성분이 피부에 영양과 수분을 주어 건조한 피부를 매끄럽고 윤기 나게 가꿔준다.

재 료: 달걀 노른자 1개, 마요네즈 1큰술

만들기: 달걀노른자와 마요네즈를 같은 분량으로 섞어 걸쭉한 상태로 만든다.

활용법: 깨끗이 세안한 얼굴에 화장수를 바른 뒤 눈 주위와 입을 피해 얇게 바른다.

얼굴에 거즈를 덮고 다시 한 번 마요네즈 팩을 얇게 덧바른다.

20~30분 정도 지난 뒤 이마부터 거즈를 벗겨내고 미지근한 물로 씻는다.

감자 팩

감자는 달아오른 피부를 진정시켜주는 효과가 있다.

감자즙과 가라앉은 전분을 모두 팩으로 쓴다.

재 료: 감자 100g(중간 크기 1개), 녹두가루 적당량

만들기: 감자는 껍질을 벗긴 뒤 강판에 곱게 갈아 거즈에 붓고 즙만 짜서 냉장 보관한다. 감자 전분이 가라앉으면 윗물만 한두 스푼씩 덜어 녹두가루와 걸쭉하게 섞는다.

활용법: 감자 팩을 얼굴의 달아오른 부위에 바르고 20분 정도 있다가 씻어낸다. 가라앉은 감자 전분은 따로 두고 밤에 잘 때 바르고 20분 정도 후에 씻어낸다.

레몬 밀가루 팩

피부의 묵은 각질을 효과적으로 제거하여 칙칙해진 피부를 맑게 해준다.

밀가루의 성분이 피부를 하얗게 해주는 역할을 한다.

재 료: 레몬즙 1큰술, 밀가루 2큰술

만들기: 레몬즙에 밀가루를 넣어 고루 섞어 크림 상태로 만든다.

활용법: 얼굴에 곱게 펴 바른 뒤 10~15분 정도 그대로 있다가 팩제가 마르면 미지근한 물로 씻어내고 찬물로 마무리한다.

오렌지 요구르트 팩

비타민C를 공급해서 피부를 희게 하는 효과가 뛰어난 오렌지는 붉은 피부에 잘 듣는다. 영양이 풍부하고 피부에 흡수가 잘 되는 플레인 요구르트로 간편하게 만든다.

재 료: 오렌지즙 1큰술, 해초가루 적당량, 플레인 요구르트 2큰술

만들기: 오렌지 즙과 해초가루, 플레인 요구르트를 적당히 섞어 걸쭉한 상태로 만든다.

활용법: 깨끗이 세안한 뒤 화장수를 바른 얼굴에 눈과 입 주위를 피해 얼굴에 펴 바르고 10분 정도 지난 다음 씻어낸다.

시금치 달걀흰자 팩

시금치는 비타민이 풍부한 야채. 달걀흰자와 섞어 사용하면

각질과 피지는 제거되는 동시에 피부에 영양을 준다.

재 료: 시금치 1포기, 달걀흰자 ½개, 꿀 2작은술, 참기름 1작은술, 밀가루 적당량

만들기: 시금치는 분마기에 찧어 즙을 낸다. 여기에 거품을 낸 달걀흰자와 꿀, 참기름을 넣고 섞다가 밀가루를 넣어 걸쭉한 상태로 저어준다.

활용법: 얼굴에 곱게 펴 바른 뒤 랩을 씌우고 20∼30분 정도 지난 뒤 랩을 벗겨내고 미지근한 물로 씻어낸다.

당근 팩

당근은 트러블이 있는 피부나 과민성 피부에 좋은 비타민A를 다량 함유한 야채이다. 당근 팩은 햇볕에 탄 얼굴을 진정시켜준다.

재 료: 당근 ½개, 꿀 1큰술, 밀가루 적당량

만들기: 당근은 껍질을 벗긴 뒤 강판에 곱게 간다. 간 당근에 꿀과 밀가루를 적당

히 섞어 걸쭉한 팩제를 만든다.

활용법: 세안한 얼굴에 화장수를 발라 정리한 뒤, 눈과 입 주위를 피해 당근 팩을 바른 다음 20분 정도 두었다가 찬물로 씻어낸다.

알로에 팩

강한 자외선으로 붉게 달아오르고 화끈거리는 피부를 진정시키는 효과가 뛰어나다. 알로에는 찬 성질의 식물로 피부의 열을 내리고 수분을 공급한다.

재 료: 알로에(5㎝) 한 토막

만들기: 알로에의 껍질은 벗겨내고 알로에 젤리 부분만 발라내어 으깬다.

활용법: 화끈거리는 부위에 알로에 팩을 바른 뒤 거즈를 덮고 30분쯤 지나면 미지근한 물로 씻어낸다. 피부가 약한 사람은 알로에 즙을 물에 희석하여 거즈에 적셔 얼굴에 5분 정도 얹었다가 씻어낸다.

진흙 팩

진흙은 피부의 불필요한 노폐물을 말끔히 청소해주는 효과가 뛰어나다.
모공을 조여 주는 수렴 화장수를 섞어 사용하면 효과가 배가 된다.

재 료: 진흙 · 전분 작은 2술씩, 장미 화장수(수렴 화장수)

만들기: 진흙에 전분을 넣고 고루 저어 섞은 다음 장미 화장수를 넣고 걸쭉한 상태가 될 때까지 잘 젓는다.

활용법: 세안한 얼굴에 진흙 팩을 눈 주위를 피해 바른 뒤 그대로 두어 말린다. 진흙이 마르면 미지근한 물을 묻혀 가볍게 문지른 뒤 씻어낸다.

키위 팩

키위는 피부에 특히 좋은 비타민과 무기질 덩어리로 미백 효과가 뛰어나다.
키위즙은 살균 작용도 있어 지성 피부를 깨끗하게 가꿔준다.

재 료: 키위 간 것 3큰술, 해초가루 1작은술
만들기: 키위는 껍질을 벗겨 강판에 곱게 갈아 으깬 다음 해초가루를 섞는다.
활용법: 깨끗이 세안한 얼굴에 고루 펴 바른 뒤 20분쯤 지나 미지근한 물로 헹군
다. 마지막은 찬물로 패팅해서 마무리한다.

오이 레몬 마사지 마스크

오이는 살균 효과와 미백 효과가 뛰어난 재료로 여드름이 났거나 얼굴색이 칙칙해
졌을 때, 기미와 주근깨가 생길 때 사용하면 효과적이다.

재 료: 오이 50g, 레몬즙 ½작은술
만들기: 오이는 껍질을 벗겨 잘게 썬 뒤 믹서에 간 다음 고운 면 보에 짜 맑은 즙만
받는다. 오이 즙에 레몬즙을 고루 섞는다.
활용법: 깨끗이 세안한 얼굴에 차게 한 오이 레몬 마사지 마스크를 화장 솜에 듬뿍
적서 얼굴에 얹어 10분 정도 두었다가 씻어낸다

귀 마사지 요법

귀는 인체의 축소판이라 할 수 있다. 귀 마사지를 일상생활에 활용하
면 건강이 좋아진다.
귀는 인체의 각 기관과 밀접하게 연결되어 있다.

뱃속에 태아가 거꾸로 있는 모양을 생각하면 된다. 귀에 우리 몸의 오장육부가 리모컨처럼 연결되어 있다. 따라서 귀를 자극하면 건강이 좋아진다. 중국에서는 장수하기 위해 아침에 일어나면 제일 먼저 귀를 마찰하고 지압하는 양생 술이 있다.

만일 어깨가 아프면 어깨를 주무르는 것 보다 그에 해당하는 귀의 특성 부위를 주무르면 훨씬 효과가 있다.

따라서 맨손 체조 하듯이 귀를 주무르면 몸이 유연해지며 기가 활발해 진다.

귀를 반으로 접으면 조금 아플 것이다. 반으로 접어서 비벼주면 척추가 유연해 진다.

눈이 피로하다면 귓불을 꾹꾹 눌러준다. 소화가 안 되면 귀를 쭉쭉 잡아당겨준다.

머리부터 발끝까지 활발하게 기를 통하고 싶다면 귀의 연골을 마찰시킨다.

이렇게 귀를 누르고 당기고 마찰하면 귀는 더욱 부드러워지고 건강이 좋아진다.

귀를 만졌을 때 왼쪽 귀가 아프면 몸의 왼쪽이 나쁜 것이고 오른쪽 귀가 아프다면 몸의 오른쪽이 나쁜 것이다. 생활 속에서 간단히 하면서 건강을 챙길 수 있는 귀마사지 요법을 알아본다.

1. 귓불 늘이기 : 높은 집중력

양손으로 귓불을 가볍게 잡고 20회 정도 늘여주면 된다.

귓불 부위에 눈, 목, 입에 해당되는 반사구가 있으므로 귀마사지를 해주면 달라진 컨디션을 느낄 수 있다. 귓불을 살며시 돌려주는 것 과 섞어서 해주면 좋다.

2. 두통

간단한 습관성 두통이나 스트레스로 인한 증상일 때는 귀 잡아 당기기로 해결할 수 있다. 두통은 혈관이 확장되거나 수축될 때 일어나는 현상, 고혈압으로 뒷목이 뻣뻣해질 때와 마찬가지로 귓불을 조금 세게 잡아당겨 주변 두통이 곧 사라진다.

만성 두통으로 인하여 고생하는 사람들은 수시로 두통의 반사구를 잡아당기는 것이 좋다.

3. 귀 꾸기기 ; 척추와 어깨

귀의 위와 아래를 세모꼴로 접어 누른다. 30회 정도 반복하면 된다.

귀마사지를 하는 과정에서 혈액 순환이 촉진된다.

척추와 어깨에 해당되는 반사구의 자극이 강하므로 중년 이후 분들에게 더 권하고 싶다.

4. 어깨 결림, 요통

귀 중앙에 대 이륜 주변을 자극한다. 어깨 결림이나 요통은 건강 상태를 깨뜨리는 요인.이럴 때 귀마사지를 통해 통증을 해소 할 수 있다. 어깨와 허리의 반사구는 귀 중앙에 크게 불룩 튀어나온 대 이륜 주변이다. 이곳을 바깥쪽으로 잡아당기면서 목을 위로 쭉 눌러 본다든지 전 후 좌우로 돌리면 더 큰 효과를 볼 수 있다.

5. 귀 마찰하기 ; 무기력 증, 짜증 , 스트레스 완화

양 손가락을 이용해서 귀가 뜨거워지도록 마찰해주는 방법이다.

30회 정도하면 열이 오르면서 몸에 활기가 생기는 것을 느낄 수 있다.

무기력하거나 짜증이 날 때 스트레스 완화에 좋다.

6. 고혈압

귓바퀴 뒤 움푹 패인 곳을 누른다. 무리했거나 일시적 흥분이 원인이 되어 혈압이 높아진 경우에는 귀 잡아당기기로 충분한 효과를 볼 수 있다.

귓바퀴의 위쪽 뒷면을 만져보면 움푹 패인 곳이 있는데 이곳을 '강압구' 라고 한다.

우선 귀 뒤쪽에 있는 강압구에 엄지손가락을 대고 귀 표면을 검지로 눌러준다.

이렇게 누른 채 귓불의 밑 부분까지 쓸어내리며 잡아당겨 준다. 양쪽 귀를 동시에 7~8회 반복한다. 귓불을 당겨주면 뒷목 부위의 혈액 순환을 원활하게 해주고 고혈압 환자 특유의 뒷목이 뻣뻣해지는 증상을 부드럽게 해준다. 늘 혈압이 높은 사람이라면 습관적으로 아침에 잠자리에서 귀 잡아당기기를 해주면 하루 종일 맑은 정신으로 지낼 수 있다.

7. 귀 잡아당기기 ; 알레르기, 편도선 질환

귀의 가장자리를 잡고 바깥으로 펴주는 동작을 반복한다.

알레르기나 편도선 질환을 앓고 있는 경우에 좋은 효과를 얻을 수 있다.

8. 눈이 침침할 때

귓불을 늘려 아래로 잡아당긴다.

눈이 침침해지는 원인은 크게 두 가지. 노화 현상에 의한 것과 피로에 의한 것이다.

노화에 의한 눈의 피로는 심하면 백내장으로 진행 될 수 도 있다.

귀 잡아당기기를 습관화하면 눈이 침침해지는 것을 막을 수 있을 뿐만 아니라 백내장의 진행을 예방할 수 있다. 또 장시간의 시험 공부나 TV시청, 컴퓨터 작업 등으로 피로해진 눈을 회복시키는 데도 효과적이다. 눈의 반사 지점은 귓불의 한가운데 있다. 귓불 가운데를 엄지와 검지로 누른 후 밑으로 잡아당긴다.

처음에는 약간 강한 듯하게 누르면서 약 50회 정도 계속 반복한다.

9. 귀 꼭꼭 누르기

손가락으로 귀 전체를 꼭꼭 눌러준다. 30회 정도 귀마사지를 해주면 트림이 나오는 경우도 있다. 식후 더부룩한 기분이 느껴질 때 마사지 해주면 좋다.

10. 소화 불량

이륜 각 위 오목하게 들어간 지점을 자극한다.

귀의 색이 누렇고 귓구멍이 작으며 귀가 얇으면 만성 위장병의 위험이 있다고 한다. 이런 상태가 아니더라도 식욕이 없거나 트림을 하고 배에 가스가 가득 차 더부룩하다면 장이 안 좋은 것이다.

11. 대장, 소장, 십이지장의 반사 구는 귓구멍 위 꼬리처럼 생긴 각 바로 위의 오목하게 들어간 지점이다.

이 지점을 돌아가면서 자극한다. 귀 전체를 돌아가면서 자극해 주는 것도 장을 튼튼하게 하는 방법이다.

12. 귀 걸어 당기기

자궁이나 생식기와 관련한 반사 구에 손가락을 넣어서 10회 정도 잡아당긴다. 체내 신진대사 활동을 원활하게 해준다. 부부 사이에 하면 좋은 귀마사지다.

13. 정력 감퇴

귓불 위 볼기를 얼굴 쪽으로 잡아당긴다.

정력은 나이 들면서 감퇴되어 가는 것이 보통이지만 피곤함이나 스트레스가 원인이 되어 감소되는 경우도 있다. 정력과 관계가 깊은 것은 고환의 반사 지점이다. 남성의 경우에는 그곳을 자극함으로써 정력이 증강되고 스태미너가 생기게 된다. 귓 몸의 위쪽에는 작은 돌기가 있는데 이 돌기의 안쪽이 고환의 반사점이다. 이곳에 검지손 가락을 깊숙이 넣어 돌기 밑으로 손가락을 거는 듯한 느낌으로 얼굴 쪽을 향하여 잡아당긴다. 돌기 부분의 가장 아래쪽으로는 내분비와 난소의 반사 지점이다. 따라서 이 지점을 자극하면 호르몬 분비가 원활해져 정력 증강에 한층 효과적일 뿐만 아니라 피부를 윤택하게 가꾸어 주기도 한다.

(자료: 건국대학교 병원 〈 당뇨와 인슐린 펌프 〉 팜플렛 중에서)

복부 마사지 요법

장기 마사지는 오장육부를 직접 자극하여 독소를 말끔히 몰아내고, 복뇌의 자율 신경과 호르몬 기능, 면역력을 강력하게 증진시켜 주며, 복뇌(腹腦)와 단전을 빠르게 각성시켜 준다. 이렇게 각성된 복뇌를 통하여 두뇌의 간뇌와 시상 하부가 작동하면 회복력과 자연 치유력이 강해지고 직관력과 상상력, 심지어 초능력이나 영능력까지 개발된다.

장기 마사지는 따뜻한 손만 있으면 언제, 어디서나 손쉽게 활용할 수 있는 건강법이다.

또한 부부, 혹은 부모와 자식 사이 등, 가족 간에 서로 주고받으면 평생 약이나 병원 신세를 질 일이 없게 될 것이다.

복부 마사지는 최소의 시간과 노력으로 큰 효과를 얻을 수 있는 누구나 손쉽게 할 수 있는 가정 약손 요법이다. 또한 배는 만지기 쉽고 요령만 조금 익히면 직접 마사지 할 수 있어 자신의 건강과 치유를 스스로 할 수 있다는 장점도 있다.

배 마사지는 따뜻한 손과 사랑, 그리고 정성스런 마음만 있으면 언제, 어디서나 실시할 수 있다. 한국인이라면 어머니 손이 약손이라는 것을 누구나 경험으로 알고 있다. 그 손은 단순히 체중만 가라앉히는 것이 아니라 뱃속에 낀 살(煞)까지 쫓아내 마음까지 편안하게 만들어 주었다. 복부 마사지는 전통적 어머니의 약손 요법에다 수천 년의 경험과 지혜를 더하여 더욱 놀라운 치유 효과를 얻을 수 있다.

복부 마사지는 체질에 따라, 혹은 어떤 사람의 질병과 성향에 따라 행하는 대중적 건강법이 아니라 남녀노소, 동서양인을 막론하고 누구나 실천해야 할 최고의 건강법이다. 참된 치료는 병의 증상을 강제로 멎게 하는 것이 아니라 자연 치유력을 강화시키는 데서 찾아야 한다. 현재 미국을 비롯한 서양에서는 그들이 발전시킨 서양 의학보다 자연 치유력을 중시하는 자연 요법에 더 큰 관심을 기울이고 있다. 그 중에서도 우리 전래의 약손 요법이 가장 주목을 받고 있다. 장기 마사지는 약물에 찌든 우리 몸의 자연 치유력을 되살려주는 가장 근본적이고 일차적인 자연 요법이다.

복부 마사지 하나만 제대로 익혀도 약과 병원에 의존하지 않고 나와 가족 건강을 지키는 가정 주치의가 될 수 있다. 소화 불량, 변비와 설사, 생리통, 생리 불순, 스트레스, 두통 등 경미한 증세부터 복부 비만, 아토피피부염, 당뇨, 고혈압, 지방간 등 만성병까지 장기 마사지로 거뜬히 예방하고 치유할 수 있다.

1. 배 흔들기

본격적인 장기 마사지에 들어가기 앞서 가볍게 배를 풀어주기 위한 준비 동작이다.

- 양손을 배에 얹고 배 전체를 위아래로 가볍게 흔들어준다.
- 팔에 힘을 빼고 손바닥을 옮겨가며 배 전체를 풀어준다.

2. 배꼽 기통

배꼽은 인체의 뿌리이자 중심이므로, 배꼽만 잘 열어도 오장육부는 물론 몸 전체의 균형을 잡고 기혈 순환을 원활하게 촉진할 수 있다.

- 양 엄지를 허리에 받치고 상체를 숙이면서 양 손가락 끝으로 배꼽 테두리의 좌우를 동시에 눌렀다가 떼 주기를 여러 번 반복한다. 그 다음 배꼽 테두리의 상하, 그 다음 대각선 방향으로 눌렀다가 떼 주기를 여러 번 반복한다.
- 누워서 양손가락 끝을 모아 배꼽 테두리를 돌아가며 지압하며 배꼽을 풀어준다. 상하로 흔들거나 원형 마사지하면 더욱 잘 풀린다.

3. 직장 기통

소화관은 입에서 항문까지 약 9m 길이로 이어진 하나의 관 형태로 이뤄져있다. 관은 처음과 끝, 그리고 중간 이음새 부위가 중요하며 잘 막히는 이 부위들을 잘 뚫어주어야 한다.

- 치골에서 약 3cm 위에 양 손끝을 대고 항문 쪽을 향해 지그시 지압한다. 누운 자세라면 누를 때 골반을 약간 들어주면 훨씬 쉽게 항문 쪽으로 압력이 가해질 것이다.
- 5~10초 정도 지압한 후 서서히 손을 뗀다. 소화관이 기통되는 느낌이 들 때까지 지압을 여러 번 반복한다.

4. 복뇌 기통

복뇌는 넓은 의미로는 복강을 포함한 오장육부 전체를, 보통은 소장을 말하며, 좁은 의미로는 명치 부위를 뜻한다. 명치와 배꼽 사이의 대동맥 근처에 미주 신경과 복강 신경절, 상장간 신경절 등, 두뇌와 통하는 자율 신경 다발들이 밀집해 있다. 복뇌 부위를 적절하게 자극하면 자율 신경이 살아나 소화가 잘 되고 배변이 편해지는 등, 장기의 기능들이 원활해진다.

- 명치 부위에 양 손끝을 대고 약간 아플 정도로 지그시 눌렀다가 떼기를 반복한다. 숨을 내쉬며 누르고 들이쉬며 떼준다.
- 역류성식도염 증상이 있거나 가슴이 답답하고 위가 자주 더부룩하다면 명치를 아랫배 쪽으로 눌러 식도와 위의 연결 부위인 분문을 열어주기 바란다.

5. 복부 피부 기통

양손의 여덟 손가락 끝을 모아 배꼽 근처에서 시작하여 배 전체를 원형으로 마사지해 나간다. 특별히 아픈 곳이나 뭉친 곳은 잠시 멈춰서 아래 위나 좌우로 세밀하게 흔들며 풀어준다.

6. 배 두드리기(타복공)

손바닥이나 주먹으로 각 장기를 가볍게 두드리면, 그 진동이 장기에 전달되어 장기의 독소를 떨어내고 막힌 부위를 소통시켜 준다.

- 편안하게 앉거나 누운 자세에서 배꼽과 배꼽 주변의 소장에서 시작하여 대장, 방광과 자궁, 비위, 간담, 신장, 폐와 심장 순서로 부드럽게 두드려준다.

7. 배꼽소용돌이 문지르기 (마복공)

문지르는 방식은 열기를 장기에 더해주고 배를 따뜻하게 만드는 효과가 탁월하다.

- 양 손바닥을 마주비비며 따듯한 약손으로 만든다.
- 양손이나 한 손을 배 위에 얹고 시계 방향과 그 반대 방향으로 각각 100회씩 열이 날 정도로 문지른다. 열기가 배꼽을 통해 장으로 들어가는 것을 느낀다. 배꼽 중심의 기운이 조화됨으로써 몸 전체의 기운 또한 균형 잡히는 것을 체험하게 될 것이다.

8. 배꼽 명상으로 에너지 단전으로 모으기

장기 마사지가 끝나면 마사지로 활성화된 기운을 배꼽 단전으로 모아 저장해야 한다. 배꼽에 양 손바닥을 포개어 대고 배꼽 안쪽을 지그시 집중하며 에너지를 배꼽 단전으로 모은다.

고환 마사지 요법

중년들은 정력 약화로 고민이 많다. 자주 성기 발기 연습을 하듯 음낭도 매일 3분간 비벼주고 가볍게 쥐었다 놓았다 하면 고환 기능을 활성화시킬 수 있다.

매일 고환 마사지를 하면 음낭의 7개의 조직망도 단련돼 건강해지고 주름과 골이 더욱 많아져 남성 능력이 좋아지는 것이다.

중장년이 되면 의식적으로 일주일에 한번 정도는 사정을 해서 정자를 방출해야 한다 "접촉은 하되 사정하지 않는 것"이 정력을 강화시키는 가장 좋은 방법이라고 정력가들은 말한다. 하지만 현대 의학에서의 여러 실험이나 과학적 근거에 의하면 이와는 정반대다.

중장년층의 경우 저장고에 정자가 가득 차 있으면 더 이상 대뇌 명령이 없어 정액과 정자를 생성하지 않는다. 따라서 주기적인 사정을 의식적으로 하는 것이 남성의 성 바이오리듬에 좋은 영향을 미친다.

성인 남성인 경우 4~5일에 한 번 정도 정액을 배출하는 것이 좋다. 그 이유는 사출된 정액을 다시 정낭이라는 저장고에 모으는 데 4~5일이 필요하기 때문이다. 중년에 지나친 금욕 생활을 하게 되면 쌓인 정자와 정액을 배출하지 못해 건강한 정자를 생산하지 않을 뿐 만 아니라 남성 호르몬도 충분히 분비되지 않기 때문에 성기능에 역효과를 보인다.

정자의 생성 주기는 4~5일이지만 이 시기에 사정 배출 주기를 맞출 필요는 없다.

개인 차이가 있으므로 넉넉하게 1~2주에 한 번 정도 주기적으로 사정하는 것이 좋다.

자동차를 오래 세워둘 경우 며칠에 한 번씩 시동을 걸어줘야 주행 시

문제가 없는 것과 같은 이치이다. 건강한 남성을 유지하기 위해서는 주기적인 발기, 사정, 음낭 자극 마사지가 필수적이다.

도교인 들은 더욱 큰 성 에너지를 배양하는 훈련법을 개발했다.

성교와 별도로는 보통 양성 수련법으로 쓰인다.

그리고 남성의 성 에너지를 회복하는 데 도움이 되는 수많은 독신 수련법도 있다.

도교인 들에 의하면 성 에너지는 세 가지 요소 즉 성호르몬의 양 간의 힘 그리고 생체 전기 에너지의 순환에 의해 좌우된다고 한다. 서양 의학은 성호르몬인 테스토스테론은 고환에서 생산된다는 사실을 발견했다. 도교인 들은 고환 마사지법을 사용함으로써 성호르몬의 생산을 증진할 수 있다고 믿는다. 이 훈련은 일반적으로 성 에너지를 강화하고 성교 후에 흔히 느껴지는 압박감을 덜 수 있는 탁월한 방법이다. 또한 고환을 마사지함으로써 고환의 혈액 순환을 돕고 고환을 건강하게 유지할 수 있다.

고환 마사지

- 양손을 서로 비벼 따뜻하게 데운다.
- 양손의 엄지손가락과 나머지 손가락으로 고환 한 개를 잡는다.
- 1~2분 동안 손가락으로 당신의 고환을 힘차면서도 부드럽게 마 사지한다.

  고환이 아프거나 민감하다면 그 고통이 사라질 때까지 더욱 가볍고도 길게 문지른다. 고환에 혈액 순환이 잘되지 않아 통증이 느껴질 때 마사지를 하면 혈액과 성 에너지가 그 부위로 흘러들어 어떤 막힘도 뚫어줄 것이다.

- 페니스를 위로 잡아 올려 고환을 노출시킨 후 1~2분 동안 중지 로 톡톡 두드린다. 이는 고환에 활력을 불어넣고 정자 생산을 증진 시키는 데 도움이 된다.

- 마지막으로 엄지손가락과 집게손가락으로 페니스의 음낭을 잡는다.

  이제 골반 근육을 뒤로 당기면서 손으로 페니스와 음낭을 가볍게 앞으로 잡아당긴다. 손은 오른쪽으로 당기고 골반 근육은 오른쪽으로 당긴다. 손을 아래로 당기고 골반 근육을 위로 끌어올림으로써 끝낸다. 이것을 9회 18회 36회 실시한다.

  이 훈련은 정액을 만들어내는 고환을 건강하게 만들어 줄 것이다.

페니스 키우는 방법

- 코를 통해 목으로 숨을 들이 마시고 그것을 복부로 끌어내린다.

- 이 숨을 기로 가득 차 있는 에너지 공으로 생각하고 그것이 복부에서 골반을 통해 페니스 내로 밀려들어가는 상상을 하라 이는 더 많은 에너지가 페니스로 흘러들어 가도록 도울 것이다.

- 일단 이 에너지 공을 페니스 내로 밀어 넣었다면 왼손의 세 손 가락으로 항문과 음낭 사이의 백만불점(회음혈)을 압박하여 페니스로 흘러 들어간 에너지가 새어나가지 못하게 한다.

- 백만 불 점(회음 혈)을 계속 압박한 채 정상적으로 호흡한다.

- 오른손으로 페니스를 쥐고 앞으로 부드럽게 잡아당기기 시작한다.

  6~9회 잡아당긴다. 그 다음 오른쪽으로 6~9회 잡아당기고 또 왼쪽으로 6~9회 잡아당긴다. 마지막으로 밑으로 6~9회 잡아당긴다.

- 엄지손가락으로 페니스 귀두를 문질러라. 페니스가 발기할 때까지 문지른다. 만약 발기가 잘되지 않으면 문지르는 동안 좀 더 잡아당긴다.

- 페니스 몸체를 잡아당긴 채 엄지손가락과 집게손가락으로 페니스 기부를 둥글게 에워싸서 2~3CM 가량 앞으로 잡아당겨라. 이는 에너지를 페니스 귀두로 몰아준다.

  이것을 9회 실시한다.

- 오른손으로 페니스를 오른쪽으로 잡아당기고 작은 원을 그리며 페니스를 돌린다. 바깥쪽으로 계속 당기며 이를 6~9회 방향을 바 꾸어가며 실시한다. 다음으로 페니스를 왼쪽으로 잡아당기고 6~9회 방향을 바꾸어 가며 작은 원을 그린다.

- 마지막 스트레칭에서 바깥쪽으로 계속 당김을 유지하며 밑 잘기 된 페니스를 오른쪽 안쪽 허벅지에 가볍게 때린다. 이를 6~9회 실 행하고 왼쪽 안쪽 허벅지에 그 동작을 반복하라.

- 이 스트레칭을 끝낸 후 페니스를 따뜻한 물에 1분 동안 담근다.

  이는 페니스가 따뜻한 에너지를 흡수하여 팽창하도록 도와준다.

손 발 마사지 요법

손의 말초 신경을 자극하면 혈액 순환을 도와 피부가 맑아지고 살이 빠지는 효과가 있다.

한 번에 효과가 나는 것이 아니므로 꾸준히 마사지할 것. 마사지 전 손에 보습 크림을 충분히 바른 후 실시하고 손바닥을 편안하게 쭉 편 상태로 마사지한다.

- 엄지 밑 손바닥 마사지하기

  엄지 아래쪽 손바닥을 반대편 엄지로 밑에서 위로 강하게 밀면서 마사지한다.

얼굴 부기를 제거하는데 효과적이다.

- 검지 아래쪽 누르기

  검지와 손바닥의 경계면 옆쪽을 다른 쪽 엄지와 검지로 강하게 누른다.

  다크 서클을 없애는 데 도움이 된다.

- 주먹으로 손바닥 누르기

  주먹을 쥐고 반대편 손바닥 중앙을 꾹꾹 누른다.

  장 활동을 활발하게 해 변비를 예방 할 수 있다.

- 박수치기

  손바닥을 똑바로 마주 대고 시간 날 때마다 한 번에 30회씩 박수친다.

  신진대사와 혈액 순환이 원활해져 피부가 촉촉해진다.

- 손가락 끝 마사지하기

  손가락의 끝 부분을 반대쪽 엄지로 원을 그리며 눌러준다.

  열 손가락 모두 같은 방법으로 마사지한다. 기미, 잡티를 제거 하는 데 도움을 준다.

- 손을 수시로 눌러주거나 문질러주면 혈액 순환을 도와 몸이 건강해진다

  엄지와 검지를 이용해 너무 세지 않은 강도로 문지르듯 마사지해주는 것이 좋다.

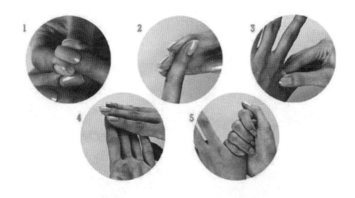

- 손톱 양옆 누르기

  엄지와 검지로 손톱 양옆을 꼭 누른다.

  열 손가락을 모두 같은 방법으로 하고 특별히 더 아픈 부위를 시원한 느낌이 들 때까지 누른다.

- 손가락 뒤로 젖히기

  손가락으로 반대편 손가락을 하나씩 뒤 쪽으로 젖힌다.

  손가락에는 몸 전체의 모세 혈관이 많이 분포돼 있어 혈액 순환에 도움이 된다.

- 손가락 사이 누르기

  손가락 사이 갈라진 부위를 반대편의 엄지와 검지로 꼬집듯이 눌러준다.

  임파선과 연결돼 있어 감기에 걸렸을 때 자주 하면 감기 예방과 치료에 도움이 된다.

- 손가락 전체 젖히기

  손가락을 가지런히 붙여 반대편 손바닥을 대고 손등 쪽으로 서서히 밀어준다.

  컴퓨터 앞에 오래 앉아 있을 때 해주면 눈과 목의 피로가 풀린다.

- 엄지 주무르기

  엄지를 반대편 손가락 전체로 움켜잡고 꾹꾹 주무른다. 두통이 있을 때 하면 머리가 밝아진다.

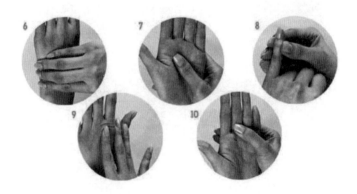

- 손목 바깥쪽 누르기

  손목 가장자리의 움푹 들어간 곳을 수시로 눌러준다.

  양쪽 모두 같은 방법으로 하고 특히 더 아픈 곳은 시간 날 때마다 꾹꾹 눌러준다.

  생리통이나 허리 통증 해소에 좋다.

- 손목 중앙 문지르기

  손목 중앙 바로 위부터 손바닥 중앙까지 엄지로 밀듯이 문지른다.

  소화가 잘 안 될 때 반복하면 도움이 된다.

- 새끼손가락 옆쪽 위아래로 문지르기

  새끼 손가락의 가장자리를 엄지와 검지를 이용해 위에서 아래로, 아래서 위로 꾹꾹 눌러준다.

  다리의 혈액 순환에 도움이 된다.

- 검지로 손등 마사지하기

  손등의 손가락 뼈 사이 사이를 검지로 누르면서 밀어 마사지한다.

  스트레스를 받거나 가슴이 답답할 때 해주면 도움이 된다.

- 손바닥과 손가락 경계선을 반대편 엄지로 꼼꼼히 눌러서 마사지한다.

  눈이 피곤하거나 귀에서 소리가 날 때 눌러주면 효과가 있다.

　머리가 무겁고 콕콕 쑤시며 아플 때 뭉쳐 있는 목의 근육을 풀어주면 혈액 순환이 좋아져 머리가 맑아진다. 특히 백회혈 부위를 지압하면 두통이나 머리가 무거운 증상, 어지럼증 등에 효과가 좋다. 편도선이 부어서 생기는 통증과 목이 메인 듯한 통증에는 천정 부위를 마사지한다.

봉 압박법

　마사지 봉을 사용하거나 봉이 없다면 연필이나 볼펜 등을 이용할 수 있다. 도구를 들고 경혈을 직각으로 누르거나 회전시키면서 지압한다.

모지 압박 법

　도구를 사용하지 않을 땐 엄지손가락을 이용하여 경혈점을 누르고 좀 더 자극하고 싶을 땐 엄지 손톱을 세워 지압할 수 있다.

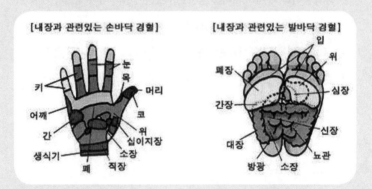

[내장과 관련있는 손바닥 경혈]　　[내장과 관련있는 발바닥 경혈]

감기

　감기는 피로와 기후 변화, 바이러스에 의한 전염병으로 코감기, 목감기 등으로 시작해도 시간이 경과하면 발열, 두통 관절통 등의 증상을 동반하게 된다. 손과 발의 경혈점을 자극해 감기를 예방하자.

❖ 손 마사지

마사지 봉을 사용하거나 봉이 없다면 연필이나 볼펜 등을 이용할 수 있다. 도구를 들고 경혈을 직각으로 누르거나 회전시키면서 지압한다.

방법

손의 폐혈, 대장, 어제, 태연은 봉을 이용해 상양고 양지, 이간은 엄지 손가락을 이용해 마사지 한다

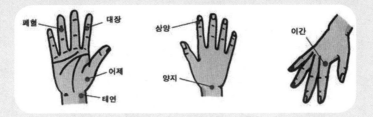

❖ 발 마사지

도구를 사용하지 않을 땐 엄지손가락을 이용하여 경혈점을 누르고 좀더 자극하고 싶을 땐 엄지 손톱을 세워 지압할 수 있다.

방법

네 개의 발가락 끝과 발 등 위에 있는 편도선과 목, 비장, 신장에 해당하는 경혈을 지압한다. 봉을 이용해 10~15분 정도 마사지한다.

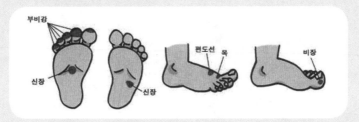

두드러기

두드러기는 음식물이 주원인으로 간장과 신장 기능이 떨어져 해독과 배설이 원활하지 못할 때 피부에 나타나는 증상이다. 간장과 신장의 기능을 높여 주는 경혈을 자극하면 증상이 완화된다.

방법

봉을 이용해 손등과 손바닥에 있는 경혈을 4~6분 정도 마사지한다.

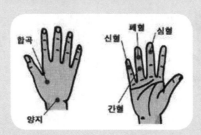

거친 피부

안색이 나쁘고 피부가 거칠어 지는 것은 불규칙한 생활과 피로, 위장 기능의 이상이 원인이다. 발 안쪽의 신장, 위장, 십이지장, 목, 직장 부위를 마사지하면 효과를 볼 수 있다.

방법

봉 등을 이용하여 발의 위장, 십이지장, 신장 부위 등을 마사지한다.

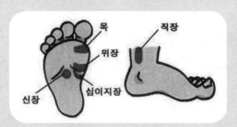

두통

❖ 손 마사지

두통은 뇌의 혈관에서 정맥이 확대되면서 충혈을 일으켜 나타나는 증세로, 마사지를 꾸준히 하면 뇌의 혈액 순환이 좋아지고, 머리가 맑아진다.

방법

손가락 관절에 있는 심혈과 태릉, 두정 등의-여러 지압점을 2~5분 정도 자극한다.

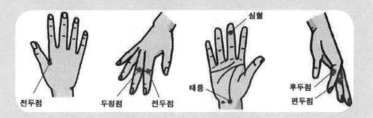

❖ 발 마사지

머리가 무겁고 쑤시면 집중력과 사고력이 떨어진다. 두부는 두통 치료에 효과가 빠른 지압점으로 엄지발가락 아래쪽을 적절히 자극하면 머리가 상쾌해지고 두통과 편두통 해소에 도움이 된다.

방법

봉을 이용하여 여러 지압점을 3~5회 누른다.

요통

❖ 손 마사지

좌골 신경점을 자극해 주면 여성 요통에 효과적이다.

방법

봉을 이용하여 각 부위를 5~10분간 지압한다.

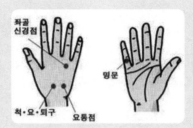

❖ 발 마사지

요통은 내장 질환이나 뼈와 근육의 이상에서도 올 수 있다.

방법

봉을 이용하여 발 안쪽의 신장, 미골, 뇨관 등의 여러 지압점을 누른다.

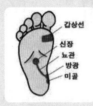

변비

❖ 손 마사지

변비는 장 속에서 음식물의 수분이 이상 흡수 현상을 일으켜 나타나는 증상으로, 그대로 두면 여러 장기에 나쁜 영향을 준다. 대장과 제 2이간, 심문점을 마사지해 주면 변비를 해소해 준다.

방법

봉을 이용해 각 부위를 3~5분간 지압한다.

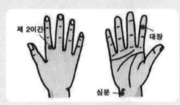

❖ 발 마사지

변비는 만병의 근원으로, 장의 운동이 약해졌거나 스트레스로 장이 과민해져 나타나는 증상이다. 발 안쪽의 위, 십이지장, 왼발 안쪽의 직장 부분이 변비에 효과적인 지압 부위이다.

방법

봉을 이용해 각 부위를 3~5분간 지압한다.

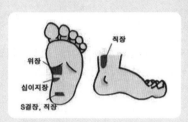

비만

❖ 손 마사지

비만의 원인은 음식물 섭취량에 비해 에너지 소비가 적거나 불규칙한 식습관 때문이다. 손 안쪽의 위 · 비 · 대장구 부위를 꾸준히 눌러주면 살이 빠진다. 또 손등의 흉복구를 자극하면 식욕이 떨어지게 된다.

방법

봉으로 각 부위를 10~20분간 지압한다.

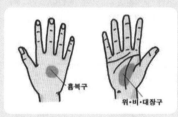

❖ 발 마사지

비만은 성인병과 불임의 원인이 되기도 하므로 식이 요법과 마사지로 반드시 치료해야 한다.

비만에 효과가 있는 부위는 발 안쪽의 갑상선, 식도,
비장 부위이다.

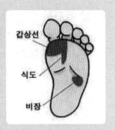

방법

엄지손가락을 이용하여 각 부위를 4~5분간 깊숙히 주무른다.

생리통 · 생리 불순

❖ 손 마사지

생리통과 생리 불순은 호르몬의 불균형과 자궁의 기능 장애 때문에 발생한다.
명문과 신혈, 간혈, 생식구와 소부, 양지 부위를 마사지하면 생리통을 해소 할 수 있다.

방법

봉을 이용해 각 부위를 3~6분간 지압한다.

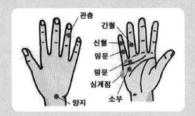

❖ 발 마사지

하복부의 통증, 두통, 요통, 구역질 등의 증상을 동반하는 생리통은 발바닥의 생식기 부분과
목 부분을 마사지하면 효과를 볼 수 있다.

방법

봉을 이용해 각 부위를 3~5분간 지압한다.

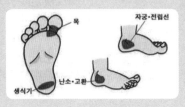

불면증

❖ 손 마사지

불면증은 정신적인 스트레스가 주원인.
불면증 해소에는 손바닥의 심포구와 수장구를 자극해 주면 좋고, 중충을 자극하면 뇌의 혈
액 순환이 좋아져 마음이 안정된다.

방법

봉을 이용해 각 부위를 5~10분간 지압한다.

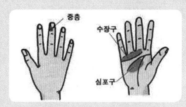

❖ 발 마사지

불면증은 대뇌가 흥분해서 수면 장애를 초래하는 것이다.
이대는 발 안쪽의 두부, 간장, 생식기 부위를 자극하면
효과적이다.

방법

봉이나 손톱 끝을 이용하여 각 부위를 2~4분간 지압한다.

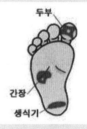

멀미

넷째손가락 위의 관충점을 마사지하면 구토, 메스꺼움으로 인한 불쾌감과
멀미 예방에 큰 효과가 있다

방법

손으로 각 부위를 3~5분간 주무르듯
마사지한다.

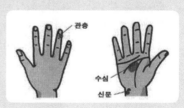

차멀미

차 멀미는 귓속의 평형 감각에 이상이 생기고 자율 신경 중추가 흥분해서 일어나는 증상이다.

엄지발가락 안쪽의 목 부분과 귓속 부분이 효과가 있는데 승차하기 30분 전 부드럽게 마사지 해준다.

방법

봉이나 엄지 손톱을 이용하여 3~5분간 마사지한다.

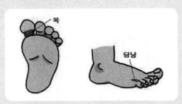

코피

코피는 충격으로 인해 일어나는 경우가 많은데 코피가 나올 때 머리를 위로 향하는 것은 혈액이 콧구멍 안으로 흘러들어가 호흡 곤란을 일으킬 수 있으므로 좋은 방법이 아니다. 발바닥 안쪽에 있는 코, 갑상선, 액뇌, 뇌액 부위를 마사지하면 효과가 있다.

방법

봉으로 2~3분간 각 부위를 누르듯 지압한다.

축농증

축농증은 부비강의 점막이 이상 반응을 일으켜 나타나는 증상으로 심하면 콧물이 끊임없이 나오고 불쾌감을 느끼게 된다. 합곡과 비통점, 위・비・대장 구 부위를 마사지하면 코가 상쾌해진다.

방법

엄지손톱이나 봉으로 6∼10분간 지압한다.

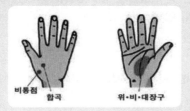

치통

❖ 손 마사지

손등의 합곡을 눌러주면 치통이 해소된다.

방법

갑작스런 치통엔 신혈점을 마사지하고,
봉으로 5분간 각 부위를 자극한다.

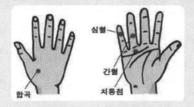

❖ 발 마사지

치통으로 인한 통증은 정신적인 스트레스와 신경통을
유발하므로 조기 치료가 중요하다.
임파선은 세균의 저항력을 가지고 있기
때문에 치통 해소에 중요한 역할을 한다.

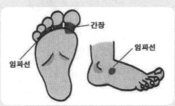

방법

엄지손가락을 이용하여 각 부위를 눌러준다.

흰 머리

흰머리는 스트레스와 부신 기능 저하 때문에 생기는 현상이다. 신혈과 명문 부위를 마사지하면 부신 기능이 높아져 흰머리가 나지 않으며 중충, 관충, 양지를 자극하면 흰머리 예방에 좋다.

방법

봉이나 엄지손가락을 이용하여 3~6분간 각 부위를 누르듯 지압한다.

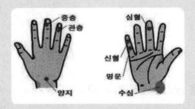

탈모증

정상인도 하루에 50개 정도의 머리카락이 빠진다. 탈모증의 원인 중 하나는 정신적인 긴장에 의한 스트레스. 원형 탈모증이나 젊은 나이에 대머리가 되는 병적인 탈모증에는 발 안쪽의 신장, 난소·고환, 두부, 부신 부위를 마사지하면 효과를 볼 수 있다.

방법

봉을 이용하거나 주먹을 쥔 상태에서 3~5분간 경혈을 문지르거나 흔들어서 지압한다.

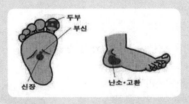

(3) 괄사 요법

괄사(刮莎) 요법이란 도구를 이용하여 피부의 일정 부위를 연속적으로 반복하여 자극함으로써 치료 효과를 거두는 일종의 특수 물리 치료법이다. 인간이 질병과 오랜 세월 투쟁해 오면서 자연스럽게 발전해 온 자연 치유법이다. 동물들을 살펴보면 나무 둥치에 몸을 비벼 문지르거나 진흙이나 모래밭에 뒹구는 모습을 볼 수 있다. 이런 동작들은 동물 스스로가 몸의 이상 증상을 느끼고 외부의 자극을 통해 치유하려는 본능적인 행위이다. 이와 유사한 형태로 괄사 요법이란 피부와 피부 아래 조직에 반복적인 자극을 주어 세포 조직의 틈새에 있는 독소를 제거하는 방법이다.

다시 말하면 피하 조직에는 혈관과 신경 세포, 그리고 임파선과 땀샘들이 복잡하게 자리하고 있는데 괄사를 이용하여 자극함으로써 어혈이 풀리고 병을 일으키는 독소인 사기(나쁜 기운)가 빠지면서 말초 신경 또는 감수 기관의 활동이 활발해지면서 신체 기능은 정상으로 회복하고 건강을 유지하게 된다.

① 피하 출혈은 제독 현상

괄사 요법으로 기대할 수 있는 5가지 효능

★ 혈액 순환을 원활하게 하여 혈액 속의 어혈을 풀어준다.
★ 뭉친 근육을 풀어 경락이 잘 소통되게 한다.
★ 기가 막힌 곳을 뚫어 주므로 통증을 해소 시킨다.
★ 기혈 유통으로 열이 내리고 독은 빠진다.
★ 비장과 위장이 튼튼해지므로 소화력이 증진된다.

괄사를 진행하다 보면 경미한 피하 출혈 현상이 생긴다. 이는 단순한 외상의 출혈이 아니라 몸속의 막힌 혈이 뚫리면서 나타나는 사기(邪氣) 즉 나쁜 독소들이 빠져 나오는 현상이다. 이때의 색상은 홍색, 자색, 암자색으로 나타나는 데 사람과 체질에 따라서 다르긴 하지만 3-7일이면 자연스럽게 사라진다. 타박상이나 좌상을 입었을 때 나타나는 멍 자국과 흡사해 보이지만 이 보다 훨씬 빠른 속도로 회복이 된다. 백혈구의 탐식 작용에 의해서 자연스럽게 원래의 상태로 회복이 된다. 또한 피하 출혈의 형태는 질병의 부위와 성격, 상태, 경중 등 징후를 알 수 있는 정보가 된다. 색깔이 엷고 분포된 면적이 좁을수록 질병의 정도는 가벼운 것이고 자색이나 암자색으로 색깔이 짙으면 비교적 질병이 심각한 상태라할 수 있다. 건강한 사람은 전혀 색깔의 반응이 없을 수도 있다. 그러나 시술받는 사람이 무조건 흔적이 크게 나타나든지 통증을 많이 느낀다고 해서 몸에 좋다는 말은 아니다.

② 괄사 요법은 경락을 기초로 한다.

동양 의학의 모든 치료법은 음양오행과 경락에 근거를 둔다. 경락과 경혈을 위주로 치료에 임해야 한다. 이를 무시한 채 여러 가지 기구를 이용하여 잘못된 방법으로 피부를 자극한다면 단순히 근육을 풀 수는 있을지 모르지만 큰 효과는 기대하지 못할 것이다. 경락(經絡)이란 인체의 기와 혈이 흐르는 길이다. 경락에는 음경에 속하는 임맥이 있고 양경에 속하는 독맥이 있다. 12경맥을 포함한 모든 경맥은 각각 체내의 일정한 장부와 직접 관련되고 각 경맥의 상호간에는 표리상합(表裏相合)의 관계가 있다. 경락과 경맥이 경부간 철길이라면 중간 중간에 있는 중요 역들이 곧 경혈이다. 괄사를 하면 경락과 경혈에 따라 병변이 나타나는 것을 볼 수 있는데 병변이 나타난 부위를 괄사로 풀어주면 막혔던 기혈이 풀리고 경락이 소통되면서 면역 능력이 향상되는 것이다.

괄사의 효능

★ 배설 및 제독 작용
★ 기와 혈을 통하게 하는 작용
★ 세포를 활성화 시키는 작용
★ 소화 흡수를 촉진 시키는 작용
★ 신경의 흥분과 균형을 잡아주는 작용
★ 내분비 기능을 조절하는 작용
★ 면역력을 높여주는 작용
★ 진통, 해열 작용
★ 피부 미용 및 체중 조절 작용

③ 괄사 자극 부위

괄사 도구를 사용하여 자극해야 하는 부위는 경락과 경혈을 위주로 하여야 한다. 경락이 통과하는 부위, 즉 인체의 상하, 내외를 통하고 있는 부위, 장기와 피부가 연계된 부위를 자극하여 독소를 제거하는 시술이다. 인체는 오장육부에서 미세한 세포에 이르기 까지 유기적인 기능 체계를 유지하고 있다. 경락이란 단순히 기혈 유통의 통로 역할만 하는 것이 아니라 인체의 일체성, 전일성, 통일성을 유지시키는 기능을 담당하고 있다. 그 중에서도 중요한 경혈을 위주로 하여 자극하여 치료한다면 자극 부위의 질병이 치료될 뿐 아니라 전신적 질병이나 특정 장기의 질병까지도 광범위하게 적용시킬 수 있을 것이다.

어혈을 풀어주고, 음양의 균형을 맞추고, 뭉친 근육과 신경을 풀어주고, 막힌 기혈을 뚫어주고, 청혈 해독을 해 준다면 치료되지 않을 질병이 있겠는가?

④ 14경락에 대한 이해

인체를 다루기 위해서는 우리 인체에 흐르고 있는 14경락을 이해해야 한다. 14경락이란 12경맥에 임맥과 독맥을 포함하여 이르는 말이다. 12경맥은 6부 6양경(六腑 六陽經) 6장 6음경(六臟 六陰經)으로 구분되며 6양경은 수삼양경(手三陽經) 족삼양경(足三陽經)으로, 6음경은 수삼음경(手三陰經) 족삼음경(足三陰經)으로 구분된다.

12경맥은 장부, 음양, 수족에 따라 분류가 되는데 경맥은 경락, 경혈로 세분되며 각각 소속된 장부가 있고 수족, 내외, 전중후의 경맥과 상생, 상극 관계를 통해 인체의 순환을 상호 협력 조절한다. 두면부인 머리는 모두 양이 모이는 곳으로 여섯 갈래의 양경이 모두 머리를 통과한다. 그리고 양명, 태음은 몸 전면으로 순행하고 소양, 궐음은 몸 측면으로 순행하고 태양, 소음은 몸 후면으로 순행한다.

12경맥과 음양

12경맥(12정경)

6양경(6부)		6음경(6장)	
수삼양경	족삼양경	수삼음경	족삼음경
수양명대장경	족양명위경	수태음폐경	족태음폐경
수소양삼초경	족소양담경	수궐음심포경	족궐음간경
수태양소장경	족태양방광경	수소음심경	족소음신경

⑤ 괄사 도구(괄사판)

괄사 요법의 도구로는 괄사 판과 윤활제만 있으면 된다. 과거에는 옹기, 동전, 숟가락, 대나무쪽 등을 도구로 사용 하였고 피마자유, 물, 술 등을 윤활제로 사용하였다. 요즘은 치료에 도움이 되는 성분이 첨가된 괄사유가 판매되고 있고 질 좋은 식용유들이 많아서 약리 작용까지를 기대할 수 있다. 단순 괄사 행위보다 약용 유를 사용한다면 상승 작용을 일으켜 더 좋은 치료 효과를 기대할 수 있을 것이다. 괄사 판으로는 다양한 모양과 재질이 많지만 무엇을 사용하든 중요한 것은 인체에 무해한 제질 이어야 하며 사용하기에 편리해야 한다. 모양은 납작하고 곡선이어야 인체에 사용하기에 적합하다.

또한 모난 부분도 있어야 무릎이나 어깨 관절에 사용할 수 있으나 날카롭지 않아 무난하게 사용할 수 있을 것이다. 특별히 금이 간 곳이나 깨

진 곳 등을 주의해서 구입해야 한다.(현재 사용되고 있는 괄사 도구)

⑥ 괄사 유

괄사 유는 괄사 시술시 피부에 생기는 마찰 자극을 줄이고 좀 더 부드럽게 괄사 할 수 있도록 도와주는 일종의 윤활제이다. 괄사는 단순한 피부 마사지가 아니라 사기(邪氣) 즉 독소(毒素)를 빼내는 치료법이므로 될 수 있으면 효능이 있는 괄사 유를 사용하는 것이 바람직하다. 홍화유, 올리브유, 아로마유, 호마유, 임자유,행인유 등 천연 약재로 사용되는 기름을 사용한다면 훨씬 더 큰 효과를 기대할 수 있을 것이다.

⑦ 괄사 방법

괄사 판은 오른손으로 가볍게 잡고 어깨에 힘을 빼고 손목과 손가락의 힘을 이용해서 긁어준다. 방향은 혈의 방향과 피부와 근육의 결대로 한쪽 방향으로 20-30회 긁어주는 것이 바람직하다. 괄사 판은 피부와 45도 각도를 유지하는 것이 중요하며 일반적으로 위에서 아래로, 몸의 중심에서 말단으로 긁어 밀어준다. 괄사의 수법은 손의 기교이기 때문에 세밀한 관찰과 정성 어린 수법은 시술자의 신뢰를 받을 수 있을 뿐 아니라 좋은 결과를 가져오게 될 것이다. 조심할 일은 가끔 피부에 반응이 나타나지 않는다고 해서 무리하게 긁는 일은 삼가야 한다. 피부나 조직이 손상되어 모세 혈관이 상할 수 있기 때문이다.

⑧ 괄사의 보사(補瀉)

보사의 원칙은 허실 여부에 달려 있다. 중의학의 치료 원리 중 하나가 허(虛)하면 보하고 실(實)하면 사하라는 것이다. 허약 상태일 때는 영양과 기를 더하여 주고 실증 즉 흥분 상태, 병적 상태일 때는 그 나쁜 기를 뽑아 인체의 균형을 이루게 하는 것을 건강 상태로 보았다. 괄사 요법에서도 마찬가지로 보사를 원칙으로 임한다면 큰 효과를 얻게 될 것이다. 허한 인체를 보하려면 힘을 약하게 쥐고 긁는 속도를 빠르게 해야 한다. 또한 병적 상태의 인체에서 나쁜 독소를 빼내며 실 상태를 사하려면 힘을 주어 강하게 밀어야 하고 속도를 천천히 밀어야 한다. 이와 같이 허실 보사가 이루어지게 되면 인체의 독소는 제거되고 기능은 정상이 되어 건강 상태로 회복될 것이다.

괄사 요법이 몸에 미치는 영향
★ 피부에 작용하여 모세 혈관 확장 노폐물과 독소 제거
★ 혈관에 작용하여 기혈이 원활 산소와 영양 공급 회복
★ 신경에 작용하여 반사 작용 촉진 흥분 억제 조화와 균형
★ 소화기에 작용하여 장의 운동 강화 소화 흡수 기능 향상
★ 면역 기능에 작용하여 전체 기능이 향상 면역 기능 향상 질병 예방 효과
★ 근골격 기능에 작용하여 각종 통증 및 기능 저하 개선 경직 완화 통증 해소
★ 체력에 작용하여 피로 회복 긴장 완화 체력 향상

⑨ 괄사 요법의 장점

• 방법이 쉽고 간단하여 누구든지 배우고 치료할 수 있다.

- 부작용과 독성이 없는 안전한 요법이다.

- 경제적이며 효과가 빨리 나타난다.

- 단순한 기침과 발열부터 오십견, 디스크, 고혈압, 갱년기 장애, 비만, 중풍에 이르기까지 다양한 질병에 탁월한 예방 및 치료 효과를 기대할 수 있다.

- 자신의 질병과 진행 정도를 확인할 수 있다.

- 장기의 이상을 진단할 수 있다.

- 건강 증진과 질병 예방이 가능하다.

- 부담 없이 가족 건강을 지킬 수 있고 이웃에 봉사 할 수 있다.

⑩ 주의할 점

- 출혈성 질병인 혈소판 감소증, 백혈병, 출혈성 궤양, 악성 빈혈 등에는 강한 사법을 써서는 안 된다. 약한 보법을 쓰는 것은 무방하나 심한 환자는 피하는 것이 좋다.

- 심한 간염이나 폐결핵, 말기 암 환자는 병 부위에 직접 괄사를 해서는 안 된다. 주변 부위를 약하게 보하는 것은 가능하다.

- 임산부나 생리중인 여성은 하복부를 피하는 것이 좋다.

- 피부병, 화농성 염증, 습진, 포진, 옹종 등에는 괄사를 금한다.

- 하지 정맥도 심한 경우는 피하는 것이 좋다.

- 외과 수술 후의 흉터 부위는 신중해야 한다.

- 어린이의 목, 척추 부위는 절대 금해야 한다.

- 괄사 직후 찬물 샤워와 냉탕 입욕은 절대 안 된다. (3시간 지난 후 온수 목욕은 가능)

- 지나친 공복감, 배부른 상태는 피하라(식후 1, 2시간이 적당)

- 과로, 극도의 피로, 술에 취한 상태는 금물 너무 심한 괄사, 즉 많은 횟수와 지나친 힘을 주는 것은 위험하다.

- 신체 어느 부위를 막론하고 뚫린 부위(배꼽, 눈, 귀, 코, 성기, 유두 등)는 절대 안 된다.

- 괄사 후에는 30분 정도 편히 휴식하는 게 좋다.

- 괄사 후 현기증이 난다면 설탕이나 꿀물을 조금 먹이고 쉬게 하라.

- 시술 시간이 한 시간을 넘지 않도록 해야 한다.

- 대상자는 긴장을 풀고 안정감을 갖게 한다.

- 실내를 따뜻하게 하고 체온을 보호한다.

- 에어컨이나 선풍기 등 찬바람은 절대 피한다.

- 잡담을 하거나 정신이 분산되지 않게 한다.

- 앉든 눕든 혈 자리에 따라 편한 자세를 취하게 한다.

질병의 원인 되는 6가지 기후

★ 풍(風) 자연계의 바람과 같은 성격의 질병을 의미한다. 갑자기 나타나는 특징이 있으며 다른 와사와 함께 나타나는 경우가 많다. 풍한과 풍화의 성격으로 만병의 근원이라 하기도 한다. 풍의 질병은 가볍게 나타나 기도 하며 이리저리 옮겨 다니기도 한다. 외풍 내풍으로 구분하기도 하며 심한 경우는 반신불수에 이르기까지 한다.

★ 한(寒) 몸을 수축시키며 움직임을 방해하는 질병을 의미한다. 활동을 둔화, 감퇴시킨다. 한사의 특징은 추위를 동반하고 경련과 통증을 동반한다. 외한과 내한으로 구분되며 찬 것을 싫어하며 사지가 차가워지는 특징이 있다. 변은 무르며 소변은 맑고 멀건 물을 토하거나 묽은 가래가 나오는 증상이 있다.

★ 서(暑) 극도로 더운 환경에 노출되었을 때 나타나는 증상이다. 기를 소모시 키고 진액을 상하게 한다. 땀을 많이 흘리고 진액 소멸로 갈증이 난다. 물을 많이 마시는 데도 소변 양은 많지 않다. 기허 증세로 숨이 차고 무기력해진다.

★ 습(濕) 습의 침해를 받아 나타나는 질병이다. 습이 차면 병의 기간이 길고 국소 부위가 습하며 부종이나 습진이 나타나는 경우가 많다. 외습과 내습으로 구분하며 머리가 무겁고 관절이 무거우며 소변이 탁하고 설사와 피부 발진이 생긴다. 담과 가래와 기침이 여기에 속한다.

★ 조(燥) 진액과 수분이 소모된 상태이다. 그 증상으로 열이 나고 기침, 천식과 함께 가슴 통증이 나타난다. 입안과 콧속, 피부가 마르고 마른기침을 하는 것이 특징이다.

★ 열(熱) 열과 화는 비슷하지만 열은 외사요 화는 내사로 구분한다. 화의 증세는 몸이 뜨겁게 느껴지고 더운 것을 싫어하고 찬 것을 찾는다. 고열, 안구 충혈, 얼굴과 소변이 붉고 갈증을 느끼고 소변 양이 적다.

(4) 부항(付缸) 요법

부항 요법이란 피부 표면에 부항기로 진공 상태의 자극을 가하여 피하 조직과의 압력차에 의해서 체내의 독소를 뽑아줌으로써 질병을 회복시키는 전기를 만들고 또한 질병을 예방하는 정혈 요법이며 제독 요법이다. 음압 장치에 의하여 부항기 안에 음압을 조성하여 살갗 피부에 붙임으로써 물리적 자극을 주어 피를 뽑거나 독소를 제거하는 치료법이다. 지금까지는 침술의 보조적 방법으로 또는 사혈하는 수단으로 알고 있었으나 이제는 정혈제독(淨血除毒) 시술법으로 접근해야 옳을 것이다. 부항 요법은 침구와는 전혀 다른 독립된 시술 방법으로 새로운 요법으로 발전해야 할 것이다. 본 요법은 부조화의 생채 기능에 일정한 물리적인 충격을 가하여 독소를 제거함으로써 본래 가지고 있는 자연 치유력을 소생시켜 자체의 면역력으로 질병을 이겨내게 하는 근본적 치료 요법이다.

① 부항 요법으로 질병이 보인다.

사람의 피부는 호흡, 분비 및 배설을 통해서 체액을 정화하는 중요한 역할을 하고 있다. 오장육부의 내장은 피부에 있는 경맥상의 피부에 필연적으로 반응이 나타나기 때문에 피부를 내장의 거울이라고 말한다. 경맥, 경락, 경혈이 흐르고 있는 피부에 여드름, 사마귀, 점 등이 나타나는 것은 질병과 관계있는 정보가 피부에 나타나는 것이다. 부항을 시술해 보면 이상 혈액이 있고 그곳에는 분명 색소 반응이 나타나지만 건강한 경우에는 이상 혈액이 적기 때문에 동일한 방법으로 시술하는 데도 절대로 강한 색소 반응은 나타나지 않는다. 여기에는 예외가 있을 수 없다. 부항 요법으로 질병을 확인할 수 있다.

② 부항 요법으로 질병의 경중이 보인다.

부항을 일정한 피부 면에 흡착하면 진공도의 강도에 따라서 표피는 부항기 속으로 빨려 들어간다. 즉 진공도가 강할수록 공기의 압력차가 클수록 표피에 나타나는 이상 혈액의 배출량은 많아지며 색소 반응은 강해진다. 이 원리를 응용한다면 이상 혈액의 양과 그 정도 그 부위 그 색소 반응을 통해서 질병과 그 경중의 정도를 알 수 있게 된다. 질병의 정도는 그 사람의 건강 정도가 될 것이다.

③ 부항 요법은 질병의 원인을 없앤다.

모든 질병은 혈액정화(血液淨化)가 선결문제이다. 건강하지 못한 사람의 대부분은 척추가 바르지 못하다. 이는 장부의 기능 저하 즉 질병 상태를 의미한다. 혈액이 깨끗하면 생체의 모든 기관은 건강하며 건강 상태인 균형을 이루어 바른 모습이 될 것이다. 그러나 혈액이 병적 상태로 깨끗하지 못하다면 인체의 균형은 무너지고 척추 역시 균형을 잃고 휘든지 함몰 혹은 융기된다. 척추의 변형이 질병의 원이기도 하지만 좀 더 정확히 말하면 이상 혈액(異常血液)이 질병의 원인이다. 이상 혈액 때문에 척추도 변형되고 동시에 질병도 생기는 원인이 된다. 그러나 혈액이 깨끗해지면 척추도 자연히 바르게 정상이 되면서 무병무탈 건강 상태가 될 것이다. 탁해진 혈액은 만병의 근원이므로 혈액을 깨끗하게 해주면 건강해 진다는 이 원리는 만고불변의 진리요 순리일 것이다.

④ 색소의 반응과 통증이 사라지는 것은 치료의 증거이다.

색소 반응과 통증은 비례한다. 만약에 인체에 아픈 곳도 없고 가려운 곳도 없다면 최고의 건강 상태일 것이다. 이는 질병을 일으킬 만한 이상 혈액이 모여 있는 곳이 없음을 의미한다. 통증이란 이상 혈액에 의하여 신경이 흥분 상태인 병적 실증 상태에 있음을 의미한다. 두통, 치통, 복통, 생리통, 신경 통등의 모든 통증은 이상 혈액에 의해서 나타난 증상이다. 부항 요법을 시술해 보면 색소 반응이 강할수록 통증이 심한 것을 볼 수 있는데 이는 이상 혈액에 의해서 통증이 나타나기 때문이다. 통증을 강하게 느끼는 것은 이상 혈액이 모여 있다는 증거요 그곳에 부항을 시술하면 통증이 서서히 사라지며 색소 반응도 소실되는 데 이는 혈액이 정화 되었다는 증거요 치료되어 건강해 졌다는 증거이다

⑤ 경혈(經穴)은 정혈(淨血) 장소이다.

경혈은 오장육부의 이상 상태가 나타나는 곳이기 때문에 병처에서 이상 혈액을 정화하는 깃은 질병을 치료하는 가장 빠른 길이며 가장 옳은 일일 것이다. 자연의 순리를 응용하여 혈액을 정화시키는 일은 자연에 순응하는 하나의 방법이기도 하다. 경혈이 흐르는 피부 표면에 일정한 진공을 가하여 기체의 압력차에 의하여 경혈에 머무르고 있는 이상 혈액과 나쁜 가스를 몸 밖으로 배설시킴으로써 건강을 회복시킬 수 있다. 내장에서 발생된 이상 혈액을 체표면에서 정화시킴으로써 질병은 치료된다. 경혈과 경락은 한동안 비과학적인 것으로 경시되어 왔으나 동양 의학의 경락 학설은 연구에 연구를 거듭하면서 자연 의학으로 생활 의학으로 세계적 관심사로 찬사를 받고 있음은 참으로 다행스러운 일이 아닐 수 없다.

⑥ 부항 시술 방법

부항 요법을 침술의 보조적인 방법으로 알고 있고 피를 사혈하는 방법 정도로 알고 있는 사람도 있다. 그러나 지금은 독자적인 치료 방법으로 연구 발전해 가는 추세이다. 흡착력을 마음대로 조절하면서 사람의 체력과 병증에 따라 적절한 방법으로 혈액을 정화 독소를 제거함으로써 그 가치를 인정받고 있다. 더욱이 동양 의학의 경혈점을 응용함으로써 질병 치료의 효과를 증대시키고 있다. 오장육부 내장의 질병은 언제나 사지(四肢)에 분포되어 있는 경락상에 반응을 나타낸다. 동시에 경락은 몸의 질병을 고치는 치료점이 되는 것이다. 이 경락상의 색소 반응을 통하여 질병을 관찰할 수 있으며 또한 치료할 수 있는 과학적인 방법이다. 현대의학에서도 포기한 많은 난치병들이 부항 요법으로 치료되는 것을 보면서 부항 요법에 더 큰 기대를 걸게 된다.

부항 요법으로 나타나는 생체 반응

★ 세포 활동이 왕성해 진다.
★ 신진대사 활동이 왕성해 진다.
★ 혈액이 정화되면서 활동이 왕성해 진다.
★ 혈액 속의 칼슘이 증가된다.
★ 신경이 안정되며 통증이 사라진다.
★ 소화 작용이 왕성해 진다.
★ 근본적으로 체질이 개선된다.
★ 수면 및 변통이 좋아진다.

⑦ 인체 조직에 미치는 영향

ㄱ.피부 : 피부 표면에 부항기를 흡착하기 때문에 피부 혈관을 확장시키고 혈액 순환을 향상시키며 모공이나 한선 피지 배설관의 막힌 곳을 열어준다. 또한 피부 호흡을 촉진시켜 줌으로써 체액 정화 기능이 활발하여 지면서 표피의 재생력과 저항력을 높여준다. 때문에 고질적인 피부 질환 등이 신기하리만큼 2,3회 시술로 치료된다.

ㄴ.근육 : 피하모세혈관이 자극을 받으면서 근육 내의 혈관 운동이 활발해진다. 혈류 속도가 빨라지면서 부항 요업으로 치료받으면서 체온이 상승하는 것은 근육 내의 세포 조직이 살아나고 혈류 속도가 증대된 까닭이다.

ㄷ.관절 : 관절염인 경우 관절 주위가 그 중심부에 시술함으로써 관절 내의 혈행과 신진대사가 왕성해지게 된다. 당연히 활액의 분비는 촉진되고 유착이나 경직의 증세는 풀리게 된다.

ㄹ.소화기계 : 위장이 있는 중완혈에 시술하게 되면 위장의 연동 운동이 증대되고 소화액의 분비가 활발해지면서 만성 위장병이나 상습 변비가 사라진다. 또한 등허리에 있는 동맥 경혈에 함께 시술하면 자율 신경을 자극하여 반사기전에 의한 효과로서 소화기계에 영향을 주어 식욕이 왕성해 진다.

ㅁ.신경계 : 피부신경에 자극을 주지만 그 신경의 분포 영역에 까지 효과가 있다. 독맥이 흐르고 있는 등쪽에 시술하게 되면 정중선에

있는 척추 신경과 양편의 교감 신경을 통해서 자율 신경 자체는 물론 그 지배하에 있는 장기 기능에도 영향을 미치게 된다. 본 시술법은 두통, 현훈, 피로, 고혈압, 류마티즘과 같은 내인성 질환에도 효과가 있다.

ㅂ.혈액 : 인체 내부의 어혈을 표층으로 유도하여 혈중 독소를 체외로 배출하기 때문에 정혈(淨血) 요법으로 탁월한 방법이다. 혈액 순환을 촉진시키기 때문에 고혈압, 동맥 경화 등에 신기하리만큼 효과를 본다. 부항 요법은 혈액을 정화하기 때문에 적혈구와 백혈구가 증가되며 산성 혈액을 약알카리성으로 중화시키는 작용을 한다. 그러므로 어혈성 질환인 뇌졸중, 동맥 경화, 부인병, 만성 위장병, 신경통, 폐결핵, 늑막염, 치질, 냉증, 피부 질환 등에 효과가 있고 체질을 근본적으로 개선시키는 효과가 있다.

부항 시술 시 주의할 점

★ 가공식품을 금하고 자연식을 하는 것이 좋다.
★ 체력에 익숙해지도록 약하게 작은 수효로 시작한다.
★ 피로감을 느낄 때는 쉬는 것이 좋다.
★ 만성 질환은 악화되는 것처럼 보일 수도 있다.
★ 1일 1회 오전 중에 하는 것이 효과적이다.
★ 목욕 전보다는 목욕 후에 하는 것이 효과적이다.
★ 건강이 안 좋은 데도 색소 반응이 없는 경우는 빈혈증일 경우가 많다. 반응이 나중에 나타난다.
★ 여성의 생리와는 무관하나 임신부는 피하는 것이 좋다.
★ 처음부터 무리하게 욕심 부리지 않는 것이 좋다.

(5) 부뜸 요법

부뜸 요법이란 부항과 쑥뜸을 이용하여 몸 안에 쌓여 있는 노폐물 즉 독소를 빼어내는 치료법이다. 부항으로 어혈을 피하층까지 끌어올린 후 쑥뜸으로 어혈을 제거하는 치료법이다. 그 모양은 도넛 모양의 부항에 일반적인 컵 부항을 부착시킨 모양으로 바깥쪽은 부항의 기능을 하고 가운데 동그란 부분은 쑥뜸의 기능을 하는 복합기기이다. 이는 쑥으로 뜸을 뜰 때 온기와 쑥의 신비스런 효능이 의미 없이 발산해 버린 단점을 보완한 것이다. 쑥으로 뜸을 뜰 때 가장 어려운 점은 쑥이 타면서 발생되는 냄새와 연기를 환자들이 그냥 참을 수밖에 없다는 점이다. 그런데 부뜸요법은 문제가 되는 연기와 냄새 그리고 습기까지 제거하는 필터를 개발하여 부항과 쑥뜸의 장점만을 살려 질병 치료에 효과를 기대하게 되었다. 부항과 쑥뜸은 우리 민족의 전통적인 치료법 중의 하나로 우리 민족의 생활 속에 깊이 뿌리를 내리고 있는 효능과 효과가 탁월한 치료법이다. 특히 쑥은 엽록소가 풍부하며 양질의 미네랄과 다양한 비타민 철분 등을 함유하고 있어서 오래전부터 방향제나 입욕제 그리고 식재료나 약재료로 광범위하게 사용되어 왔다. 부뜸 요법은 이런 쑥의 효능과 부항의 특성을 결합하여 더욱 효과적인 치료를 할 수 있도록 개발된 치료법이다.

부항 요법의 원리는 피부 호흡을 강화시켜 혈액을 정화시키는 건강 요법이다. 만병의 원인이 되는 모세 혈관 속의 어혈을 끌어내어 제거하고

기를 잘 통하게 하여 인체의 면역력과 원기를 증진시키는 건강 요법이다. 또한 부항 요법의 원리 중 하나는 온열 요법이다. 피하층에 적당한 열을 올려 줌으로써 모세 혈관이 확장되면서 혈유량이 증가된다. 혈액 순환이 증진되면 신진대사도 촉진되고 신진대사 및 림프 순환 역시 좋아지게 된다.

부뜸 요법의 효능

★ 손상된 세포의 기능이 회복된다.
★ 변형된 적혈구가 정상으로 회복된다.
★ 탁해진 혈액이 정화된다.
★ 면역 기능이 상승된다.
★ 혈행이 촉진된다.
★ 지방이 분해되어 비만이 해소된다.
★ 독소인 노폐물이 제거되면서 체질이 개선된다.
★ 호르몬 분비가 향상된다.
★ 각종 난치병이 치료된다.

인체 표면에 과학적인 방법을 동원하여 질병의 원인인 독소를 제거하여 질병을 치료하는 여러 가지 방법을 외적(外的) 독소 제거법이라 한다면 내적(內的) 독소 제거법은 약간의 물리적 방법으로 인체 내면인 장(臟)에 붙어서 독소를 발하는 음식물 찌꺼기를 제거하여 줌으로써 장의 기능을 정상이 되게 하여 건강을 회복하는 순리에 입각한 방법이다.

(1) 단식 요법

성경을 보면 구약 시대나 신약 시대를 막론하고 단식을 중요시하며 신앙 생활의 한 부분으로 한 결 같이 단식을 했던 이유는 일정 기간 음식을 먹지 않음으로써 심신의 정화, 영육의 성결을 통해서 거룩하신 하나님께 가까이 접근하기 위한 종교적 방법이었다. 이슬람교에서도 단식의 날을 정해 놓고 해가 뜰 때부터 질 때까지 음식을 금하도록 규율로 정해 놓고 있다. 이것이 그 유명한 라마단 금식일로서 현재까지도 경건한 신도들 사이에서는 널리 행해지고 있다. 또한 불교의 창시자인 석가모니 역시 깨달음을 얻기 위해 가야산 숲속에서 6년간 수행하며 수차례의 단식을 했다는 것도 잘 알려진 사실이다. 일반 민간인 사이에서도 질병 치유를 기원하면서 단식을 했던 관습을 많이 발견할 수 있다. 특히 인도에서는 오랜 세월 단식을 건강법으로 발전시켜왔다. 고대 인도 의학인 아유르베다(Ayurveda)의 고전이자 교과서인 카라카 사미타(Caraka Samhita)를 보면 단식은 자연 치유력을 활성화하는 기술로 정의하고 이를 통해 건강을 되찾고 장수할 수 있다고 하였다. 또한 복수가 차는 질병에는 일주일을 권하고 장수 법으로는 30일 단식을 권하고 있다.

러시아에서는 1769년 모스크바 대학의 베니야 비노비치 교수가 단식을 강의했다. 20세기에 와서는 같은 모스크바 대학의 니콜라예프 교수가 정신 분열 환자를 상대로 오랜 세월 단식 요법을 시행하여 큰 성과를 거두고 있다.

미국에서도 일본에서도 그리고 세계 많은 나라에서 단식 요법에 관심을 갖고 연구하며 많은 불치의 병들을 치료하고 있다.

단식 요법은 간편하면서 일상생활에 지장을 주지 않으며 누구나 쉽게 할 수 방법으로 있는 인체의 독소를 제거하여 건강을 되찾는 요법이다.

○ 숙변(宿便)이란 무엇인가?

숙변이라고 하면 장속에서 장기간 변이 쌓여 시멘트처럼 딱딱하게 굳은채로 장벽에 달라붙어 있는 상태를 생각한다. 그러나 실제로 내시경을 통해서 장을 관찰해 보면 그런 모양의 숙변이 좀처럼 확인되지 않는다. 때문에 어떤 학자들은 숙변에 대해서 무관심하거나 그 존재를 부정하기까지 한다. 그도 그럴 것이 변 찌꺼기가 오랜 세월 장벽에 달라붙어 있을 수가 없다. 장관(腸管)에는 약 100조에 달하는 세균이 서식하면서 효소를 발생시켜 음식물들을 완전히 분해하고 있다. 게다가 장관 점막은 3일에 한 번 꼴로 새로 생성 교체되기 때문에 장벽에 음식물 찌꺼기가 달라붙어 있기란 현실적으로 불가능하다.

그런데도 단식을 하면 많은 양의 숙변이 쏟아지는 것을 볼 수 있다.

그러면 숙변의 정체란 무엇인가? 숙변이란 위장의 소화 능력을 초과하여 식사를 하였을 경우 장 내부에 점점 쌓여가는 내용물을 말한다. 또한 수분 흡수량이 부족하다든지 섬유질이 부족하다든지 운동을 하지 않거나 심리적으로 불안한 경우 장의 연동 운동 능력이 저하되어 숙변이 쌓이게 된다. 그래서 현대인들은 늘 숙변의 가능성을 가지고 살고 있는 것이다. 특별히 지속적으로 과식을 하게 되면 음식물을 담는 위장이 아래로 쳐지기도 하고 옆으로 늘어나기도 한다. 그렇게 되면 위장의 모습이 원래의 모습과는 달리 변형되면서 변형된 위장 내부에 음식물이 달라붙는 현상이 생기게 된다. 이것이 장 유착으로 이어지면서 변형되거나 좁아지거나 뒤틀리고 풍선처럼 부어오르는 데 이곳에 음식물이 쌓여 숙변이 된다. 이런 상태에서 숙변이 발효된다고 해도 이상발효(異常醱酵) 상태이기 때문에 독성 가스들이 발생하여 장기와 모든 세포에 나쁜 영향을 끼쳐 결국 질병을 촉진시키게 된다. 이와 같이 숙변은 장속에서 독성물질을 발생하며 각종 질병을 일으키고 있는데 유감스럽게도 만병의 근원인 이 숙변을 심각하게 받아드리지 않는 것 같다. 더욱이 육식 위주로 식생활이 바뀌면서 그 폐해는 더욱 심각한 상태이다.

○ 섭취보다 배출이 더 중요하다.

우리의 인체는 공급된 영양을 통해서 에너지를 공급 받는다. 특히 비타민이나 미네랄 등은 필요한 양이 소량이기는 하지만 이 영양소가 결핍되면 신체 균형에 치명적인 영향을 끼쳐 큰 질병을 얻을 수도 있기 때문에 영양소 섭취를 간과해서는 안 된다. 그러나 영양 섭취 못지않게 중요한 것이 배출이다. 사람들은 정량 이상의 과식을 즐기고 있다. 많이 먹어라 권하는 것은 미덕이요 많이 먹어주는 것은 대접하는 사람에 대한 예의로 받아드리기도 한다. 영양가 높은 음식, 맛있는 음식일수록 경쟁이라도 하듯 배부르게 많이들 먹고 있다. 그러나 문제는 영양가 있는 음식을 많이 먹고 소화 흡수되지 못한다면 무슨 유익이 되겠는가? 오히려 독소를 증가시켜 몸을 병들게 한다면 이런 난감한 일이 또 있겠는가? 아무리 좋은 음식이라도 제대로 소화하지 못하고 숙변으로 쌓이게 되면 더 이상 건강식으로는 의미가 없다. 제때에 배출되지 못한 노폐물과 독소는 질병의 원인이 될 뿐이다.

○ **과식을 하면 배는 더 고프다.**

대부분의 사람들은 배가 고프다면 뱃속이 비었다고 생각한다. 또한 뱃속이 비었다면 당연히 음식을 먹어야 한다고 생각한다. 그리고 배가 고프다는 것은 건강한 사람의 증거로 생각한다. 이는 지극히 당연한 이야기로 들릴지 모르나 그렇지 않는 경우가 많다. 어느 날 야식을 먹었는데 다음 날 아침 허기를 더 느낀다든지 식사 직후에 무엇인가 또 먹고 싶어지는 배고프다는 느낌! 이는 위장이 심각한 질병 상태일 가능성이 높다. 위장에 음식이 들어 있는데도 허기를 강하게 느끼는 현상을 위복 현상(僞腹現狀)이라고 한다. 위장에 이상이 있으면 위복 현상이 일어나 강한 공복감을 느끼는 것이다. 저녁을 먹고도 밤에 다시 허기를 느끼는 것은 좋은 현상이 아닌 병적인 현상이다. 그때마다 음식을 먹게 되면 위장은 더욱 망가지고 계속해서 공복감을 느끼게 되고 계속 과식을 하게 된다. 과식 때문에 배가 고프다는 말이 모순적인 이야기로 들릴지 모르지만 과식과 간식 및 야식은 위장을 더욱 배고프게 하고 혹사시켜 건강의 최대의 적이요 만병의 근원인 숙변을 더욱 쌓이게 하여 질병을 부르게 한다.

○ 아플 때는 잘 먹어야 한다?

격렬하게 운동을 해야 하는 운동 선수는 대회 전날까지 영양 좋은 음식을 많이 먹어야 한다고 생각한다. 그러나 만약에 대회 전날 음식하나 먹지 않고 단식(금식)을 한다면 그 결과가 어떻게 될 것 같은가? 역사 속에서 유명했던 레슬링 선수 역도산은 링에 오르기 전날부터 경기 당일 아침까지 항상 단식을 했다는 사실은 너무 잘 알려진 내용이다. 지금도 운동 선수 중에는 경기에 나가기 전 날 단식을 하여 지구력이나 근력이 더욱 좋아져서 자신의 실력을 충분히 발휘했다는 경우가 상당히 많다. 과식의 폐해는 면역력을 저하시킨다. 면역력이 떨어지면 그 결과는 너무나도 뻔한 일이다. 우리가 자주 경험한 바로는 감기에 걸렸거나 몸 상태가 좋지 않으면 식욕이 떨어진다. 왜 일까? 우리의 인체는 언제나 자연 치유력을 통해서 자신의 건강을 유지하기 위해 순간마다 최선을 다 하고 있다. 음식을 먹지 않으면 속히 몸이 정화되고 치료된다는 사실을 스스로 알고 있기 때문에 식사를 거부하는 자연 치유력 시스템이 발동된 것이다. 식욕이 없을 때 한 끼라도 단식을 해 보면 분명 건강이 빨리 회복된다. 그런데 아플 때 영양 보충 운운하며 억지로 식사를 강행하면 질병은 좀처럼 회복되지 않을 것이다.

○ 단식의 목적은 분명하다.

건강하려면 먼저 몸속의 쓰레기를 비워야 한다.

단식을 하면 체내의 과잉 수분이나 지방을 제거하고 비만을 해소하여 안정되고 건강한 몸으로 개선된다. 다이어트에는 그만이다. 그러나 단식의 목적은 단순한 비만 해소나 다이어트에 있지 않다. 진정한 단식 요법은 질병으로 병약한 육체의 가장 깊은 뿌리를 낫게 하는 치료 요법이다. 과식으로 인해 체내에 과잉 축적되어 있는 영양분을 배설하고 조절하여 자신의 능력을 최대한 발휘할 수 있도록 하는데 그 목적이 있다. 그다음 목적은 숙변을 제거하는 것이다. 그리하여 불쾌한 증상이 해소되고 피곤이 사라져 몸에 활력이 생기며 질병을 이기는 인체를 만드는 것이 단식의 목적이다.

① 아침 단식 요법

우리 몸의 신진대사에서 영양 섭취는 매우 중요하다. 그러나 그 보다 더 중요하고 시급한 것은 배설이다. 좋은 음식을 담기 전에 먼저 그릇을 비워야 함은 너무나도 당연한 일이다. 하루 시간 중에서 밤을 잠자는 시간이라 한다면 아침 시간은 배설하는 시간이다. 우리의 몸은 전날에 먹은 음식으로 많은 노폐물이 쌓여 있다. 그런 상태에서 배설은 하지 않고 다시 음식을 먹는다면 몸에 부작용은 더욱 심해 질 것이다. 아침에 변을 보았다고 해서 장 속에 쌓인 노폐물과 독소까지 모두 배출된 것은 절대 아니다. 우리의 인체는 오전의 상당 시간을 비워두어야 배설 기관의 활동이 활발해 지면서 체내의 노폐물과 독소들의 배설이 촉진된다. 완전한 공복 상태를 만들어 줄 때 장의 배설 능력은 최대화되어 모든 노폐물은 배설되게 된다. 아침 단식으로 아침 식사를 하지 않고 공복 상태가 되면 모틸린(motilin)이라는 호르몬이 분비되어 장의 움직임이 활발해 진다는 사실을 캐나다의 브라운 박사가 밝혀 냈는바가 있다. 모틸린은 장속의 음식물을 배설하는 소화 호르몬이다. 아침 단식으로 장을 비워 둔다면 모틸린 분비로 배설 능력이 왕성해 지면서 체내의 독소와 찌꺼기를 몸 밖으로 배출하게 된다. 그런 다음 점심과 저녁 식사로 깨끗한 자연식을 섭취한다면 우리의 인체는 최상의 컨디션으로 건강을 유지하게 될 것이다.

아침 단식의 방법

★ 아침밥을 먹지 않는다.
★ 저녁 식사 후 점심 시간까지 물을 충분히 마신다(2리터정도).
★ 단식이 불가능한 사람은 제철채소 즙을 한 컵 마신다.
★ 아침을 굶었다고 점심 저녁을 많이 먹지 않는다.
★ 간식과 과식 및 야식은 절대 금한다.
★ 가공식품은 금하고 육식은 최대한 줄인다.
★ 관장 요법을 병행하면 더 빠르고 더 큰 효과를 기대할 수 있다.
★ 마그밀 5알을 병용하면 숙변 제거에 큰 효과를 기대할 수 있다.

---

② 1일 단식 요법

1일 단식은 일주일 중 하루 동안 식사를 전혀 하지 않는 단식 요법이다. 매일 격무에 쫓기는 현대인들이 주말이나 휴일을 이용해서 실천할 수 있는 단식 요법으로는 일상생활에 지장을 주지 않고 해볼 만하다. 아무리 1일 단식이라 해도 음식을 먹지 않고 하루를 견디는 것은 쉽지 않다. 틈나는 대로 수분을 충분히 공급하고 너무 힘들게 느껴지면 맑은 장국을 만들어 아침은 거르고 점심, 저녁 두 번 마시는 것이 좋다. 맑은 장국은 다시마와 표고버섯을 우린 국물에 간장으로 간을 맞춰 먹되 흑설탕을 조금 넣는 것은 무방하다. 공복감으로 힘겨울 때는 산책이나 샤워, 혹은 온욕을 하는 것도 좋다. 1일 단식을 하면서 평소에 하지 못했던 가족들을 챙기고 독서와 음악 감상, 영화 관람 등 취미 생활을 하며 마음의 여유를 가져 본다면 보람된 시간들이 될 것이다. 특별히 단식하며 기억할 것은 그 동안 기름진 음식과 인스턴트식품의 독성으로 찌들어 있는 내장이 황금 같은 휴식을 취하고 있음을 명심하고 감사하며 임해야 할 것이다. 놀라운 것은 하루 동안 음식을 먹지 않았는데도 많은 양의 변이 나온다는 사실이다. 이것이 바로 숙변이요, 독소이다.

오랜 시간 장에 쌓여 있던 숙변이 배설되는 순간이다. 몸속의 독소와 만병의 근원인 숙변이 빠져 나오는데 이 어찌 기쁘지 않겠는가? 어찌 건강이 회복되지 않겠는가?

1일 단식을 6개월-1년 정도만 하고 나면 놀라울 정도의 건강한 모습을 실감하게 될 것이다.

1일 단식의 방법

★ 아침에 일어나서 저녁에 잠을 때 까지 아무것도 먹지 않는다.
★ 수분은 2리터 이상 충분히 먹어 준다.
★ 생수나 감잎차, 녹차를 마시는 것도 좋다.
★ 견디기 힘들면 맑은 장국을 끓여 점심 저녁으로 먹는다.
★ 취미 생활 등으로 시간을 보낸다.
★ 몸속의 독소가 제거됨을 생각하며 감사하는 마음을 갖는다.
★ 될 수 있으면 6개월~1년 정도 지속적으로 한다.
★ 관장 요법을 병행하면 더 큰 효과를 기대할 수 있다.

③7일 단식 요법

단식의 의미는 몸속의 독소를 제거하는 것이다. 수돗물의 염소와 불소 성분을 비롯해서 공기 오염과 환경 오염 음식물의 오염 특히 가공식품을 통한 오염된 저질 염분, 설탕의 당분, 향신료, 착색제, 방부제, 성장 촉진제, 항생제, 신경 안정제 등 유입으로 우리의 몸은 지치고 지친 병적 상태이다. 어떤 방법을 동원해서든지 몸속의 독소를 제거하지 않는다면 그 어떤 영양식을 먹는다 해도 흡수가 어렵다. 옛날의 질병 처방은 보약제를 사용하며 허약한 체질을 보함으로써 질병을 이기게 하였다. 그러나 지금의 시대는 너무 먹을 것이 많아서 너무 많이 먹어서 오는 질병이기 때문에 보(補)하기보다는 사법(瀉法)을 구사하는 것이 마땅하며 그 중에서도 제독(堤毒) 요법이 우선되어야 옳을 것이다. 단식을 하게 되면 우선적으로 대장이 정화된다. 대장을 일명 인체의 하수구라 함은 굳이 설명하지 않아도 이해가 되리라 믿는다. 대장이 정화가 되면 방광도 전립선도 요통도 함께 치료가 되는 것을 본다. 물만 먹고 단식을 하는 데도 한 바가지 숙변이 쏟아진다. 그 냄새는 너무 지독하여 방 도배까지 새로 했다는 사람도 있다. 7일간 단식으로 독소와 기생충까지 쏟고 나면 당연히 기능은 정상이 될 것이고 면역력은 증대되어 건강을 회복하게 될 것이다.

7일 단식법
- ★ 일반 가정에서는 불가능하기 때문에 안 된다.
- ★ 반드시 전문 시설에서 전문가의 지도를 받아야 한다.
- ★ 엄밀하게는 물만 먹어야 하지만
- ★ 경우에 따라 맑은 장국이나 야채즙을 마실 수 있다.
- ★ 단식 전에 몸 상태를 점검하고 무리하게 하지 않는다.
- ★ 단식 전 1,2일 동안 예비식으로 준비한다.
- ★ 단식 후에는 회복식으로 사후 관리가 중요하다.

단식을 하면 비만은 물론 알레르기성 질환, 고지혈증, 지방간, 고혈압, 동맥 경화, 뇌졸중, 심장병, 당뇨병, 바이러스성 간염, 만성 신장염 등 현대 의학의 고질병과 난치병 심지어는 불치병이라고 분류한 갖가지 질병들을 손쉽게 고칠 수 있다. 먹어서 병이 나는 현대인들에게는 장을 비우는 것이 약인 셈이다.

(2) 관장 요법

직장을 통해 용액을 주입하여 장 하부를 씻거나 영양분이나 약물을 주입하지만 식도를 통하여 장을 세척하는 방법도 시도되고 있다.

○ 커피 관장 요법

대장에 쌓인 노폐물은 지속적으로 독소를 배출하기 때문에 건강에 치명적인 손상을 입히게 된다. 대장에서 발생된 독가스는 혈액과 근육과 신경과 세포에 침투하여 기능을 약화시켜 인체를 병들게 하기 때문에 대장을 깨끗이 청소하여 주는 것이 건강을 회복하는 기본이요 첫째요 우선이다. 커피 속에 있는 팔미트산이란 성분은 간 속의 전이 효소를 자극시키고 카페인 성분은 담관을 확장시켜서 간 속에 쌓여 있는 독소가 배설되도록 자극하는 역할을 하게 된다.

세계 1차 대전 중 독일의 간호사들이 진정제가 부족할 때 커피를 관장 용액으로 사용한 결과 진통에 효과를 보았다는 기록이 있다. 또한 괴팅겐 의과대학에서 커피 관장을 통하여 담관이 열리고 담액이 증가되는 임상 보고를 하고 있다.

◇ **커피 관장의 효능은**

◦ 해독작용 : 담관이 확장되어 담즙 분비가 촉진되며 산성 및 독성분들이 배출되어 간 기능이 활성화되고 해독 작용이 강화된다.

◦ 진통작용 : 통증이 심한 환자에게 커피 관장을 시키면 통증이 줄어들어 진통제 역할을 하게 된다.

◦ 활성산소 배출작용 : 커피중 팔미트산이라는 성분이 간 속의 전이 효소를 자극시켜 활성 산소와 결합하여 방광으로 배출시킨다.

◦ 장청소작용 : 장벽의 이물질들이 청소되면서 만성 변비 장무력증 등이 개선 된다.

커피 관장 요법

★ 볶은 원두커피 한 숟가락을 천에 싸서 1200CC 물에 20분 정도 끓인다.

★ 진통이나 해독을 목적으로 할 때는 세 숟가락을 끓인다.

★ 찌꺼기가 없도록 천으로 걸러서 사용한다.

★ 오른쪽 모로 누워 무릎을 당긴 상태에서 하면 더욱 효과를 본다.

★ 관장기의 항문 삽입 부분은 로션이나 젤, 올리브유를 발라 사용한다.

★ 입을 벌려 숨을 내쉬면 용기를 삽입하는 데 용이하다.

★ 횟수는 일주일에 한 번씩 지속적으로 시도하면 확실한 효과를 본다.

★ 300CC부터 시작하여 1회 1000CC까지 증가시킨다.

◎ 죽염 장세척 요법

죽염수로 관장하는 경우 대장이 아닌 식도 즉 입으로 죽염수를 만들어 마시게 하여 위장과 십이지장, 소장과 대장까지를 동시에 세척하는 방법이다. 근래에 많이 시도되고 있는 방법 중 하나이며 효과도 좋다.

◎ 쑥물 관장 요법

쑥은 떡도 만들고, 국도 끓일 수 있는 음식이면서 뛰어난 약리 효과가 있는 약초이다. 또한 독이 없어서 부담 없이 사용할 수 있고, 속을 따뜻하게 하고 장 운동을 도우며, 몸이 냉하여 생리 장애가 있는 사람에게 도움이 된다.

모세 혈관이 약해서 출혈이 잦은 사람에게 지혈제로 쓰이기도 한다. 이는 쑥 속에 혈소판을 증강시키는 성분이 들었기 때문이다. 특히 인진쑥(어린쑥잎)은 만성 간염에 효과적이다. 쑥을 관장 요법으로 사용한다면 많은 도움이 될 것이다.

죽염 장 세척 요법

❶ 아침 식사 한 시간 전 공복 상태에서
❷ 깨끗한 생수 1.5리터 – 2리터 분량에
❸ 질 좋은 죽염 한 숟가락을 타서 녹인 다음
❹ 30분 동안에 모두 마신다.
❺ 10분 이내로 급한 설사가 나오게 된다.
❻ 5,6회 변을 보아야 하기 때문에 화장실 주변에 머물러야 한다.
❼ 거품, 곱까지 빠지면 정상으로 식사한다.
❽ 마시는 데 30분 배출하는 데 30분 정도 소요된다.
❾ 죽염으로 관장도 장세척도 할 수 있는 방법이다.

쑥물 관장 요법

❶ 마른 쑥을 뜨거운 물에 살짝 담가서 제독을 제거한 다음
❷ 다시 뜨거운 물에 5분 정도 녹차를 우려내듯 쑥을 우려낸다.
❸ 면포에 걸러 찌꺼기를 제거한 다음 체온 정도로 식힌다.
❹ 관장기에 쑥물을 넣어 링겔처럼 높이 매달아 사용한다.
❺ 항문으로 삽입하여 주입할 때 콜드크림을 사용하면 쉽게 삽입이 된다.
❻ 중환자나 노약자는 괄약근이 약하기 때문에 화장지로 호스가 삽입된 항문을 눌러 준다.
❼ 쑥물이 다 투입되면 관장 호스를 철거하고 변이 나오기를 기다린다.
❽ 변을 보고 싶을 때 한두 번 참아주어 직장에서 쑥물이 소용돌이 치게 하면 효과적이다.
❾ 누어 있는 동안 배 마사지를 한다.
❿ 일주일에 두 번 정도로 관장을 계속하게 되면 체내 독소가 배출되면서 병의 원인이 제거되므로 질병이 고쳐진다. 고혈압을 비롯한 모든 질병에 확실한 효과를 본다.

◎ 온수 관장 요법

1000CC 정도의 물을 따뜻하게(43도C 정도로)데워서 관장을 하는 법이다.

◎ 비눗물 관장 요법

변비를 완화시키거나 수술, 분만 과정 중 변을 제거하기 위한 목적으로 시행 한다.

◎ 자양 관장 요법

영양 공급을 목적으로 하며 주로 포도당과 단백질의 분해 산물을 첨가하여 사용한다.

◎ 진정 마취 관장 요법

경련의 진정이나 검사를 시행할 때 소아를 마취시키기 위해서 클로랄 등을 주입한다.

(3) 찜질 요법

오랜 세월 동안 민간 용법으로 전해 내려온 치료법 중 하나이다.

모래, 불돌, 물(더운물, 찬물, 약수, 온천수 등) 파라핀, 약재로 만든 반죽 등으로 인체의 일정 부위에 일정 시간 거듭 자극을 주어 병을 치료하는 방법이다. 찜질할 때 쓰이는 재료와 온도 그리고 찜질 방법에 따라서

① 온찜질 : 모래찜질, 불돌찜질, 더운물찜질, 파라핀찜질

② 냉찜질 : 찬물찜질, 얼음찜질

③ 약물찜질 : 된장찜질, 쑥뜸찜질, 소금찜질, 반죽(처방된 한약제)찜질

등으로 구분된다.

찜질 방법

★ 전신 찜질과 국소 찜질로 구분하여 시행한다.

★ 온도는 40~42℃ 정도로 따뜻하게 한다.

★ 한번에 15~20분씩 조석으로 매일 하는 수도 있으나 특별한 경우 3~4시간 지속적으로
할 수도 있다.

★ 체질과 병적 상태에 따라 다르기 때문에 전문가의 지도하에 하는 것이 좋다.

★ 통증이나 어지러움 증상이 있을 때는 중단하고 쉬어 준다.

★ 특별히 화상을 입지 않도록 조심한다.

★ 찜질 요법은 진통 작용, 소염 작용, 혈액 순환, 소화 기능 촉진에 효과적이다.

★ 특별히 장기능이 활발해지기 때문에 관장 요법과 찜질 요법을 병행하면 놀라운 효과를
체험하게 된다.

★ 소화기 계통이나 순환기 계통의 질병이 심할 경우와 임신 중인 산모는 찜질을 하지 않
는 것이 원칙이다.

(4) 숯가루 요법

데이비드 쿠니(David Coony) 박사의 저서에서 숯의 효과에 대하여 말하는 것을 보면 진통 작용, 해열 작용, 공해 물질인 담배의 니코틴 제거, 자동차배기가스 제거, 농양 성분 제거에 큰 효과가 있다고 밝혔다. 위염과 위궤양, 간염 치료와 예방에 유효하다는 것이 또한 밝혀졌다. 숯가루는 소화가 되지 않아 장 내에서 부패된 단백질 찌꺼기나 지방질 등을 흡착시켜서 장 외로 배출시키기 때문이다.

야채나 과일에 붙은 농약 성분이나 중금속도 배출시키고 색소나 식품 첨가제인 향신료나 색소, 방부제 등도 함께 배출시키는 일을 한다. 한 마디로 숯가루가 하는 일은 장을 깨끗이 하는 일이다. 장이 깨끗해지면 체액과 혈액이 맑아지고 면역력이 강해져서 건강이 좋아진다. 체내의 독

소를 걸러내는 일은 간담 그리고 신장에서 하는 데 숯가루가 이를 도와주기 때문에 피곤을 덜어주는 결과가 된다. 숯가루의 특징 중 하나는 먹은 지 1분이면 벌써 활동을 시작하기 때문에 여러 독성분과 불순물 이물질과 농약 성분 그리고 발암 물질들이 즉시로 몸에서 제거되는 효과를 기대할 수 있게 된다. 그러면서도 인체에 전혀 해를 끼치지 않는 것이 숯가루이다. 독한 성분은 흡수하면서 영양분은 전혀 흡수하지 않는 특성 역시 특별하다.

① 방부제 기능

중국의 마왕퇴 고분에서 발견된 시체가 공개되었다. 그 시체는 죽은 지 4일 밖에 안 되는 것처럼 보였으나 무려 2100년 전의 시체였다. 학자들이 무덤을 살펴본 결과 약 5톤의 숯이 시신과 관을 감싸고 있었다고 한다. 숯 때문에 시신이 오랜 세월 동안 미생물이나 곰팡이의 영향을 받지 않았기 때문이었다.

② 정수 기능

오염된 공기와 물도 활성탄을 통과하면 놀랍게도 깨끗해진다. 방독면과 방독 마스크의 주원료가 활성탄인 이유가 그것이다. 도시의 수돗물을 공급하는 정수 처리장의 주재료가 활성탄이며 병원에서 주사용으로 사용되는 링겔, 포도당, 아미노산 등의 수액을 활성탄으로 거른다.

③ 습도 조절 기능

합천 해인사의 팔만대장경이 오랜 세월 잘 보관되어 있는데 그 이유가 지하와 주변에 숯을 묻어 습기를 조절하고 있기 때문이라고 한다. 우리 조상님들의 숯을 이용한 신비한 지혜를 엿볼 수가 있다.

④ 음이온 발생 기능

활성탄인 숯은 탄소 덩어리이다. 탄소는 발생하는 음이온을 무한정 제공할 수 있다. 탄소가 음이온을 모두 방전하려면 무려 4,5천년 걸린다. 숯은 전자 제품으로부터 쏟아져 나오는 양이온을 줄여 주기도 한다.

⑤ 유해 전자파 방사선 차단 기능

모든 전자 제품에서는 해로운 전자파가 발생한다. 형광등, TV, 전자레인지, 자동차, 전철, 면도기, 휴대폰 하나까지 모두가 전자파를 발생시킨다. 휴대폰 하나 때문에 뇌종양으로 죽은 사람도 있고 임산부는 기형아를 낳기도 한다. 걱정거리가 아닐 수 없다. 활성탄이 이런 전자파까지도 막아 준다.

⑥ 악취 제거 기능

활성탄은 방부제 역할과 함께 냄새를 없애주는 효능까지 갖고 있다. 부패시키는 균을 죽이고 냄새의 원인까지 제거하며 악취까지 빨아들이는 자연 공기 청정기인 셈이다. 냉장고, 신발장, 옷장, 주방, 자동차 안에 둔다면 좋을 것이다. 수돗물에 숯을 넣으면 냄새도 사라지고 물맛도 좋아져서 최고의 정수기 역할을 할 것이다.

⑦ 미네랄 보충 기능

미네랄 부족은 만병의 근원이 된다. 미네랄은 무기질 영양소로서 없어서는 안 되는 필수 영양소이다. 무기질은 뼈, 근육, 혈액, 체액 등에 필요한 필수 영양소이다. 숯은 오랜 세월 동안 대지와 대기로부터 미네랄을 빨아드려 미네랄이 풍부한 미네랄 보물 창고인 셈이다. 나무나 목재 속에는 미네랄 함량이 0.3-0.6%인데 비해 그 나무로 숯을 만들면 4,5배나 증폭되어 농축된다. 그러므로 숯을 복용하는 것은 부족한 미네랄을 보충하는 것이요 건강 비결 중의 하나이다.

숯의 활용 방법

★ 실내에 두면 공기를 정화한다. (신축 주택 입주 시, 보육원, 노인 복지 시설, 노래방, 지하 주점 등)
★ 습기, 냄새, 방충 역할을 한다. (옷장, 화장실, 신발장,쓰레기통, 개집,재떨이 등)
★ 전자파 피해를 감소시킨다. (TV, 컴퓨터, 전자레인지, 오디오, 냉장고, 전기매트 등)
★ 수돗물도 광천수가 된다.
★ 쌀벌레가 생기지 않고 변질이 되지 않는다.
★ 냉장고용 탈취제 역할을 한다.
★ 야채박스에 두면 신선도가 오래간다.
★ 과일, 야채의 농약 성분이 제거된다.
★ 숯으로 지은 밥은 맛이 있다.
★ 보온 밥통의 산화를 막아 준다.
★ 김치의 신선도가 오래간다.
★ 가축 사료에 배합해서 먹이면 건강하게 잘 자란다.

현대인의 음식은 심각한 오염 상태로 독성분이 가득한 것이 현실이다. 가공식품의 오염된 소금이나 설탕과 향신료와 색소 방부제 등은 좋은 모습과 좋은 맛과 오랜 보존을 위해 가공된 것으로 마음 놓고 먹을 만한 음식이 못된다. 이런 오염 시대를 탈피할 수 없는 것이 현실이라면 숯을 먹어서라도 독소들을 제거해 주어야 한다. 숯은 하나님께서 인간에게 주신 천연 해독제요 치료제이다.

(5) 독소 배출 생활 요법

무병 장수하려면 체내 유해 물질을 없애야 한다! 우리 몸에 해로운 물질들이 쌓여서 건강에 이상을 일으키는 일이 빈번하게 일어나고 있다. 중금속이나 식품 첨가물, 농약 등 몸 속에 쌓인 각종 유해 물질을 원활하게 배출시킬 수 있는 것이 건강 유지를 위해 가장 중요하고 기초적인 과정이다.

일상 생활 속에서 접해야 하는 유해 물질은 무엇이 있는지,

어떤 방법으로 배출할 수 있는지 알아본다.

1. 식생활 개선으로 체내 독소를 줄여 준다.

몸속의 나쁜 독소를 배출해 내고 더 이상 축적되지 않게 하기 위한다면 우리의 식생활을 되돌아볼 필요가 있다.

유해 물질을 견디어 낼 수 있는 면역력 있는 몸을 만들기 위한 식생활속 원칙을 세워 본다.

1) 안전한 식품을 골라 먹으면 된다. 농약이나 첨가물을 쓰지 않은 천연 제품을 고른다. 곡류나 야채, 과일은 유기농 마크가 붙은 것이나 제철의 것을, 어패류는 자연산을 먹으면 된다. 또한 육지와 가까운 바다에서

잡은 해산물은 가급적 삼가는 게 좋은 것이다.

조미료나 가공 식품도 원재료가 유기 재배된 것인지, 유전자 조작된 것은 아닌지 확인한다.

가정에서는 좋은 재료를 직접 조리하여 먹도록 한다. 정성 담긴 음식이 우리 몸에 비영양소의 유효 성분이나 항산화 성분을 제공할 수 있다.

2) 잘 씹어 먹으면 독이 줄어든다. 몸 속 유해 물질은 주로 장이나 간에 의해 해독된다.

간은 유해 물질을 산화시키거나 환원시키고 물에 녹기 쉽게 만들어 소변 등으로 배출한다.

또 혈액 속의 바이러스나 독소, 식품 첨가물, 죽은 적혈구 등을 소화시킨다. 장은 최대의 면역 조직으로 장기 점막의 면역에 직접 영향을 미친다. 따라서 장의 상태가 중요하다.

그 외에 독소 분해 기능을 가진 것이 즉시 '침'이다.

음식물 자극에 의해 나오는 자극 타액에는 소화 효소 말고도 세균을 죽이거나 바이러스에 반응하게 되는 여러 가지 면역 항체와 활성 산소를 제거하는 효소가 있다.

음식을 30회 이상 씹어서 충분한 타액이 분비되면 해독 효과를 높일 수 있다. 그 밖에 기억력 향상, 치매 예방, 스트레스 발산, 영양소의 충분한 흡수, 발암 물질 작용 억제 등의 효과도 기대할 수 있다.

3) 식품 손질에 신경 쓴다.

현식은 유해 물질로부터 완벽하게 만드는 차단된 식품을 찾는 것이 거의 불가능한 시대이다. 그렇다면 꼼꼼히 손질하여 안심할 수 있도록 만드는 과정이 필요하다.

◎ 채소 잔류 농약

잎채소의 경우 흐르는 물에 씻어서 뿌리 부분을 제거하고 적당히 자른다. 그 다음 1분간 데쳐 물기를 제거하고 바깥쪽 잎을 버리도록 한다. 감자나 무는 껍질을 벗기고 흐르는 물에 씻고, 단호박 케이스는 흐르는 물에 1분간 씻고 쪄 낸 다음 그 물을 버린다.

◎ 어패류 다이옥신 · 유기 수은

생선 머리를 제거하고 아가미와 내장을 꺼낸다. 조림할 때는 칼집을 넣어서 뜨거운 물을 붓도록 한다.

식초 희석액(50%)에 씻고 뜨거운 물을 끼얹게 되거나 살짝 삶아서 기름기를 제거한다. 양식한 생선을 회로 먹을 때는 식초 희석액으로 씻도록 한다. 조개류는 하룻밤 해감하면 된다.

◎ 육류 다이옥신 · 항균성 물질 · 호르몬제

조리 전 기름기와 껍질을 제거한다. 얇게 썬 고기는 뜨거운 물을 끼얹은 뒤 조리하도록 한다. 육류 조리 시 나오는 거품은 모두 제거하고 맛을 낼 때는 금방 만든 양념장을 넣어 준다.

◎ 기타 식품

· 과일은 껍질을 벗겨 먹고

· 바나나는 줄기에서 1㎝ 올라온 부분을 제거하고 먹으면 된다.

· 쌀은 씻은 뒤 30분~1시간 정도 물에 담가 두었다가 새로운 물을 붓고 밥을 지어야 잔류 농약이 제거된 것이다.

· 가공 식품은 한 번 데쳐 낸 다음 먹게 되거나 충분히 익혀서 먹어야 식품 첨가물 피해를 줄일 수 있습니다.

2 체내 독소 배출을 위한 효과적인 식품 리스트 독소 제거란 장내 환경을 정상적으로 유지시켜 주고 식생활 변화를 통해서 체내 독소를 줄이는 것, 몸 속의 과도한 활성 산소를 제거해야 하는 일이라 볼 수 있는 것이다. 이런 작용을 돕는 식품들은 의외로 우리 주변에서 쉽게 찾을 수 있다.

1) 양파 - 양파의 당질은 최근 주목 받고 있는 올리고당. 장에서 소화되기 만만치 않은 당은 장내 비피더스균의 먹이가 되어 그 숫자를 늘리고 정장 작용을 촉진시켜 주면 된다.

양파의 향과 매운맛을 내는 성분은 해열과 발한, 냉증, 변비 등에도 효과적이다. 이 밖에 지방 흡수를 억제하고 배출을 돕는 기능도 있다.

열에 가열해도 성분이 쉽게 파괴되지 않아 좋은 것이다.

• 섭취 포인트- 비타민B₁ 식품과 먹으면 피로나 초조함, 불면증, 식욕 부진이 해소된다.

2) 마늘-세포 대사를 촉진시키고 말초 혈관 확장 작용, 알레르기 질환에 대해 효과가 있다. 알레르기 원인 요소나 유해 물질 즉 독소를 배출하는 기능이 있습니다.

• 섭취 포인트- 조리 방법에 따라 좋은 성분이 만들어지는 양이 다르다.

생마늘 세포 안에 있는 알리신 성분은 세포가 파괴되면서 효소와 반응하여 만들어진다. 마늘은 자르거나 갈아서 익히게 되거나 기름에 볶으면 된다. 간장이나 술에 담가 두었다가 조리하는 것도 좋은 방법이다.

3) 양배추- 암 예방 효과가 있는 이소티오시아네이트를 함유한 대표적인 야채. 피를 멈추게 하게 되는 지혈 비타민이라 불리는 비타민 K의 경우 유아는 체내 생성이 불가능하므로 모유를 통해 공급해야 한다. 비타민 U는 위벽 표면의 점막을 늘려서 위를 보호하고 세포 분열이나 단백질 합성 촉진, 소화관 점막의 회복에 도움을 준다.

- 섭취 포인트- 심에 가까운 부분과 바깥쪽에 비타민 C가 많으므로 버리지 말고 사용한다.

4) 브로콜리- 비타민 A와 B_2, C, E, 식물 섬유, 엽산 등이 많으며 암 예방 효과가 있는 성분을 생성해야 하는 화합물이 풍부하게 함유되어 있는 것이 큰 특징이다.

이 성분은 항산화 작용과 해독 작용이 있어 우리 몸을 건강하게 만든다.

- 섭취 포인트- 브로콜리는 열에 강해서 익혀 먹는 조리법에도 잘 어울린다.

물에 직접 넣어 삶기보다는 쪄서 먹는 것이 좋고, 칼로리가 낮아 많은 양을 섭취해도 살찔 염려가 없다.

⑹ 암 박사 박재갑 교수가 들려주는 '똥 건강 요법'

1. 자장면 색은 위장관 출혈 의심해야

- 뒤끝 없이 한 덩어리로 떨어지는 '바나나 형 황금 변'이 최고
- 건강하면 똥 냄새 고약하지 않아
- 채식 많이 하면 배변 양 많아져
- 굵은 똥은 대장이 건강하다는 증거
- 변의(便意)만 느끼고 똥 안 나오면 직장 혹 의심해야
- 신생아 배내똥과 죽기 직전 똥은 닮은꼴

농사를 짓던 우리 민족에게 똥은 결코 지저분함의 대명사가 아니었다. '꿈에 똥을 밟으면 재수가 좋다'고 했던 이유도 똥을 더럽게 생각하지 않고 생산 을 상징한다고 믿었기 때문이다. 생산은 곧 돈으로 직결되는 것이기도 했다. 반면 보릿고개로 대표되던 가난을 빗대어 '똥구멍이 찢어지게 가난했다'고 했다. 가난하면 그만이지, 애꿎은 항문이 왜 찢어지는 걸까? 답은 의외로 간단했다. 나물만 먹으면 똥 덩어리가 굵어지고 물기가 없이 딱딱해져요. 똥이 되직하게 나오니까 항문이 찢어지는 거죠. 사람은 초식 동물이 아니라서 섬유질을 분해하는 효소가 없거든요. 대장 내에서 분해되지 않고 다 똥으로 나오는 겁니다. 섬유질은 스펀지처럼 수분을 흡수하면서 부풀어 오르지요. 섬유질이 똥의 양을 많게 하거든요. 그러니 섬유질만 먹는다고 상상해 보세요." 식이 섬유는 몸 안에서 소화되지 않고 몸 밖으로 빠져나가면서 대변의 발효를 돕고 해로

운 성분까지 함께 끌고 나가는 청소부와 같다. 변을 부드럽게 해서 배변을 도와주는 식이 섬유에는 과일, 해조류, 콩류가 있고, 변의 양을 늘려 변비 예방에 효과가 있는 식이 섬유로는 양상추, 오이, 브로콜리, 양배추 등이 꼽힌다. 식이 섬유를 먹을 때는 평소보다 물을 더 많이 먹어야 배변에 도움이 된다.

2. 삶은 똥이다?

서울대 의대 박재갑(朴在甲) 교수는 지난 30년간 6000여 회 수술을 했는데, 대장암 수술만 5000회 이상 집도한 대장항문암의 최고 권위자다. 대장이 전공이므로 그에게 변(便)은 하루의 시작이자 끝이라 해도 과언이 아니다. 박 교수는 "삶이 똥을 닮았다"면서 "입으로 들어간 건 반드시 똥으로 내놓아야 하듯이 삶 역시 원인이 있으면 결과가 있다"고 했다. "똥을 보면 그 사람의 섭생을 알 수 있죠. 똥이 '굵다' '가늘다' '되직하다' '묽다'는 데는 다 이유가 있습니다. 잘사는 나라일수록 배변량이 적어요. 배변량이 식이 섬유 섭취량과 비례하거든요. 가공식품을 많이 먹고 채식을 적게 하면 섬유질이 부족해서 똥을 적게 눠요. 육류만 먹으면 똥의 부피감이 작아져요. 대장은 영양가 높은 음식물이 지나가면 천천히 내려 보내요. 흡수할 것이 많거든요. 영국에서 실험을 했어요. 육류 위주로 먹게 했더니 하루에 똥을 100g 정도 눴답니다. 그런데 채식 위주로 바꾸니까 배변량이 육식 먹을 때보다 배가 늘었다고 해요." 건강한 성인은 변의 양이 하루 200g 이하. 한 컵 정도다. 의학적으로 '변비'란 배변량이 하루 35g 이하, 일주일에 2번 이하 화장실에 가는 상태이고, '설사'는 배변량이 하루 300g 이상, 하루에 4번 이상 화장실에 가는 경우를 말한다. 배변량은 국민마다 다소 차이가 있다. 육식을 즐기는 서유럽의 경우 100g밖에 안 되지만 파푸아 뉴기니 국민은 하루 배변량이 무려 1kg에 달한다고 한다. 채식 위주의 문화권에서는 배변량이 많고, 육식 위주의 문화권에서는 섬유질 섭취의 부족으로 배변량이 적은 편인데, 파푸아 뉴기니 국민은 주식으로 채식만 고집하기 때문에 배변량이 세계 최고 수준이다.

1950년대 미국인이 '한국에 와서 놀란 것 중 하나가 바로 배변량이었다'는 소문에는 근거가 있다. 가난과 기근으로 나물만 먹던 그 시절 한국인의 배변량은 지금의 3배쯤 됐다고 한다.

1980년대까지만 하더라도 한국인이 동남아시아인, 일본인과 함께 치질 발병률 세계 1위로 꼽혔는데 이 또한 섬유성 식품을 많이 먹어 배변량이 많았던 탓이라고.

3. 똥 색깔 변하면 상황 심각 입에서 항문까지의 길이는 약 9m. 어떤 음식이든 1박 2일이면 변이 되어 배출된다.

1) 자신의 똥을 관찰하는 사람이 그리 많을지 의문입니다.

양변기 쓰고 나서 똥 안 보는 사람이 없을걸요.

조금이라도 건강을 생각하는 사람은 똥에 피가 묻었는지, 똥 색깔이 달라졌는지 무의식적으로 보게 돼 있어요. 환자들이 병원에 와서 똥 애기하는 걸 들어보면 놀랄 겁니다. '양변기 때문에 사람들에게 참 이상한 취미가 생겼구나'싶을 정도입니다"

2) 건강에 이상이 생긴다고 대변의 색깔이 바로 달라지진 않잖아요.

"그렇죠. 대변의 색깔이 달라질 정도라면 사태가 심각한 거죠.

대부분의 사람이 색깔이 달라지기 전에 병원을 찾아와요. 똥에 피가 섞이면 아차 싶은 거죠. 피가 붉으냐 검으냐에 따라 달라요.

3) 붉은 피가 섞여 나오면 항문이나 직장, 대장에 출혈이 있는지 의심해야 합니다.

대장이 워낙 기니까 피가 항문까지 내려오면서 똥에 섞여 버리면 중간 중간 검은색을 띠는 경우가 있어요. 그런데 검은 똥은 선지를 먹어도 나올 수 있거든요. 출혈이 없어도 적혈구 내에 철 성분이 산화되면서 똥이 검어지기도 합니다. 요즘은 너도나도 와인을 즐겨 마시는 분위기인데, 적포도주를 많이 마셔도 검은 똥을 눌 수 있어요. 만일 자장면 색깔의 똥을 눴다면 문제가 달라요.

4) 흑변이 나오면 상부 위장관의 출혈을 의심해봐야 해요.

또 혈액이 위장관을 지나면서 위산이나 장내 세균에 의해 흑변으로 바뀔 수도 있고요. 방치하면 소화성 궤양 혹은 위암의 진단이 늦어질 수 있습니다.

하지만 빈혈을 치료하려고 철분제를 복용했거나 감초 식품을 먹어도 흑변이 나올 수 있어요."단, 박 교수는 "(똥의) 냄새가 고약하고 끈적거린다면 문제가 다르다"고 설명했다. "건강하면 똥 냄새가 고약하지 않아요.

똥 냄새는 자연의 냄새잖아요.

닭똥 특유의 냄새가 있듯이 인분에도 특이한 냄새가 있어요.

하지만 기분이 나쁠 정도는 아닙니다.

(똥 냄새는) 대장 내에 있는 세균 때문에 나요.

똥 냄새가 심한 사람은 장 안에 세균이 득실거리고 있는 겁니다.

대장에 요구르트에 들어 있는 유산균이나 올리고당 같은 좋은 균이

많으면 냄새가 심할 리 없어요."

"우리나라 사람들, 청국장 좋아하거든요. 콩을 발효시켜 만든 게 청국

장 아닙니까.

콩을 발효시킬 때 냄새가 얼마나 고약합니까.

서양인은 이 냄새를 '똥 냄새 같다'고 하잖아요. 똥 냄새와 청국장 냄

새가 이웃사촌쯤 됩니다. 똥이든 청국장이든 세균이 발효돼 냄새가 나

거든요. 좋은 세균은 발효되고, 나쁜 세균은 부패하잖아요.

대장 내에 좋은 세균이 많아야 냄새 덜 나는 똥을 누게 되는 거죠."

대장에는 500종이 넘는 세균이 살고 있다. 대장균은 음식물 찌꺼기를

분해해서 비타민B, 비타민K, 아미노산 등을 몸에 공급하는 중요한 기능

을 한다. 배탈이 나거나 설사를 할 땐 몸에 이로운 세균보다 해로운 병원

성 균이 주도권을 잡고 있다고 보면 된다.

4. 대변의 색깔로 여러 질병을 의심할 수 있겠군요. "지나치게 옅은 갈색이면 적혈구가 파괴되는 자가 면역 질환이나 간 질환을 의심해야 해요. 희거나 회색이라면 담도가 폐쇄됐을 수 있고요. 피와 고름이 섞인 설사를 한다면 대장이나 직장에 염증이 있는지 의심해야 합니다.

또 채식을 한 것도 아닌데 기름지고 양이 많으면 췌장염에 의한 흡수 장애가 있을 수 있어요. 똥에 코 같은 점액이 자꾸 묻어나오면 대장암을 의심해야 합니다.

대장암을 만드는 세포가 점액질을 분비하거든요."

똥이 영어로는 '덩(dung)'이다. 발음이 비슷하지 않은가.

대변 볼 때 '똥'하고 튀는 소리가 난다고 해서 붙은 이름이라는 속설이 있다 동양에서는 '쌀이 소화되고 남은 찌꺼기'라는 의미로 분(糞) 혹은 변(便)이라고 했다.

5 변의 모양

1) '똥'이라고 서슴없이 말하시네요.

"전 솔직히 똥이 더러운지 모르겠어요. 제 환자들이 모두 똥과 관련되잖아요.

저는 무조건 환자의 항문에 손가락을 넣어봐요. 대장암 수술 후에도 대장을 이어놓았는데 혹시 좁아지지 않았는지, 뭔가 만져지지 않는지 점검해야 하거든요.

그러니 매일 똥을 만지는 거죠. 손가락이 항문으로 8~10cm 들어가면 똥이 안 묻어나오는 사람이 없어요. 전 똥을 만져도 마치 밀가루 반죽 만지는 기분입니다.

제가 강의할 때 학생들에게 '똥'이라 말하면 다들 웃어요. 외부 강연에서 '똥'이라고 하니까 '점잖지 못하다'고 언짢아하는 분도 있었죠.

방송에서도 '똥'이라고 했더니 주변에서 이상하게 보더라고요."

박 교수는 "똥과 친해지면 건강하게 살 수 있다"고 강조했다.

"옛날 어른들이 '똥이 굵어야 잘산다'고 했는데 맞는 말이에요.

건강한 사람의 똥은 바나나 모양이면서 굵고 황금색입니다.

또 뒤끝을 남기지 않고 시원하게 한 덩어리로 떨어집니다.

몸이 안 좋거나 허약해지면 국수 가락처럼 흐물흐물하게 떨어져요. 요즘 여성들, 다이어트를 너무 심하게 해서 빼빼 마른 똥을 눠요. 먹은 게 없으니 대장에서 똥이 뭉쳐질 리가 없겠지요. 또 폭식하고 폭음하면 대장에서 수분이 제대로 흡수되지 않아 무른 똥을 눕니다. 무른 똥은 이루 말할 수 없이 구리겠지요.

육류, 커피, 술이 주원인입니다. 과음을 하면 알코올이 소장과 대장의 운동을 자극해서 설사를 일으켜요."

2) '니 똥 굵다'는 말이 '너 잘났다'는 말이 아니라 '너 건강하다'는 뜻이군요.

"그렇죠. 똥이 굵은 건 장내에 변의 흐름을 막는 혹이 없다는 증거입니다. 굵으면 나쁜 세균이 들어가도 희석이 잘 돼요. 배변량이 많아야 비워내는 속도가 빨라집니다. 빨리 비워내야 대장 안쪽 세포들이 똥 속의 발암 물질과 접촉할 시간이 적어져요. 변비가 있으면 똥 속 발암 물질이 대장의 점막과 접촉할 가능성이 더 높아지겠죠.

똥은 무조건 몸에 가지고 있지 말아야 해요. 규칙적인 배변 습관이 필요합니다."

건강한 사람의 대변은 굵기가 2cm, 길이는 10~15cm라고 한다.

3) 태어날 때부터 변이 가는 사람도 있는데요.

"화장실에 자주 가게 되면 변이 가늘어지죠. 똥의 수분이 대장에서 흡수되면서 되직해지고 딱딱해지는데, 자주 누면 변이 묽은 상태로 나오기 때문에 굵어질 수 없어요.

사람의 항문은 동그랗게 벌어져 있는 게 아닙니다.

굵은 똥이 밀고 나오니까 항문이 넓어지는 거죠. 그런데 변의(便意)가 느껴져 힘을 줬는데 가늘게 나오는 건 문제가 있어요. 대장에 혹이 생겼을 수 있거든요.

똥은 대장 속 통로의 상태에 따라 굵기가 달라질 수 있어요. 혹 때문에 대장 통로가 좁아졌다면 똥이 가늘어지겠죠. 몇 달간 계속 가늘게 나온다면 검사해 봐야 합니다."

4) 대장에 문제가 생기면 방귀 냄새부터 고약해진다고 하던데요.

"뭘 먹었는지에 따라 조금씩 달라요. 대장균이 아직까지 소화되지 않고 남아있는 음식물 찌꺼기(섬유질)의 일부와 단백질 등을 발효시키면서 악취가 나는 가스를 발생시키는데, 이게 방귀입니다.

대장 내에는 질소 산소 등 400여 종의 성분이 있거든요.

변비 때문에 대장이 꽉 막혀 있으면 냄새가 더 고약해질 수 있겠죠."

5) 방귀 소리가 큰 사람이 건강하다는 말도 있습니다.

"직장과 항문이 건강한 사람이죠. 하지만 습관적인 경우가 더 많아요.

특히 여성들은 너무 참다가 소리가 커질 수 있죠(웃음)."

건강한 성인은 하루에 방귀를 13회 이내로 뀐다. 최고 25회까지 정상이라고 한다.

방귀는 질소, 이산화탄소, 수소, 메탄 따위로 구성돼 있어 무색무취다.

하지만 음식물과 지방산 등의 분해 물질인 암모니아가 대변과 방귀 냄새를 만든다. 대변의 냄새로 질병의 유무를 구별하기는 어렵다는 것이 전문가들의 결론이다.

하지만 방귀를 너무 자주 뀌거나 너무 오래 참아 복통이 심해진다면 이는 가스 증후군의 일종이다. 유제품이나 양파 당근 바나나 셀러리 등은 방귀의 횟수를 늘리고, 쌀 생선 토마토 등은 방귀의 횟수를 줄인다고 한다.

박 교수는 "변비에서 설사로, 다시 변비로 장기간 반복된다면 건강의 적신호"라고 귀띔했다. "과민성 대장 증후군이라고 해요.

기름진 육류를 먹고 폭음을 하니까 과민성 대장 증후군이 더 악화되죠. 변비-설사의 반복이 심하면 대장 어딘가에 혹이 있지 않나 의심 해

봐야 합니다.

대장에 혹이 있으면 똥이 일시적으로 못 내려가요.

똥이 안에서 썩으면 안 되니 설사를 통해 내보내는 겁니다.

토끼 똥처럼 힘을 줘야 겨우 나오던 것이 갑자기 폭격하듯 물똥으로 나오는 거죠. 요즘 대장에 혹 있는 사람이 참 많아요." 평소와 다른 변은 병과 관련이 있다는 얘기다.

"똥을 누고 싶어 화장실에 갔는데 안 나오는 경우가 있어요.

아무리 힘을 줘도 안 나오면 문제가 있는 거죠. 항문에는 외괄약근과 내괄약근이 있습니다.

내괄약근은 무의식 상태에서도 오므리고 있는, 지치지 않는 근육입니다.

위쪽에서 똥이 내려오면 자동으로 열립니다.

직장은 항문 쪽으로 내려오는 것이 방귀인지 설사인지 느낄 수 있어요.

그런데 직장 쪽에 혹이 생기면 뭔가 묵직한 게 자꾸 느껴져요.

꼭 똥 덩어리 같단 말이에요. 그러면 자꾸 변의를 느끼는 거죠. 그런데 (화장실에) 막상 가면 안 나와요. 그 정도로 변의를 느낀다면 꽤 큰 혹일 가능성이 있습니다."

대장암은 한 해에 1만3000여 명에게 발생하는 암이다. 전체 암의 11.2%로 발생률이 네 번째로 높은 암이며, 남성과 여성의 발병 비율은 반반이다.

6) 대장에 종양이 생겨도 당장 느낌이 오진 않는 것으로 압니다.

"금방 표가 나질 않아요. 항문 쪽에 혹이 생기면 빨리 발견돼요. 재수가 좋은 거죠. 똥에 붉은 피가 섞여 나오고 변의가 평소와 달라지거든요.

하지만 대장의 초반부에 혹이 생기면 느낌이 거의 없어요.

출혈이 있다 해도 항문까지 내려오면서 희석돼 혈변이 나오지 않아요.

대장은 길이가 1.5m나 되니까 다른 장기처럼 바쁘지 않아요. 꽤 여유가 있어요.

작은 폴립(용종)에서 암까지 되는 데 5~10년 걸립니다.

40세가 넘으면 5년에 한 번 대장 내시경 검사를 하라고 권하는 것도 바로 이런 이유에서입니다. 평상시 똥과 변의를 잘 체크하면 80~90% 예방할 수 있어요."

7) '똥물 먹고 병 치료했다'는 옛날 얘기가 있는데, 사실인가요.

"큰일 날 얘기입니다. 진짜 그렇게 한다면 복통이 일겠죠.

똥은 음식물 찌꺼기를 분해해 밖으로 내보내는 것 아닙니까. 다양한 균이 섞여 있는데, 그게 입으로 들어간다는 건 있을 수 없는 일이에요. 똥의 구성물 가운데 대장균이지만 나머지는 식물의 가스와 함께 체외로 배설되는 노폐물입니다.

또한 똥에는 여러 가지 병원성 세균이 있어요.

병원성 세균은 고온에서 분해 과정을 거쳐 숙성돼야 사멸됩니다.

퇴비(인분)가 되는 원리인 거죠. 안전하려면 1년 동안 숙성돼야 해요."

후지타 고이치로가 쓴 '쾌변 천국'에 이런 얘기가 나온다.

똥은 사람의 몸에서 받아들일 수 없는 잉여물을 자연으로 되돌려주는 것이다.

식물이 빛과 양분을 흡수해서 에너지를 만들고는 필요 없는 걸 배출하는 데 이것이 바로 산소다. 인간은 식물의 배설물인 산소와 함께 다른 영양분을 섭취하고 똥을 배출한다.

이 똥은 거름이 되어 식물에 섭취된다.

8) 사람과 똥과 지구는 한 몸이다.

'인간은 태어나서 새까만 똥을 누고, 죽기 전에도 새까만 똥을 눈다'고 하던데요. "사람이 태어나서 처음 누는 태변은 까맣고 끈적끈적합니다.

배내똥이라고 하죠. 며칠 지나면 노란색 똥이 나옵니다. 그러다 황색 똥으로 바뀌어요."

박 교수는 "신생아도 성인처럼 변 색깔이 몸 상태를 나타낸다"고 했다.

"신생아의 똥에 코 같은 것이 섞여 있다면 장염일 가능성이 커요.

피가 섞여 있다면 세균성 장염이나 장 출혈을 의심해야 하고요.

또 순두부처럼 흰 망울이 섞여 나오는 걸 생똥 혹은 산똥이라고 하는데 분유의 유지방이 응고된 탓입니다.

염소 똥 같이 딱딱한 똥을 누면 먹은 양이 부족하거나 섬유질이 부족하다는 신호예요.

옛날엔 쌀뜨물처럼 뿌연 똥을 누기도 했는데, 이는 콜레라에 걸릴 경우 나오는 똥입니다.

흰색 똥을 누면 담도가 막힌 경우이고요." 잘 비워야 오래 산다

박 교수에 따르면 죽기 바로 전 똥의 색깔이 신생아의 배내똥과 비슷한 경우가 종종 있다.

"죽을 사람이 잘 먹는 경우는 드물어요.

어제 똥을 누고 오늘도 똥을 누다가 죽지는 않거든요. 지병이 악화됐든 숙환이든 며칠간 못 먹다 가요. 사람이 일주일 이상 곡기를 끊으면 농축된 찌꺼기가 흡수돼서 색깔이 변합니다.

항문까지 내려오면 새까맣게 타버리듯이 흑변이 되는 거죠.

암 환자도 며칠씩 못 먹다가 가기 때문에 마찬가지입니다."

그로부터 똥 얘기를 듣다보니 입에서 항문까지가 하나로 연결된 통로이듯이 똥이 삶의 시작이자 끝이 아닐까 하는 생각이 들었다.

"우리 몸에 백혈구가 적어지면 균 때문에 죽어요.

'똥에 균이 많다'는 건 누구나 알고 있습니다.

하지만 입 속에 균이 많다는 건 잘 몰라요. 침 속에는 똥보다 많은 균이 있어요.

단위당 수가 더 많다는 통계도 있습니다.

그런데도 우리는 사랑의 표현으로 키스를 하지 않습니까.

키스를 하면서 침 속에 균이 많다는 생각을 하지는 않잖아요.

똥은 그 사람의 섭생과 배변 습관을 충실하게 반영하는 음식물 찌꺼기입니다.

밥 따로 똥 따로 생각해선 안 됩니다.

똥이 더럽고 구리다는 생각은 버려야 해요.

평균 수명이 늘어난 요즘은 은퇴하고 30년 이상 더 살아야 해요.

오래 살려면 자신의 똥에 관심을 가져야 합니다.

요즘의 식습관에 비춰 대장 내시경 한 번 안 해보고 오래 살기를 꿈꾸는 건 말이 안 되죠.

인간이 가장 쾌락을 느끼는 순간이 배설할 때가 아닌가 싶어요.

오줌 눌 때,

똥 눌 때,

사정할 때…

솔직히 얼마나 시원합니까. 다 같은 원리입니다. 참다 배출하면 행복하기까지 하잖아요.

먹는 것만큼이나 비우는 것도 중요해요. 잘 비워야 건강하게 오래 삽니다."

(7) 항문 건강 요법

얼마 전 첫 아이를 출산한 김 씨(30세)는 변비로 고생 중이다.

임신 후반부터 심해진 변비가 출산 후에도 나아지지 않고 있다.

똥을 누는 것이 마치 고문 같아 화장실 가는 것이 두렵다.

단단한 똥을 어렵게 누고 나면 휴지에 피가 묻기도 한다.

이러다 치질에 걸리는 것이 아닌지 덜컥 겁이 난다는 김씨..

미리 미리 항문 건강법을 알아두는 것이 좋지 않을까?

1. 잦은 변비와 설사, 음주가 문제

치질은 언젠가부터 입원 환자 중 1위를 차지할 정도로 흔한 질환이 됐다.

배변 후 경미한 출혈까지 포함하면 많은 사람들이 치질 증상을 어느 정도 갖고 있다고 볼 수 있다. 치질은 항문에 생기는 병의 통칭이다. 항문을 병들게 하는 원인은 무엇일까?

대학 병원 외과 전문 교수는 "잦은 변비와 설사가 항문에 염증을 일으킬 수 있다."며 "오래 앉아 있거나, 오래 서서 일하는 사람들의 항문이 위험하다."고 말한다.

하루 종일 앉아서 운전하는 기사나, 군대에서 훈련받는 군인들이 이에 속한다.

설사는 항문을 습하게 만들고, 변비는 괄약근 손상에 기여한다.

여성의 경우 김 씨의 사례처럼 임신과 출산의 영향으로 나빠질 수 있다.

임신하면 복압이 높아져 변비가 생기고, 출산할 때 괄약근의 손상을 입기도 한다.

여성은 항문 주위의 피부가 약하기 때문에 더 상하기 쉽다.

지나친 음주도 문제다. 음주를 하면 혈관(정맥)이 갑자기 확장되면서 약해진다.

늘어난 정맥에 혈전(혈액 찌꺼기가 뭉친 것)이 생긴다. 혈전 덩어리가 항문 밖으로 밀려 나오면 치질이 된다.

항문 질환, 예전엔 중년 이후 환자가 대부분이었지만 요즘은 일의 패턴과 음주 등으로 젊은 층의 환자도 큰 폭으로 늘어났다.

대학 병원 외과 전문 교수는 "현재 항문 질환은 특별한 연령대는 없고, 처한 상황이나 습관에 따라 누구나 걸릴 수 있다."고 밝혔다.

2. 숨기고만 싶은... 항문 질환 3인방

1) 치핵

항문 내부에 쿠션 역할을 하며 괄약근을 보호하는 구조물이 고장 나면 생긴다.

전문 교수는 "보통 대변을 보고 난 후 선홍색의 피가 변기 물에 퍼져 있거나 뚝뚝 떨어질 경우 치핵을 의심해 봐야 한다."고 말한다.

대부분 내치핵(90~95%)이다. 정도에 따라 1~4도로 분류한다.

출혈이 있지만 항문 밖으로 빠져나오지 않으면 1도, 변을 볼 때에 치핵이 항문 밖으로 나오지만 변을 본 뒤 자연히 항문 안으로 되돌아가면 2도, 튀어나옴 치핵을 밀어야 항문 안으로 들어가면 3도, 밀어 넣어도 안으로 들어가지 않으면 4도다.

1~2도는 좌욕과 약물, 식이 요법으로 치료할 수 있지만,

정도가 심한 3~4도는 수술을 고려해야 한다.

2) 치열

변비가 심할 때 처음의 딱딱한 변이 항문을 찢으면서 나오기 때문에 생기는 병이다.

치핵과는 무관하다. 배변 시 통증이 심하다. 피가 나고, 오래 지속되면 항문에 살이 생기기도 한다. 치료는 변비 해결이 중요하다. 항문을 따뜻한 물로 자주 닦아주는 것도 좋다.

3) 치루

항문 주변의 만성적인 농양이나 항문선의 염증으로 시작한다. 고름이 배출되고 나면 항문선의 안쪽과 항문 바깥쪽 피부 사이에 샛길이 생겨 바깥쪽 구멍을 통해 분비물이

나오는 질환이다. 치루의 유일한 치료법은 수술이다. 드물지만 항문암으로 발전할 수도 있어 치료가 필요하다.

3. 탄력 있고 튼튼한 항문 만들기 10계명

소화기의 끝에 위치하고, 잘 보이지 않는 기관 항문.. 그렇다고 홀대하면 삶의 질이 크게 낮아진다. 전문 교수는 "항문은 환자 자신이 아끼고 신경 쓰는 만큼 좋은 상태를 유지한다."며 "조금만 생활습관을 바꾸면 병을 충분히 예방할 수 있다."고 말한다.

1) 화장실에서는 용건만 간단히 본다

오래 앉아 있는 습관을 버린다. 항문의 힘을 뺀 채 오래 앉아 있으면 항문 주위 혈관에 피가 고여 치핵으로 발전한다. 반대로 오래 힘을 주면 괄약근에 무리가 간다.

일은 5분 이내에 마치는 것이 좋다. 일을 보지 못했다 하더라도 일어났다가 다음번 변의가 올 때 다시 시도한다. 화장실에서 신문이나 책을 보는 것은 금물이다.

2) 항문을 항상 깨끗이 한다

배변 후 가능하면 따뜻한 물로 씻어준다. 여의치 않으면 물티슈를 쓴다. 단 지나친 비누칠은 자제한다. 여러 번 비누칠을 하면 좋은 지방질까지 없애버린다.

세균이나 곰팡이가 좋아하는 환경을 만들어 항문 주위 피부에 악영향을 미친다.

3) 변비 해소에 중요한 과일·채소 등 섬유질을 충분히 섭취한다

4) 더불어 수분 섭취도 잊지 않는다.

5) 지나친 육류 섭취를 지양한다. 반대로 기름진 음식, 인스턴트식품이나 패스트푸드, 통조림, 초콜릿 같은 단 음식도 피한다.

6) 술을 줄인다

특히 평소 치질 증상이 있는 사람이라면 혈관이 비교적 약한 상태기 때문에 철저히 금주해야 한다. 과음하면 간 기능에 문제를 일으켜 간경

화를 유발한다.

간경화는 복압을 높여 항문까지 직접적으로 악영향을 미친다.

7) 앉아서 일하는 경우

중간 중간 일어나서 움직인다. 반대로 서서 일하는 사람은 적당히 앉아서 쉬어준다.

운동도 장시간 앉아있는 낚시나 서서하는 골프, 복압이 높아지는 웨이트 트레이닝보다는 가벼운 걷기나 달리기를 추천한다.

8) 항문에 피가 나거나 따갑고 가려울 때 좌욕을 권한다.

40도 정도의 물에 하루 서너 번 10분 이상씩 담근다. 출혈이 멎을 뿐 아니라 괄약근도 자연스럽게 이완된다. 통증도 줄어든다.

9) 항문을 건조하게 한다

샤워 후 축축하지 않도록 수건으로 물기를 완전히 없앤다.

땀이 찼을 때는 부드러운 휴지나 수건으로 엉덩이 부위의 땀을 제거한다.

10) 통풍이 잘 되는 속옷을 입는다

특히 가려움증이 있는 남성은 삼각 팬티보다 사각 트렁크를 입는 게 좋다. 여성들에게 유행하는 아이템인 T팬티는 엉덩이 한 가운데를 타이트하게 조인다.

따라서 항문에 자극이 가는데, 직접 접촉이 이루어져 좋지 않은 영향을 줄 수 있다.

11) 항문이 가렵거나 따가울 때 바르는 연고도 잘 고른다

유성 연고인 크림류 보다는 수용성 로션을 쓰는 게 좋다.

유성 연고나 크림류를 항문에 바르면 피부에 흡수가 잘 안 돼 끈적끈적해지기 때문이다.

연고 중 스테로이드 성분은 가려움증 환자에게는 좋지만, 장기간 사용 시 피부가 두꺼워져 만성 소양증을 유발할 수 있다. 증상이 좋아지면 바로 사용을 중단한다.

12) 일주일 이상 가려움증이나 출혈, 통증이 계속되면 병원을 찾는다.

※항문에 약이 되는 똑똑한 비데 사용법

항문 청결을 돕고, 피부 자극을 덜어주는 것으로 알려진 비데. 가정뿐 아니라 공공화장실에도 흔하다. 비데를 잘 쓰면 항문에 대변이 묻어 가려움증을 유발하는 항문 소양증을 막을 수 있다.

여성의 경우 항문 주위 세균 번식으로 질염이나 방광염이 생길 수 있는데, 이를 예방하는 효과도 어느 정도 기대할 수 있다.

① 비데의 수압은 높을수록 좋다? No

항문은 예민한 부분이다. 적당한 수압으로 마사지 하듯 세정한다.

특히 치질 환자의 경우 수압을 강하게 높이면 증상을 악화시킬 수 있으니 조심한다.

또 어린아이가 처음 비데를 쓴다면 수압을 아주 낮춰 연약한 항문을 보호해 준다.

② 치질 예방에 효과적이다? Yes

비데는 항문 주름 사이에 남은 이물질을 따뜻한 물로 제거해 주어 치질 예방에 도움이 된다. 배변 후 마른 휴지만으로는 깨끗이 닦아내기 어렵다. 또 여러 번 세게 닦으면 항문 주위 점막에 상처가 날 수도 있다.

③ 자주 사용할수록 좋다? No

정해진 횟수는 없지만 지나치게 자주 쓸 경우 피부 건조 및 가려움증, 염증 등을 유발할 수 있다. 또 축축해질 수가 있는데, 습기가 남아있으면 세균이 쉽게 번식한다.

비데로 세척하는 것만이 아니라 말려 주는 것도 중요하다.

④ 비데 살균의 핵심은 노즐이다? yes

물이 나오는 노즐 부위는 별도로 세척하지 않으면 이물질이 쌓여 오염되기 쉽다.

정기적인 관리가 필요하다.

⑤ 비데로 관장 효과를 누려 항문 건강을 지켜라? No

요즘은 관장 기능을 포함한 비데까지 나왔다. 일반 세정용 제품보다 더 가늘고 강한 물줄기가 항문을 파고든다. 직장까지 도달해 점막까지 자극한다.

그러나 이는 자율 신경에 의해 움직이는 항문을 강제로 여는 것이기 때문에 항문의 신축성을 떨어뜨리고, 점막을 손상시키는 등의 문제를 야기할 수 있다.

※몸의 위험 신호를 무시하지 마라

우리 몸은 모래성이 무너지듯 하루아침에 무너지지는 않는다.

큰 병에 걸리기 전에 원인들과 끊임없이 싸우며, sos 신호를 보낸다. 이른바 '바디 사인' 이다. 우리 몸이 알리는 위험 신호, 바디 사인. 우리 몸은 건강에 문제가 생기면 몸이 평소와 다른 것을 감지하게 된다. 눈, 혀, 손, 피부, 대·소변, 등 겉으로 드러나는 이상 신호를 잘 관찰하게 되면 질병을 조기에 발견할 수 있다

1. 눈꺼풀 안쪽이 새빨갛다. – (결막염), 스트레스에 의한 다혈증

눈꺼풀 안쪽이 빨갛고 동시에 가렵거나 아프고 눈곱이 끼면 결막염을 의심 하지만 이러한 증상 없이 단지 붉기만 한 경우에는 다혈증 (적혈구 증가)을 생각해 보는 것이 좋음

2. 눈꺼풀이 심하게 떨린다.– (갑상선 기능 항진 증)

눈꺼풀이 잔물결 치듯이 떨리면 갑상선 기능 항진증을 의심

3. 검은 자 위가 뿌옇게 흐리다. – (백내장)

검은자 위의 한 중간에는 수정체라는 것이 있는데 거울로 봤을 때 이것이 뿌옇게 흐려 있으면 백내장일 가능성이 높다

4. 흰자 위가 선명한 황색으로 변해간다. – (황달)

나이가 들어 흰자 위가 누렇게 탁해지는 것은 단순한 노화 현상이나 젊은 나이에 선명한 황색으로 변하기 시작하면 황달을 의심

5. 혀에 갈색 이끼 같은 태가 낀다. – (위염)

혀를 보았을 때 갈색의 이끼 같은 것이 있다면 위의 이상을 나타내는 신호, 옅은 갈색이면 걱정할 정도는 아님

6. 혀 뒤쪽의 정맥이 붓는다. – (심부전)

7. 혀를 내밀 때 똑바로 내밀 수 없다. – (가벼운 뇌혈전)

뇌에 무엇인가의 장애를 일으키고 있을 가능성이 있음, 판단은 의사에게...

8. 입에서 냄새가 난다. – (설태, 기관지 확장증)

일반적으로 구취는 치 질환에 의해 발생하나 소화기 이상으로 혀에 하얗게 설태가 껴 냄새가 나기도 한다. 하지만 드물게 폐에 이상이 있을 때 냄새가 나며 일 년 내내 담이 나오고 구취가 심한 경우에는 기관지 확장증을 의심.

9. 손톱의 흰 반달 모양이 작아진다. – (영양 불량)

손톱 뿌리 부분에 반달 모양의 흰 부분의 성장이 좋으면 커지고 나쁘면 작아지며 때로는 없어진다. 평소보다 작은 경우 건강 상태가 약간 나빠진 것임.

10. 손톱 모양이 숟가락처럼 휘었다. – (철 결핍성 빈혈)

11. 혈변 – (치질, 대장암 등 항문 질환)

혈변을 볼 때는 반드시 병원을 찾는다. 치질은 보통 변에 피가 묻어 나오며 변에 섞여 나오면 대장 질환을 의심

12. 악취가 심한 방귀가 나온다. - (장내 종양)

방귀 냄새가 아~주 심한 경우 조심하는 것이 좋음. 장에 종양이 있는 경우 대사 작용이 안 되고 세균에 의해 독소가 생겨 극히 고약한 냄새가 난다.

방귀의 냄새는 약할수록 건강한 것임.

13. 배뇨 시 요도가 아프다. - (요도염)

오줌을 누기 시작할 때 아픔을 느낀다면 요도의 출혈. 염증을 의심.

14. 배뇨 시 아랫배가 아프다. - (방광염)

소변을 다 누고서 바로 아랫배에 통증이 있을 때 또는 배뇨 중에 따끔따끔 하는 아픔이 있을 때 방광염을 의심

15. 가슴이나 얼굴에 거미 모양의 반점이 생긴다. - (간경변, 만성간염)

얼굴, 목덜미, 가슴 부분에 작은 거미가 발을 펼치고 멈춰 있는 것 같은 모양의 붉은 반점이 있으면 간경변이나 만성 간염 등 간 기능 저하 의심.

16. 식사 후 트림이 자~주 나온다. - (위염)

트림은 위장 속에 발생한 가스가 나오는 현상임.

너무 자주 트림이 나오면 위염 등을 의심

17. 배가 울퉁불퉁하고 부어 보인다. - (간경변)

배꼽을 중심으로 복벽의 정맥이 좀 부풀어 보이는 일이 있다. 이러한 징후가 보일 때는 간 중심으로 한 혈액 순환이 원활치 못한 경우

로 간경변을 의심.

18. 음식물이 목에 잘 걸린다. - (식도암)

목에서 위까지 걸쳐 음식물을 먹었을 때 거부감이 있거나 음식물이 걸리는 느낌이 있으면 주의가 필요하다. 의사와 상의해 보는 것이 좋음

19. 오른쪽 배가 아프다. - (맹장염)

윗배가 아프고 메슥거리다 오른쪽 배에 심한 통증이 느껴지면 충수염(맹장염)일 가능성 높음.

20. 가슴에 손을 대면 박동치는 곳이 여러 군데 있다. - (심신장애)

가슴, 특히 왼쪽 유방 밑 근처에서 박동을 느낄 수 있다. 그런데 움직이는 곳이 한 곳이 아니라 여기저기에서 느껴질 때는 심신 장애를 의심해 볼 필요가 있다.

21. 하얀 혀가 말해주는 건강 신호.

거울을 통해 혓바닥이 하얗게 변한 것을 발견하고 당황한 적이 있는가? 그것은 최근에 열이 있었다는 증거다.

열이 없었다면 흡연자이거나 입으로 호흡하는 사람이라는 증거이며, 섬유질 함유가 낮은 음식을 섭취하고 있다는 경고일 수 있다. 만약 혀가 지나치게 매끄럽고 창백하다면 엽산, 비타민 B12, 철분 같은 영양소가 부족한 것은 아닌지 체크해 보자.

유난히 매끄러운 혀는 신체가 영양을 제대로 흡수하지 못하는 장 관련 질환인 '흡수 장애 증후군'에 대한 경고일 수 있다.

22. 변 색깔로 숨은 질환을 찾는다.

검은 변 색깔은 소화기 계통의 건강 신호.

소화 불량인 사람이 타르같이 검은 변을 본다는 것은

십이지장에 궤양 출혈이 있다는 신호이며, 지속적으로 옅은 색 변을 본다면 담관이나 췌장에 종양이 있을 가능성이 높다. 만약 변에 기름기가 있고 악취가 난다면 평소 먹는 음식에 지방이 지나치게 많은 것은 아닌지 체크해 봐야 한다.

또 어린이의 경우 복통과 함께 콧물 같은 점액질 변에 피가 섞여 나온다면 맹장염일 가능성이 크므로 서둘러 진찰을 받는 것이 안전하다.

23. 안구 돌출은 갑상선 기능 항진증의 신호.

만약 태어날 때부터 안구가 돌출되어 있었다면 안심해도 괜찮다.

하지만 후천적으로 돌출된 경우라면 갑상선 기능 항진 증의 '심각한' 신호일 수 있다.

특히 여성의 경우 남성보다 갑상선으로 인해 안구가 돌출될 확률이 5배나 높으므로 평소 안구 상태를 유심히 살펴봐야 한다.

만약 안구가 몸의 이상으로 돌출된 것인지, 그냥 튀어나온 것인지 확신이 서지 않는다면 눈의 흰 부분을 자세히 들여다 보자. 단순히 눈이 튀어나온 경우라면 눈의 흰 부분이 홍채 맨 위와 위 눈꺼풀 사이로 보이지 않는다. 하지만 안구가 돌출된 경우에는 홍채 위나 아래에 있는 흰 부분이 눈에 잘 띄는 것을 확인할 수 있다.

24. 손발 저림은 다발성 말초 신경병증.

대부분의 사람이 손발 저림을 겪을 때 단순한 혈액 순환 장애라고 생각하고 무심코 넘어간다. 하지만 중년 이후라면 이를 쉽게 넘겨서는 안 된다. 특히 당뇨병이 있다면 다발성 말초 신경병증을 의심 해볼 필요가 있다. 또한 고혈압이나 고지혈증이 있는 환자의 경우에는 말초 혈관이 막혀서 손발 저림이 생길 수도 있다. 이 경우에는 무엇보다 당뇨나 고혈압, 고지혈증 등 원인 질환부터 치료하는 것이 중요하다. 만약 뇌졸중의 위험 인자를 가졌다면 미세한 손발 저림도 반드시 체크해봐야 한다. 뇌 질환의 전조 증상일 수 있기 때문이다.

한 연구 결과에 따르면 실제로 손발 저림 증세를 느낀 뒤 1년 내에 뇌졸중이 발병할 확률이 15~20%에 이르는 것으로 나타났다. 그러므로 팔다리와 얼굴 등에 급작스럽게 저리는 증세가 나타나면 서둘러 전문의의 진찰을 받는 것이 여러모로 안전하다.

이 밖에도 디스크나 팔목 터널 증후군도 손발 저림의 원인으로 알려져 있다. 이때는 근전도 검사를 통해 쉽게 진단할 수 있으며 치료도 비교적 쉽다.

25. 이유 없는 몸무게 변화는 위험 신호.

체중 증가도 고민거리지만 아무 이유 없이 나타나는 체중 감소 또한 그냥 지나쳐서는 안 될 '보디 사인'이다. 의도하지 않은 체중 감소는 몸에 심각한 이상이 있다는 중요한 신호이다. 그러므로 갑작스럽게 체중이 감소했다면 당뇨병부터 갑상선 기능 항진 증, 심부전, 그리고 암까지 여러 질환을 동시에 의심해 봐야 한다. 만약 식사량을 늘렸는데도 체중이 준다면 당뇨병이나 갑상선 기능 항진증일 가능성이 높으며, 호흡이 곤란하거나 몸이 부으면서 체중이 감소하면 심장 질환일 가능성이 높다. 이 밖에 기침이나 미열이 지속되면서 체중이 줄어든다면 폐결핵을, 늘 피곤함을 느끼고 피부가 누렇게 변하면서 체중이 감소한다면 간 질환을 의심해 봐야 한다. 치매의 가능성 또한 빼놓을 수 없다. 최근 한 연구 결과에 따르면 원인이 불분명한 여성의 체중 감소는 10년 후 치매가 올 수 있다는 경고 신호인 것으로 밝혀졌다.

26. 줄어드는 키는 심장, 호흡기 질환 신호.

키가 줄어드는 것은 노화의 일반적인 신호지만, 때로는 심장과 호흡기 질환을 알리는 경고이기도 하다. 최근 영국의 한 연구 결과에 따르면 노인층의 경우 키가 2.5cm 이상 줄어들면 심장과 호흡기 질환으로 사망할 확률이 높아진다고 한다. 또 키가 급격히 줄어드는 것은 골다공증을 앓고 있다는 단서이기도 하다. 골다공증은 남녀 모두에게 해당하며 골량이 감소하는 심각한 질환으로 예방이 중요하다. 특히 여성의 경우 폐경과 관련한 골량의 감소로 골다공증에 걸릴 위험이 남성보다 4배나 높다.

27. 목소리의 변화는 위, 식도역류, 역류성 후두염 신호.

쉰 목소리가 2주 이상 지속된다면, 반드시 정밀 검진을 받아야 한다. 서서히 쉬는 목소리는 크게 걱정할 필요 없지만 아무 이유 없이 어느 날 '갑자기' 쉰 목소리가 나오면서 이 상태가 2주 이상 지속된다면 위식도 역류 질환이나 역류성 후두염일

가능성이 높다. 특히 속 쓰림과 구역질을 동반하는 목소리 변화라면 이 두 가지 질환을 모두 의심해 봐야 한다. 이 밖에도 철 겹핍성 빈혈, 류머티즘 관절염 등과 같은 심각한 자가 면역 질환도 쉰 목소리를 유발하는 질병이다. 따라서 특별한 이유 없이 갑작스럽게 쉰 목소리가 난다면 자가 진단보다는 전문의를 찾아가 진찰을 받는 것이 중요하다.

28. 가슴 통증은 심장질환 신호.

가슴 통증은 심장 질환의 대표적인 전조 증상이다.

만일 흉통과 함께 호흡 곤란 증세나 어지럼증이 동반되면 심장이나 대동맥, 폐동맥 이상을 의심해 봐야 한다. 독일 베를린 의과대학의 디르크 밀러 박사가 미국 심장학회 학술지 〈순환〉에 발표한 논문에 따르면 급성 심장 마비 환자 4백6명 중 75%가 쓰러지기 전에 여러 전조 증상을 보였다고 한다. 물론 흉통은 심혈관 질환 외에도 발생할 수 있다.

심호흡을 하거나 기침과 재채기를 할 때 가슴이 찌르는 듯 아프고

열이 나면 늑막염일 가능성이 높다. 또 호흡 곤란과 가슴 통증 그리고 열이나 오한과 함께 심한 기침을 한다면 의심해 볼 수 있다. 이 밖에도 소화기 장애나 천식, 당뇨병, 폐색전증, 기흉 등도 흉통을 유발하는 질병들이다. 심장 질환은 어느 누구에게나, 그리고 언제나 '치명적'이다.

따라서 갑작스럽게 생긴 흉통의 경우 자가 진단보다는 전문의의 정확한 진단이 필수다.

29. 촉촉한 귀지는 유방암 신호.

별것 아닌 것처럼 보이는 귀지도 몸의 건강 상태를 파악할 수 있는 중요한 단서다.

귀지는 촉촉한 귀지와 건조한 귀지 두 가지 유형으로 나누는데, 촉촉한 귀지를 가진 여성일수록 유방암에 걸릴 확률이 높다. 연구 결과 실제로 유럽인처럼 촉촉한 귀지를 가진 일본 여성이 아시아형의 건조한 귀지를 가진 일본 여성보다 유방암에 걸릴 확률이 높은 것으로 나타났다. 귀지의 상태뿐 아니라 양으로도 건강 상태를 파악할 수 있다. 만약 귀지가 많다면 건강하다는 신호. 이는 귀가 자동적으로 청소되고 있다는 증거이기 때문이다. 하지만 귀지가 지나치게 많다면 귀를 너무 열심히 청소하는 것은 아닌지 체크해 볼 필요가 있다. 아이러니하게도 적극적인 귀 청소는 오히려 귀지를 꽉 차게 만들기 때문이다. 또 다량의 귀지로 고생하고 있다면 그것은 지나친 저지방 식사를 하고 있다는 경고 신호일 수도 있다.

30. 요통 동반한 복부통증은 내장 질환 신호.

흔히 허리가 아프면 무조건 척추 질환을 의심하곤 한다.

하지만 요통이 척추 질환의 신호인 것만은 아니다. 특히 복부 통증과 함께 심한 허리 통증이 나타났다면 다른 내장 질환을 의심해 볼 필요가 있다. 위궤양, 위하수증, 장 유착, 췌장염, 담낭염, 만성 위염에 의해서도 요통이 생기기 때문이다.

이런 경우의 요통은 일반적으로 식후나 공복에 심하게 나타나며, 변비가 심할 때나 배변 시 허리가 끊어질 듯한 고통을 느끼기도 한다. 다행히 위궤양이나 위염 등을 치료하면 요통도 함께 사라진다. 만일 고열을 동반한 통증이 허리 바로 위 국소 부위에 나타나면 신우염일 가능성이 높으며, 혈뇨와 함께 옆구리 하복부에 통증을 동반하는 요통은 요로 결석을 의심해 봐야 한다.

31. 잦은 하품은 다발성 경화증(루게릭병) 신호

우리는 다양한 이유로 하품을 한다. 졸리거나 피곤할 때도 하고, 잠에서 깼을 때도 하며, 지루해서도 하고, 옆 사람을 따라 덩달아 하기도 한다. 이처럼 하품을 하는 이유가 다양한 만큼 하품과 관련한 이론 역시 넘쳐난다.

하품을 하면 산소를 들이마시므로 주의를 환기시키는 데 도움이 된다고 주장하는 과학자들이 있는가 하면, 뇌의 감정과 관련한 화학 물질의 변화 때문에 하품을 한다고 믿는 과학자들도 있다. 그런가 하면 하품이 체온을 조절하는 데 도움이 된다고 주장하는 과학자들도 있다.

이처럼 많은 과학자들이 하품에 대해 각기 다른 이론을 주장하지만 적어도 하품이 혈압과 심장 박동을 상승시킨다는 사실에는 모두 동의한다. 실제로 이러한 이론처럼 일부 운동 선수들은 시합에 출전하기 전에 습관적으로 하품을 하고, 낙하선 부대원들은 뛰어내리기 전에 하품을 한다고 한다. 그러나 또 다른 과학자들은 하품이 심각한 의학적 질환에 대해 주의를 환기시키는 경종일 수 있다고 주장한다. 원인은 알려져 있지 않지만 일부 신경계 환인 다발성 경화증, 이른바 '루게릭병' 환자들은 지나치게 하품을 많이 하는 경향이 있는 것으로 확인됐다. 흥미로운 사실은 정신 분열증 환자는 다른 사람에 비해 하품을 적게 한다는 것이다.

32. 붉은 잇몸은 치은염, 치주염 신호.

잇몸이 분홍빛을 띠고 있다면 건강하다는 증거다. 반면 잇몸 색이 붉게 변한다면 입속 건강에 적신호가 켜졌다는 뜻. 붉게 변한 잇몸은 치은염의 경고 신호이며, 잇몸이 붓고 민감하다면 치주염이 발생했을 가능성이 높다.

치주염은 입 안에서 치아를 지탱하는 뼈와 결합 조직을 손상시키고 치아에까지 영향을 미치므로 서둘러 치료를 받는 것이 중요하다. 만약 치주염이 아니라면 당뇨병의 신호일 수 있다. 실제로 연구 결과 당뇨병 환자 중 3분의 1이 심각한 잇몸병을 가진 것으로 밝혀졌다. 흥미로운 사실은 잇몸병을 치료하면 혈당 수치도 조절할 수 있다는 것이다.

33. 아스피린과 와인도 치아 법랑질 마모.

하루에 아스피린 한 알을 복용하면, 심장병 예방에는 도움이 되겠지만, 치아에는 치명적이다. 아스피린을 곧바로 삼키지 않고, 씹어 먹을 경우, 치아가 부식될 수 있으며, 입 안에서 녹여 먹으면 시간이 지날수록 치아의 보호막인 법랑질이 마모된다. 와인 역시 아스피린과 마찬가지로 입에 오래 머금고 있으면, 치아 법랑질이 마모된다.

34. 코의 악취는 위축성 비염(취비증)

코를 그저 냄새 맡는 기관으로만 알고 있다면 착각이다.

물론 '냄새 맡는 코'는 맞지만, 더러는 냄새를 풍기기도 하는 '냄새 나는 코'이기도 하다. 물론 자신의 코에서 나는 악취를 알아채기는 힘들다. 하지만 다른 사람들은 확실하게 알 수 있을 만큼, 강력한 악취를 풍기기도 한다. 이것은 결코, 불결함 때문이 아니다. 코에서 발산되는 불쾌한 냄새는 위축성 비염이라 불리는 취비증의 신호일 수 있다.

위축성 비염의 원인은 정확하게 밝혀지지는 않았지만, 체질과 유전, 비타민 결핍, 세균 등에 의한 것으로 알려져 있다

제2장

자연 건강식

1. 건강하려면
2. 질병의 시작과 원인은?
3. 자연 건강식의 기준은?

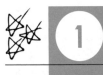

사람은 누구나 오래 살기를 바란다. 그리고 부유하게, 남을 지배하며, 명예롭게 살기를 바란다. 그러나 이 모두가 건강이 없이는 어느 것도 이룰 수가 없다. "건전한 정신은 건전한 신체로부터"라는 말이 있듯이 우리 인간 생활에 있어서의 건강 상태는 우리의 정신 상태를 지배할 뿐 아니라 영적 상태 까지도 절대적 영향을 끼친다. 아무리 명석한 사람이라도, 아무리 신앙이 좋고 꿈이 큰 사람이라 할지라도 건강을 잃으면 성공은커녕 주변 사람들에게 폐만 끼칠 뿐이다. 건강이야말로 인간 생활의 기본이요 뿌리이다. 인간 행복의 첫째 조건이요 그 무엇과도 바꿀 수 없는 소중한 재산이다. 얼마나 소중했으면 예수님께서 우리의 목숨을 "천하보다 소중하다 무엇과도 바꿀 수 없다"고 말씀하셨을까? 건강은 곧 생명과 직결된 것이며 행복과 분리할 수 없는 것이며 온 천하와 비교되는 소중한 것이다. 그런데 예상 외로 사람들이 건강에 대해 너무 무관심하다. 건강에 대한 상식들을 무시

하고 살고 있다. 정신없이 헤매며 막치기로 살고 있다. 출근하는 사람들을 보면 피곤한 몸이 풀리지도 않은 채 허둥지둥 아침 출근을 한다. 아침 식사도 못한 채 간신히 정한 시간에 회사에 도착하여 커피 한 잔으로 쓰린 속을 달래려 한다. 그리고 자욱한 담배 연기와 오염된 환경 속에서 스트레스 받으며 업무에 시달리다가 술에 취한 채 퇴근을 한다. 이런 생활이 계속된다는 것은 질병을 향하여 한 발자국씩 다가서고 있는 것이다. 우리의 자녀들은 어떨까? 긴장과 스트레스와 부담감 속에서 과식, 간식, 야식에 수면 부족과 운동 부족의 연속이다. 성인병 후보생으로서 충분한 조건을 갖추고 있다. 그럼 가정주부들은 어떨까? 남편을 돌보는 아내로서, 자식을 돌보는 엄마로서, 교회의 직분자로서 책임을 다하기 위해 동분서주 하다보면 나이 50도 되기 전에 벌써 빈혈이 오고 얼굴에 기미가 나타나고 어깨는 결리고 두통 증세가 나타난다. 벌써부터 진통제를 먹어야 하고 여러 종류의 알약들이 약 서랍에 쌓이는 심각한 상태가 된다. 사람들의 중대한 실수 중의 하나가 자신이 병들면 알약이나 주사 등 병원이나 약국 혹은 의료 보험이 건강을 지켜줄 것으로 생각하고 있다는 점이다. 이는 매우 위험한 오해요 착각이요 잘못된 상식이 아닐 수 없다. 건강을 잃을 때까지 건강에 대해서 무관심하다가 건강 잃고 나서 알약 몇 개로 빨리 고치고자 한다. 병원의 의사와 첨단 의학 기계만 있으면 어떤 병도 치료되는 줄 알고 있다.

현시대를 스피드 시대라고 말들 하지만 1주일에 10kg의 살을 뺀다는 것이 말이 되겠는가? 알약 하나로 변비 뚝, 감기 뚝, 기침 뚝, 등의 말들을 믿겠다는건가? 이 말들이 사실이라면 며칠 안에 아니 몇 달 안에 세상 병 다 사라지고 병원 약국은 모두 문을 닫아야 할 것이다. 실제 상황은 그렇지 않다. 질병은 갈수록 늘어나고 병원은 가는데 마다 만원이요 현대 불치병으로 죽어가는 사람이 놀랄 만큼 증가 추세이며 장례식장은 시장터를 방불케 한다.

로마는 하루아침에 이루어지지 않았다는 말이 있듯이 건강도 하루아침에 이루어지는 마술이 아니다. 건강이란 날마다의 건강 습관으로 쌓아 올린 건물과 같은 것이다. 잘못된 생활 습관과 식습관을 고치지 않으면 질병은 당연히 찾아오게 되어 있다. 지금부터라도 잘못된 습관들을 고치기 시작한다면 건강은 찾아 올 것이다.

더욱이 천지를 창조하시고 인간을 창조하신 하나님께서 우리에게 건강에 대해서 어떻게 말씀하고 계시는지를 연구하여 그대로 실천한다면 그 순종의 열매로 건강을 즐기게 될 것이다. 이것이 신앙 생활의 중요한 부분이요 생활 의학이다. 사람은 건강을 누리며 살도록 창조되었고 설계되어 있다. 사람은 하나님의 작품으로 하나님께서 기뻐 만족하실 정도의 수준이었다. 하나님께서 정하신 순리만 따른다면 분명 건강은 보장될 것이다. 건강이란 우연이 아니다. 좋은 건강 습관에 대한 보상이다. 건강하려면 최우선적으로 몸속의 독소를 제거하고 그 다음 깨끗한 자연 건강식을 먹어야 할 것이다. 아무리 몸속을 깨끗이 독소를 제거하고 질병을 치료했다 하더라도 나쁜 음식이 들어간다면 다시 그 독소에 의해서 질병이 올 수밖에 없기 때문이다.

현대인들은 정신없이 진행되는 일상생활 속에서 자신의 건강을 돌 볼 겨를조차 없다. 일에 쫓기다보면 자신도 모르게 건강을 잃게 되는 경우가 많다. 건강은 돈으로 살 수 없다. 그리고 건강을 잃으면 모든 것을 잃게 된다. 건강의 소중함은 아무리 강조해도 이의를 제기할 사람이 없을 것이다. 현재 한국 사람의 평균 수명이 80세에 이르렀다. 그 중 25년은 자라며 공부하는 기간이고 30년은 왕성하게 활동하는 기간이다. 나머지 25년은 즉 인생의 3분의 1은 질병과 투쟁하며 사는 기간이다. 여기에 인간이 풀어야 할 숙제가 있다.

①질병의 원인은 무엇인가? ②질병에서 벗어나는 길은 무엇인가? 이 두 가지가 그것이다. 인간의 시작을 유일하게 기록하고 있는 성경을 보면 "여호와 하나님이 흙으로 사람을 지으시고 생기를 그 코에 불어 넣으시니 사람이 생령이 된지라"고 했다. 즉 육체는 흙이요 영은 하나님의 생

기라는 기록이다. 영육의 결합으로 전인적 인간이 되었으며 영육이 분리되는 순간 그것은 죽음이며 육은 흙으로 영은 하나님에게로 귀환된다는 것이다. 육을 가진 모든 피조물은 움직이는 동물로 창조되었다. 또한 동물이 움직이는 데는 필수적으로 필요한 것이 에너지요 사람에게는 음식물이다. 어떤 동물이든지 어떤 에너지가 공급되느냐에 따라서 질이 달라지고 수명이 달라지게 된다. 자동차의 순리와 같다. 아무리 좋은 자동차라도 에너지인 연료를 적합한 정품으로 사용하지 않으면 좋은 성능을 기대할 수 없다. 좋지 않은 연료에 정품이 아닌 배터리를 사용하면서 난폭하게 운전을 한다면 분명 성능도 수명도 오래가지 못할 것이다. 사람 역시 어떤 에너지를 공급하느냐 어떻게 관리하느냐에 따라서 그 결과는 달라질 것이다. 에덴동산을 살펴보면 무공해 환경, 무공해 식단, 무공해 생활 습관이었기 때문에 장수하였다. 반면 육식이 시작되고 의식주가 복잡해지면서 그 수명이 거의 10분의 1 수명으로 단축되는 것을 볼 수 있다. 이것은 시사하는 바가 크다. 채식 위주의 식단에서 육식 위주의 식단으로 바뀌면서 온갖 질병이 발생하였고 결국 인간 수명이 단축된 것이다.

즉 건강하려면 에덴음식인 채식을 해야 한다는 것이다. 또한 질병의 원인과 그 시작을 정확하게 기록하고 있다. 인간이 먹어서는 안 될 음식을 먹음으로써 죄악과 질병이 시작되었다는 것이다. 하나님께서 먹지 말라는 것 먹고 음식에 절제하지 못하고 보기 좋은 것 중심으로 먹음직 스러운 것 탐스러운 것 좋아하다가 죄와 질병이 시작되었다는 사실이다. 지금도 마찬가지이다. 보기에 좋은 음식, 색깔 좋은 음식, 맛이 좋은음식, 냄새 좋은 음식을 탐하다 보면 질병 생기고 죄악에 빠지게 된다. 음식을 먹어야 되는 참된 목적에는 관심도 없이 정욕대로 먹고 마시고 탐심에 따라 먹고 마시다 보면 죄악과 가까워지고 질병에 가까워지게 마련이다.

세상에는 수많은 길이 있다. 그러나 가야할 길이 있고 가서는 안 될 길이 있다. 보아야 할 것도 만져야 할 것도 먹는 것도 구별하며 살아야 하는 것이 인간의 도리요 순리이다. 질병의 원인 중 가장 우선적이며 중요한 것이 음식을 어떻게 먹느냐 하는 문제이다.

자연 건강식의 기준은?

자연 건강식은 자연과 건강식을 합친 말이다.

건강식이란 자연 그대로를 먹는 것이라는 결론이 나온다. 인체와 자연과 천체에는 순리와 법칙이 존재한다. 그 순리를 벗어나면 부딪치고 깨어지고 혼란이 온다. 우리가 먹는 음식에도 소화에도 건강에도 순리가 있는 법 그 순리를 무시했을 때 건강은 허물어지고 어려운 삶을 살게 될 것이다.

① 제철 음식을 먹어야 한다.

어린아이 같은 나이에 걸맞지 않는 행동을 할 때 우리는 철없는 아이 철없는 사람이라고 한다. 철이 지나고 나이가 들었는데도 나잇 값을 하지 못할 때 쓰는 말이다. 요즈음 시대가 철없는 시대이다. 철따라 나던 과일과 채소들이 지금은 철이 없다. 여름이고 겨울이고 과일 가게에 가면 철없는 과일들이 즐비하다. 여름 과일도 없어졌고 겨울 과일도 없어졌다. 더운 지방의 과일도 추운 지방의 과일도 구분이 되지 않는 철없는 시대이다. 기준이 사라지고 순리가 사라진 것이다. 인체와 천체는 순리를 원칙으로 움직이고 있는데 먹는 음식은 그 순리를 거스르고 있다. 우리의 인체는 오직 먹는 음식으로 에너지를 공급받고 있는데 그 에너지가 순리를 무시한 채 온 몸을 휩쓸고 오염시키고 있다. 여름에는 시원하게 해주고 겨울에는 따뜻하게 몸을 관리하는 것이 순리인데 여름 겨울이 무시된 실내 온도에서 생활하고 있다. 여름 음식은 더운 날씨를 이겨내도록 냉성 음식으로 여름 과일이나 채소나 곡식들이 준비되어 있다. 겨울에는 추위를 이겨내도록 온성 식품들을 먹도록 준비되어 있다. 이것이 순리요 하나님의 사랑이다. 추운 겨울인데도 멋내기 위해서 아래 종아리 가슴과 배꼽을 내 놓고 아이스크림에 수박에 키위 멜론까지 즐긴다. 이는 자연의 순리를 역행하는 행위이다. 순리를 역행하면 당연히 그 결과로 인체에 부작용의 결과인 질병이 찾아오기 마련이다. 봄에는 봄에 나는 식품을, 여름에는 여름에 나는 식품을 먹는 것이 자연의 순리요 건강의 법칙이다.

② 자연 음식을 먹어야 한다.

자연 음식은 땅에서 캐고 나무에서 딴 자연 그대로의 음식이다. 그와 반대되는 음식은 사람이 온갖 재주를 부려 만들어 놓은 음식 곧 가공식품들이다. 건강을 원한다면 자연의 순리에 순응하는 마음으로 자연식 음식을 먹어야 한다. 가공식품은 사람의 손을 거치면서 돈을 벌겠다는 욕심으로 만들어진 그 순수성을 잃은 음식들이다. 자연의 맛과 자연의 영양이 변질된 음식으로 변질된 인간을 닮은 음식들이다. 변질된 음식들은 순수성을 잃은 인간이 그 어떤 다른 목적이 포함되어 있는 음식으로 인간을 더욱 변질되게 만드는 음식들이다.

가공식품에 첨가된 화학 물질들

★ 소　금 : 오염된 저질의 소금으로 간을 맞추고 있다.
★ 설　탕 : 남녀노소 모두를 달콤한 맛으로 유혹하고 있다.
★ 향신료 : 본래의 맛과 비슷한 향을 내어 속이고 있다.
★ 색　소 : 예쁜 색깔을 입혀 인간의 눈을 현혹하고 있다.
★ 방부제 : 오랜 시간 보관하도록 반품 방지를 위해 사용된다.
★ 조미료 : 입맛을 돋우어 많이 먹도록 하여 매상 상승을 꾀하고 있다.
★ 응고 방지제 : 액체 음료가 엉기거나 굳지 않도록 약품을 쓴다.
★ 습윤제 : 제품에 습기가 유지되어 마르지 않도록 하는 약품이다.
★ 제습제 : 습기가 차서 곰팡이가 피지 않도록 하는 약품이다.
★ 접촉 방지제 : 서로 달라붙지 않도록 하는 화학 약품이다.
★ 농조화제 : 음료의 용액이 잘 풀려서 침전물이 생기지 않도록 하는 약품이다.

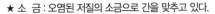

※ 인간은 너무 영리하다. 무섭다. 잔인하다. 자신의 영리를 목적으로 날마다 머리를 싸매고 있다. 이들이 만들어 놓은 음식이 가공식품이다. 가공식품은 먹어서는 안 될 화학 약품으로 반죽되어 있는 음식이요 질병의 원인이며 먹어서는 안 될 음식들이다.

육고기 음식은 믿을 만할까?

★ 농약과 살충제 : 사료를 재배하는 데 이미 사용되었다.

★ 방부제 : 사료의 부패를 막기 위해서

★ 영양제 : 성장 촉진을 위해서 동물성 사료까지 먹인다.

★ 항생제 : 질병 예방을 위해 수시로 투입된다.

★ 소화 촉진제 : 움직이지 못하는 동물인데 오죽하겠나?

★ 신경 안정제 : 스트레스 예방을 위해 먹인다.

★ 착색제 : 판매 과정에서 방부제와 함께 사용된다.

★ 온갖 조미료 : 요리 과정을 통해서 감춰지고 미화된다.

③ 채식 음식이 적합하다.

무슨 음식을 먹어야 적합한 것인지 논리적으로 그리고 실제로 증명이 되어져야 할 것이다. 사람의 입과 치아와 위장에 맞는 음식이라면 분명 옳은 음식일 것이다.

◎ 입의 구조를 보면 알 수 있다.

사람의 입은 그 구조가 많이 벌릴 수가 없다. 이는 작은 음식을 적게 먹어야 된다는 증거이다. 개나 고양이를 비롯한 육식 동물들의 입을 보면 그 구조가 커서 큰 고기 덩어리도 뜯고 삼킬 수 있도록 되어 있다. 입을 벌리는 모양만 보아도 사람은 초식 동물인 것을 알 수 있다.

◎ 치아의 구조를 보면 알 수 있다.

사람의 치아는 날고기를 움켜잡고 찢고 썰기에는 부족하다. 사람의 치아는 초식 동물과 그 모습이 비슷해서 음식을 갈고 빻을 수 있도록 그 구조가 되어 있다.

육식 동물은 날고기를 먹을 수 있도록 긴 송곳니와 날카로운 어금니가 있음을 볼 수 있다. 사람의 치아는 그 구조만 보아도 곡식과 채소 그리고 과일을 조금씩 꼭 꼭 씹어 먹도록 설계가 되어 있다.

◎ 내장의 구조를 보면 알 수 있다.

사람의 내장 길이는 약 9m 내외의 길이이며 길고 부드러운 것이 특징이다. 이에 반해 육식 동물의 내장 길이는 5m를 넘지 않는다. 그 길이가 짧은 것이 특징이다. 그 이유는 음식물이 장속에 오래 머물면 독소를 발생하기 때문이다. 사람의 내장 구조만 보아도 채식 동물인 것이 분명하다.

◎ 외형을 보면 알 수 있다.

초식을 하는 동물의 배를 보면 불룩하다. 코끼리, 하마, 코뿔소, 소 그리고 양을 보면 알 수 있다. 그러나 육식 동물인 개, 고양이, 치타, 사자 등을 보면 배가 홀쭉하다. 사람의 외형을 보아도 초식 동물임이 분명하다. 채식은 인간의 식사로서 최선의 식사이다. 특별히 생채소와 생과일은 살아 있는 식물이다. 태양으로부터 영양소를 직접 공급받고 대지의 기운을 받아 자란 채소와 과일은 살아 있는 식물이 아닐 수 없다. 살아 있는 과일과 채소는 생명력이 있기 때문에 비타민과 무기질이 자연 조성되어 살아 있는 상태로 사람에게 공급되면서 자체에 소화 효소를 갖고 있어서 소화도 잘될 뿐 아니라 체내의 독성 물질까지도 분해하고 배설하는 작용을 한다. 채식 음식은 인간의 식사로서 가장 적합한 음식이다.

◎ 체질에 맞는 음식을 먹어야 한다.

체질의 개념은 사람은 나면서부터 각기 생리적인 경향성을 띠고 태어나는데 그 원인을 내장기의 기능적인 차이에서 오는 것으로 본다. 이 체질의 특징에 따라 생리 및 병리 현상은 물론이고 약에 대한 반응과 심지어는 심리 상태 및 성격, 언행, 음식의 기호나 적성에 이르기까지 특수한 경향을 띠게 된다. 이러한 경향을 체질의 특수성이라 말할 수 있으며 개인차로 나타난다. 예를 들면 같은 장소에서 같은 음식을 먹었는데도 어떤 사람은 식중독, 설사, 두드러기 등 증세를 일으키지만 어떤 사람은 소화도 잘 시켜 변도 잘 보고 살이 토실토실 찌는 것을 볼 수 있다. 이런 현상들은 체질에 따라 음식물의 작용이 각각 다르게 나타나는 결과이다. 그러므로 평소에 자기의 체질을 알고 그 체질에 맞는 음식을 가려 먹는 것이 건강하게 사는 길이다.

제3장

건강을 위한 생활 의학

1. 올바른 호흡법

2. 올바른 음수법

3. 올바른 보행법

4. 올바른 식사법

5. 올바른 수면법

6. 올바른 목욕법

7. 햇빛 요법

8. 산림욕 요법

9. 야채즙 요법

10. 뇨 요법

11. 죽염 요법

12. 구충 요법

13. 자기 요법

14. 전자 침 요법

15. 식초 요법

16. 자연식품 요법 I

17. 자연식품 요법 II

18. 성기능 강화 요법(회춘법)

19. 응급 처치 법

20. 체질 식별 법

21. 약과 의사에 대한 바른 인식

치료는 사람이 하지만 치유는 하나님이 하신다. 웰빙 정보는 몸에 좋다는 물질이나 방법을 소개하는 것이지만 생활 의학은 그 물질과 건강 원칙을 만드신 창조주를 소개하고 그 분의 순리를 존중하며 그 순리를 생활 속에서 실천하게 하는 것이다. 또한 생리와 병리를 사람들에게 이해시키고 영육 간에 건강을 회복시킬 수 있는 생활 습관을 가르쳐 실천하게 하는 것이 생활 의학이다. 이러한 건강 순리를 실천하며 산다면 질서의 하나님, 순리의 하나님을 발견하고 그 은혜를 체험하게 될 것이다.

사람은 30일간 식사를 하지 않으면 죽는다. 3주간 물을 먹지 않으면 죽을 뿐 아니라 3분 동안 숨을 쉬지 않으면 죽는다. 사람에게는 숨쉬는 것이 가장 중요하고 숨쉬는 것을 가장 잘 알아야 할 이유가 여기에 있다. 호흡은 일상생활에서 가장 우선시 되어야 하고 건강을 원한다면 적합한 호흡을 위해서 가장 노력해야 할 것이다. 그런데 가장 무관심하고 가장 무시하고 좋은 호흡법을 위해서 노력 한번 안하고 사는 것이 인간이다. 폐기의 폐활량은 3,000 - 4,000CC인데도 한 번의 호흡량은 500CC 내외 일 뿐이다. 폐활량의 1/7정도만 교체되고 있을 뿐이다. 85%의 독소인 가스는 언제나 폐 속에 남아 있으면서 우리 인체에 나쁜 영향을 끼치고 있다. 잠깐의 쉬는 시간도 없이 50년 60년 죽는 순간까지 독소의 피해를 입으며 살고 있다. 폐 기관에는 폐포라고 하는 작은 풍선꽈리가 3억개 정도 존재한다. 펴면 테니스 코트장 넓이만큼 넓다. 폐포에는 하나 하나마다 모세 혈관으로 쌓여 있어서 산소는 공급하고 노폐물인 탄소는 밖으로 배출시키는 일을 한다. 영양 섭취보다 더욱 중요하고 시급한 산소를 공급하고 있다. 그렇다면 어떻게 숨을 쉬어야 옳을까? 가장 자연스러운 갓난아이들의 숨 쉬는 모습을 보면 배가 볼록 볼록하는 것을 볼 수 있다. 그런데 성인들의 숨 쉬는 모습은 어깨가 들썩인다. 본래의 인간은 배로 숨을 쉬는 복식 호흡이었는데 나이가 들면서 흉식 호흡으로 잘못 변형된 것이다. 또한 노인들이 숨 쉬는 모습은 목에서 갈갈 골골이다. 갈 때가 다 됐다는 뜻일까? 그러다가 꼴깍 숨 넘어 가면 죽음이다. 숨이 넘어간 것이다. 여기에서 하나의 공식이 발견되는 데 신제품인 본래의 사람에 가까울수록 숨을 깊이 쉰다는 사실이다. 그래서 건강을 연구하는 사람들은 여기에서 힌트를 얻어 연구한 것이 복식 호흡법이다. 누구나 긴장된 순간에 심호흡을 하면 안정이 되는 것을 경험한다. 좋은 호흡은 순간적인 안정 뿐 아니라 건강까지도 바꾸어 주는 역할을 한다. 복식 호흡은 스트레스로 긴장된 근육을 풀어주는 데 효과적이지만 흉식 호흡은 장 운동을 저하시키고 폐활량도 감소시키기 때문에 좋은 호흡법이라 할 수가 없다.

복식 호흡의 장점

★ 많은 양의 산소를 흡수하고 탄산 가스를 배출시킨다.

★ 오염으로 약화되어 있는 심폐 기능을 강화시킨다.

★ 노폐물을 배출시키므로 비만 치료에도 도움을 준다.

★ 대장에 자극을 줌으로 변비 치료에도 도움을 준다.

★ 신진대사가 활발해 지므로 면역 기능이 향상된다.

★ 신진대사가 활발하여 지므로 조직 재생 능력이 향상된다.

★ 산소 공급량 증가로 뇌에 좋은 영향을 주어 정신적 안정을 준다.

★ 신체 단련과 체력 증진에도 큰 도움이 된다.

★ 난치병의 투병력 증진에도 폭 넓게 사용되고 있다.

★ 언제 어디서나 간단하게 시도할 수 있다.

★ 중요한 결정을 할 때 심호흡을 하면 올바른 판단을 할 수 있다.

① 물의 중요성

◎ 지구에서 가장 흔한 것이 물이다.

지구 표면의 70%가 물이다. 또한 지구에서 가장 중요한 것이 물이다. 모든 동식물들이 물이 없이는 생존할 수가 없다. 우리 인간 역시 마찬가지이다. 밥은 먹지 않아도 30일을 살 수 있지만 물을 마시지 않으면 20일을 넘기지 못하고 죽는다. 우리 몸의 70%가 물이다. 우리 몸의 대부분이 물인 셈이다. 또한 세포의 90%가 물이다. 인체에 물이 모자라면 죽고 물이 나쁘면 병들게 된다. 물이 부족하면 신진대사가 원활치 못하여 체내의 독소가 배출되지 않아 자가 중독으로 죽을 수도 있다. 물은 생명의 근원이며 우주 만물의 근원이다. 그리고 인류 생성의 근원이다. 성경 창세기의 기록을 보면 하나님께서 천지 만물과 인간을 창조하실 때 물과 함께 하셨다고 했다. 물과 창조와 생명과 하나님이 깊은 관계가 있음을 보여주는 장면이다.

자연 과학에서는 영혼과 생명을 기체에 비유한다. 그리고 물질 세계인 육신을 고체로 볼 때 이를 연결시킬 수 있는 것을 물로 본다. 종교 의식에서도 물을 중요하게 사용하고 있는데 기독교에서는 세례 의식과 침례 의식에 물을 사용하며 세족식에도 물을 사용한다. 불교 등 여타 토속 신앙에서도 물을 중요하게 사용하고 있다. 새벽의 물, 보름달이 떴을 때의 물, 맑은 물들을 떠 놓고 기원을 올렸다. 현대 과학에서도 우주를 탐색하면서 그 비밀을 캐내는 데 열쇠 역할을 하는 것이 물이다. 이 모든 것이 물의 생명력과 물의 고귀함 때문으로 이해가 된다. 물은 보이지 않는 신의 마음과 통한다고 믿었기 때문일 것이다.

② 물의 생리학적 작용

옷에 묻은 때를 제거하려면 깨끗한 물을 사용해야 한다. 더러운 물을 사용하면 때가 제거되기 보다는 더욱 오염이 될 것이다. 마찬가지로 마시는 물이 깨끗하지 못하면 몸속의 노폐물들이 배출되지 못할 것이다. 나아가서는 노폐물이 축적되면서 기능은 떨어지고 질병이 극성을 부리게 될 것이다. 좋은 물, 깨끗한 물, 가벼운 물은 인체의 생체 반응을 원활히 해서 나쁜 물질을 신속히 몸 밖으로 배출시키게 된다. 그러나 나쁜 물, 무거운 물은 생체 반응과 영양 물질의 이동을 둔화시킬 뿐 아니라 산소 공급과 영양 공급을 둔화 시킴에 따라 신경 활동이 둔화된다.

물의 생리학적 작용

★ 음식물의 용해 작용과 소화 작용을 한다.

★ 소화 흡수된 영양소를 녹여 세분화 시킨다.

★ 혈관을 통해 세포로 영양소를 이동시킨다.

★ 에너지를 발생시켜 생명 운동을 돕는다.

★ 각 조직에서 생리 작용으로 생긴 노폐물을 배출시킨다.

★ 몸을 깨끗이 하고 건강하게 작용한다.

★ 면역 기능을 높여 젊고 활기찬 삶이 되게 한다.

★ 외부의 세균과 박테리아의 공격에 방어 작용을 한다.

★ 외부 온도가 아무리 변해도 일정한 체온을 유지하게 한다.

③ 물의 항암 작용

어떤 암 치료제나 치료법도 좋은 물이 없이는 효과를 기대할 수 없다. 건강을 위해서 채식을 권하는 이유 중 하나는 채식을 통해서 가장 깨끗한 물을 섭취할 수 있기 때문이다.

동양 의학에서 본 암 질병

★ 오랜 체증으로 덩어리가 된 것이 적(積)이다.

★ 신진대사 및 혈액 순환이 되지 않아 독이 쌓인 것이다.

★ 불순물이 쌓이고 모여 덩어리가 된 것이다.

★ 나쁜 덩어리가 혈행을 방해하며 독성 물질이 분비 확산된 것이다.

★ 세포가 변질되어 발전한 악성 종양이다.

★ 암 발생의 원인은 오염된 물을 섭취하기 때문이다.

④ 물의 흡수 원칙

물은 아무리 마셔도 규격품이 아니면 흡수가 되지 않는다. 품질에 이상이 있으면 납품이 되지 못하는 원리와 같은 것이다. 물이 인체에 흡수되는데 가장 중요한 원칙은 염분 함량이 0.8%여야 한다. 우리 인체는 염분이 없으면 생체 기능이 중단된다. 염분은 체내 전기를 발전시키는 전기원이기 때문이다. 염분인 소금(Nacl)이 체내에 흡수되면 분리가 되어 Na 즉, 나트륨은 + 전극으로, Cl 즉, 염소는 - 전극으로 바뀌면서 체내의 전기를 발생시킨다. 우리 인체에 이것이 없으면 기진맥진(氣盡脈盡)으로 죽게 된다. 그래서 중환자가 병원에 입원하면 제일 먼저 링겔 주사를 맞게 되는데 그 주사가 0.8%의 식염수로 전기원인 것이다. 그럼 0.8%의 염분 함량이 맞는 물은 어떻게 마셔야 할까? 하나님의 신비함과 완전함에 머리를 숙이지 않을 수 없는 것은 염분 0.8%를 감지하는 기능을 우리의 혀에 두었다. 인간이 음식을 먹을 때 제일 맛있게 먹도록 하여 간을 맞추게 하였는데 인간이 가장 선호하는 알맞은 간의 정도가 염분 0.8%이다. 음식에 간을 맞추어 먹으면 자연 0.8%의 염분을 먹어 인체에 흡수되어 건강에 절대적인 역할을 하게 한 것이다. 인체에 적합한 물은 염도가 0.8%인 간이 맞는 물이다.

◎ 더욱이 심각한 것은 어린아이들이 먹고 마시는 양수와 모유까지 오염되어 있는 것이 오늘의 현실이다. 산모의 혈액과 양수와 모유가 오염되면서 많은 아이들이 유산되고 선천성 기형아를 출산하는 데 유산된 아이의 80%가 기형아라는 사실이다.

◎ 오염된 물은 음식의 영양소를 파괴한다.

도쿄대학의 연구 논문을 보면 수돗물로 밥을 지으면 비타민 등 영양분 95%가 파괴된다고 한다. 비타민제를 수돗물로 먹게 되면 영양이 제로 상태가 되며 미네랄도 파괴가 된다고 한다. 수돗물을 마시는 것은 무서운 독을 마시는 것과 같다고까지 주장한다. 어떻든 우리 인체에서 미네랄을 잃게 되면 반드시 질병을 앓게 되며 결국은 수명을 다하지 못하고 죽는다.

◎ 지하수 오염이 심각하다.

수많은 금광과 탄광 그리고 옥광과 온천수 개발을 위해서 수많은 시추공을 땅에 시공하게 되는데 복구 작업을 하지 않는 이로 인해서 오염된 오수가 지하에 침입하면서 지하수가 심각하게 오염되고 있다.

◎ 무지한 인간이 그 모든 오염의 주범들이다.

생태계의 파괴가 심각하다. 문명 발달이 그 주역이다.

물 잘 먹는 법
★ 식전, 식간, 공복에 충분히 마신다.
★ 식사 중에는 먹지 않는다(위장 스트레스 때문).
★ 식전 30분 식후 2시간 후가 적절하다.
★ 체온에 맞는 온도를 맞춘다.
★ 천천히 마신다.
★ 하루에 2~3리터의 물을 마신다.
★ 물은 먹고 싶어서 먹는 것이 아니다.
★ 필요하기 때문에 먹는 것이다.

① 움츠리면 병이 온다.

어깨를 움츠리는 것은 실망, 좌절, 비관, 걱정 등으로 인해 스트레스를 받을 때 인간의 방어 기제가 작동하기 때문이다. 이때에 인간의 신체는 손상을 받는다. 심장이 뛰면서 가슴이 답답해지고 호흡은 가빠지면서 소화는 안 된다. 그리고 이 충격의 기억은 금방 지워지지 않는다. 그 생각이 날 때마다 신체에는 같은 현상이 반복될 뿐 아니라 그 생각들이 잘 지워지지도 않는다. 그렇게 되면 그 충격에 대한 반응이 몸에 새겨지면서 증세가 상시화 될 수도 있다. 이런 긴장과 충격은 가슴과 허리를 굽게 하며 몸의 균형까지도 깨지게 한다.

가슴이 움츠려들면 흉부에 오장육부에 연결되어 있는 정보 전달 체계에 교란이 올 수도 있다.

② 마음의 병이 몸의 병이다.

마음의 병은 몸에 나타나기 마련이다. 심적 충격을 받으면 우리 몸은 따라서 변화가 온다. 마음과 몸은 서로 영향을 주고받기 때문에 마음이 즐거워도 마음이 무거워도 그것이 몸에 나타난다. 또한 몸에 병이 있어도 몸에 병이 없어도 마음에 나타나고 몸에 나타난 병을 고치면 마음이 낫고, 마음이 편하면 몸이 편해진다.

이를 다시 표현하면 뭔가 걱정거리가 있다하더라도 가슴을 펴고 허리를 세워 심호흡을 하여 몸을 펴면 걱정도 사라지고 몸도 시원해진다는 사실이다.

③ 생활 습관이 건강이다.

우리가 일상생활에서 잘못된 자세로 허리가 굽고 허리가 비뚤어진 경우가 많다. 소파나 의자에서 구부정하게 앉는 자세. 컴퓨터 앞에서 키보드를 두드리는 자세. 밥 먹을 때 앞으로 구부린 자세. 그리고 걷고 일하면서 앞으로 굽혀야 하는 자세 등은 건강 측면에서 볼 때 좋은 자세가 아니다. 대부분의 사람들이 구부정한 자세를 취하고 있으니 당연하고 정상적인 자세로 생각할지 모르지만 이는 올바른 자세가 아니다. 특별한 장비를 이용한 운동을 하지 않는다 하더라도 평소의 생활 습관 속에서 올바른 생활 습관과 올바른 태도를 갖는다면 건강한 삶을 사는 데 크게 유일할 것이다.

④ 척추를 펴야 건강하다.

　과학 기술의 발전으로 노동 형태가 변하고 생활 습관이 바뀌면서 생활의 대부분을 앉아서 보내게 되었다. 어른들은 밭에 나가 쟁기를 잡고 씨를 뿌리는 대신 컴퓨터 앞에 앉아서 종일 씨름해야 하고 아이들도 야외에서 술래잡기하며 뛰어노는 대신 컴퓨터 앞에서 게임으로 시간가는 줄 모른다. 앉아있는 시간이 길어진 만큼 앉아 있는 자세가 중요한 시대이다. 현대인들이 질병에 약해진 이유 중 하나가 앉아 있는 시간이 길어졌기 때문이다. 특히 서양 문화가 유입되면서 의자나 소파에 앉아있는 시간이 많아져서 허리와 등을 앞으로 굽히는 시간이 늘어난 것이다. 허리를 앞으로 굽히는 자세는 등에 있는 자율 신경을 약하게 하고 오장육부를 처지게 해서 건강을 해친다. 등이 굽은 사람치고 건강한 사람이 없는 이유가 그것이다. 오랜 시간을 앉아서 생활하더라도 바른 자세를 유지하면 문제가 없을 것이다. 척추를 바로 펴야 건강해 진다.

⑤ 허리 펴고 가슴을 펴야 건강하다.

　현대인들은 잘못된 생활 습관 때문에 자세가 틀어져 있다. 특히 자라나는 아이들은 더하다. 자세가 틀어지면 고관절이 틀어지고 이어서 척추와 어깨까지 틀어지게 되는 연쇄적 반응이 나타난다. 치매나 중풍 그리고 파킨슨씨병이나 비만까지도 척추가 비틀어지면서 신경이 막혀 나타나는 질병으로 알려지고 있다. 건강을 원한다면 허리와 가슴을 펴서 척추를 바로 잡아주어야 한다. 서서 움직이고 걸을 때마다 의식적으로 척추 펴는 운동을 하여야 한다. 때로는 거만해 보이기도하고 시비하며 오해하는 사람이 있을지라도 건강을 위해 건강한 모습으로 걸어야 한다. 허리와 가슴을 펴면 당당하게 보일뿐 아니라 기분도 상쾌해지며 하는 일도 잘 되며 몸도 마음도 더욱 건강해 질 것이다.

건강관리는 위장 관리를 의미한다. 위장은 건강의 시작이며 건강의 핵심이며 건강 그 자체이기 때문이다. 5행론에서 위장을 중앙토(土)인 왕의 자리에 둔 이유가 그 때문이다. 위장이 건강하면 다른 모든 장기가 허물어졌을지라도 위장이 살려 내는 주도적 역할을 한다. 반면에 위장이 약하면 다른 장기가 모두 건강하다 하더라도 위장 때문에 모두가 심각한 타격을 받게 되어 그 주도적 역할 때문에 왕의 장기라 한다. 또한 위장 관리는 구체적으로 음식 관리를 말한다. 음식에 따라서 위장의 생사가 달려있기 때문이다.

(1) 위장에 대한 바른 이해

옛 어른들이 흔히 쓰는 말 중 하나가 미련한 사람을 밥통이라 했다. 그러나 사실상 밥통인 위장은 미련하지가 않다. 매우 민감할 뿐 아니라 밥

값도 못하는 무능한 기관은 더더욱 아니다. 일반적으로 입술에서 항문까지를 소화 기관이라 한다. 그 길이는 약 9m에 달한다. 생김새는 영어 알파벳의 9번째인 J글자 모양 혹은 낚시 바늘 모양을 하고 있다. 식도와 십이지장 중간에 있는 30m 정도의 크기로 아래쪽으로 내려갈수록 신축성이 뛰어난 근육으로 형성되어 있다. 위장에 음식이 없을 때는 바람 빠진 풍선처럼 서로의 벽이 붙어 있으나 음식이 들어오면 차곡차곡 쌓이면서 늘어난다. 위장이 하는 일은 소화, 저장, 혼합, 호르몬분비, 배출 등이며 음식물이 들어와 소화가 시작되면 위산인 염산이 분비되어 음식물을 분해하고 음식물 속의 세균을 죽이고 섬유질을 부드럽게 하는 일을 한다. 또한 단백질을 분해하기 위해서 펩신(pepsin)이라고 하는 효소를 분비한다. 동시에 점액이 분비되어 그 끈끈한 액체가 위벽을 감싸 입힘으로써 위험한 산이 직접 위벽에 접하지 못하도록 점막을 형성하여 위벽을 보호한다. 그러나 자극적인 음식이나 알코올 그리고 스트레스가 지나치면 위산 역시 지나치게 분비되어 위산이 점액을 씻어 내리게 되면서 위벽이 노출되어 결국 위벽이 상하게 되는데 이것이 바로 위궤양이다. 궤양은 위와 장의 벽이 허는 것으로 합병증을 동반하는 것이 특징이다. 합병증으로는 출혈, 구토, 심한 통증과 천공 등이다. 궤양이 생기면 상복부에 쥐어짜는 듯한 통증이 오거나 타는 듯한 느낌이 오며 공복 시 통증이 더욱 심하다. 악성화 될 수 있는 가능성이 많기 때문에 흔한 병이긴 하지만 매우 조심해야 한다. 소화성 궤양은 특히 식생활, 환경, 약물 3

대 조건이 잘 맞아야 치료가 된다. 즉 환경의 변화와 안정이 매우 중요하며 아울러 휴식을 충분히 취하면서 식이 요법을 철저히 지켜야 한다. 주로 독한 치료제 약을 복용하는 것이 그 원인이며 술, 담배, 커피가 그 중요한 원인 중 하나이다. 지방질이나 자극성이 강한 향신료, 청량 음료 특히 술, 담배, 커피를 금하고 부드럽고 자극이 없는 음식을 조금씩 자주 먹도록 하여 소화기에 부담을 덜고 공복이 되지 않도록 하는 것이 좋다. 위장은 평생 약 84톤의 음식물을 처리하는 막중한 업무를 처리하는 중요한 기관이며 그 역할이 중요한 만큼 탈도 많고 예민한 기관이다.

음식물이 위장에서 빠져 나가는 시간은 음식물의 종류에 따라 다르지만 대개 2-4시간이 소요된다. 지방질이 많은 음식일수록 위에서 머무는 시간이 길어지게 되며 위장의 스트레스와 피곤의 원인이 된다. 건강한 위장을 유지하려면 정신적 긴장이나 충격을 피해야 한다. 불쾌한 감정을 갖게 되면 십이지장으로 넘어가는 유문 괄약근이 수축되어 음식물 배출이 정상적으로 이루어지지 않는다. 이때에 생기는 질병이 급체 및 소화 불량이다. 위장은 민감하게 자기 주인의 기분을 반영하는 장기로 주인이 화를 내면 위장도 화를 내고 주인이 즐거우면 자기도 덩달아 즐거워 한다는 점을 명심해야 한다. 세계적으로 한국 사람에게만 나타나는 특별한 질병 중 하나가 "화병(火病)"이라는 병이 있다. 이는 울화, 심화에서 온 말인데 속이 더부룩하고 소화가 되지 않으며 가슴에 무엇이 막힌 듯 답답하며 통증을 느낀다. 스트레스를 받아 교감 신경이 흥분되어 위 분비 활동이 억제되어 위의 기능이 심각한 기능 저하 상태에 이른 경우이다. 한국 여성들의 봉사 3년, 귀머거리 3년, 벙어리 3년의 감정 억제의 스트레스에서 온 질병이다. 이처럼 위장병은 대부분 신경성임을 명심해야 한다. 특히 요즈음처럼 사회가 복잡하고 물질적으로나 심리적으로 스트레스가 쌓이게 되면 더욱 흔해질 수 있는 병이다. 또한 너무 찬 음식, 뜨거운 음식, 자극적인 음식을 자주 섭취하면 위 점막을 상하게 하여 위염을 일으킬 수 있다. 그리고 식사를 해야 할 시각에 음식이 공급되지 않으면 위장은 이미 위산 분비가 시작된 상태이기 때문에 이미 분비된 위산이 문제가 된다. 쇠붙이도 녹일 만큼 성분이 강한 산이기 때문에 이같은 일이 계속 될 경우 위벽이 온전할 리가 없다. 특히 공복 상태에서 해열제, 진통제, 항생제 등 약물을 복용하면 위궤양 위 출혈을 일으킬 수 있다. 규칙적이고 즐거운 식사는 튼튼한 위장을 유지하는 지름길이다.

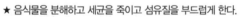

위장이 하는 일

★ 음식물을 분해하고 세균을 죽이고 섬유질을 부드럽게 한다.
★ 점액을 분비시켜 위벽을 보호한다.
★ 평생 약 84톤의 음식물을 처리한다.
★ 매끼마다 3시간 정도의 소화 작업을 한다.
★ 정신적 긴장이나 스트레스에 민감하다.
★ 힘든 작업으로 충분한 휴식을 필요로 한다.
★ 위염, 위궤양, 위 종양, 유문 협착 등의 질병이 올 수 있다.

(2) 사치스러운 음식은 독이다.

건강하려면 간단한 식사를 해야 한다. 예수님께서 우리의 구원자로 이 땅에 오셔서 배고픈 자들을 먹이신 일이 있다. 예수님께서 먹이신 음식은 무엇이었을까? 관심의 내용이 아닐 수 없다. 배고픈 무리들을 예수님께서는 굶긴채 돌려보내지 않으셨다. 충분한 음식으로 배부르게 하여 보내셨다. 이때의 음식이 "보리빵과 물고기(마가복음14:17)"였다. 이는 당시의 어부들이 평소에 먹던 일상식 식단이었다. 예수님은 천지의 주인이신 하나님의 아들로서 천지의 모든 자원을 명령 하나로 사용하실 수 있는 분이시며 맛있는 음식을 대접하실 수도 있었고 진수성찬을 차려 먹일 수도 있는 분이셨다. 그러나 간단한 식사로 대접케 하셨다. 우리는 음식 문화를 논하고 건강을 논하면서 예수님이 사랑하는 무리들에게 먹이신 식단을 간과해서는 안 된다. 우리는 간단한 식사가 습관이 되도록 노력해야 한다. 예수님처럼 "간단한 식사"는 위장에 부담을 주지 않고 소화가 잘 되며 건강에 유익하다는 내용이 과학적으로 입증되고 있다. 음식을 복잡하게 많이 먹으면 위장이 스트레스를 받고 쇠약해 진다. 소화불량이 되면 면역력은 떨어지고 질병은 극성을 부리게 된다. 반면에 간단한 식사 습관은 많은 생활에 시간적 여유를 갖게 된다. 금전적 여유와 더불어 마음의 여유도 생길 것이며 예배 시간도 여유가 생길 것이다. 일할 시간에 음식을 만들고 봉사 할 시간에 복잡한 음식을 만들고 있다면 문제가 아닐 수 없다. 마르다처럼 말씀 들어야 할 시간에 음식 만들다 칭찬을 놓친다면(누가복음10:41-42) 참으로 안타까운 일 아닌가? 유행 따라 절기마다 사치스런 음식을 만들고 연구하다 보면 끝이 없다. 사치에 대한 욕망, 뽐내고 싶고 자랑하고 싶은 욕망, 그리고 칭찬받고 싶은 욕망에 사로잡히게 되면 한이 없다. 맛있고 멋있고 탐스럽게 음식을 준비하여 즐겁게 교제하며 음식을 먹다보면 당연히 과식을 하고 폭식을 하게 된다. 에덴에서부터 타락의 빌미를 제공하였던 것이 음식임을 잊으면 안 된다. 먹음직, 보암직, 탐스러웠던 것이 문제가 되어 사탄의 덫에 걸린 사건이 인간의 타락 사건이다(창세기3:3). 매우 조심해야 할 부분이다. 고급스런 음식을 먹는 것은 독을 먹는 것이나 다름없다. 과식하고 피곤을 느끼는 것은 혈액이 순환 장애를 받기 때문이다. 지방과 설탕 섭취가 증가하면 콜레스테롤이 당연히 증가한다. 피는 탁해지고 면역력은 떨어지고 활력은 저하되어 자주 눕게 되는 데 이때 살이 찐다. 살찌면 몸이 무거워 게을러지고 나태하여 질병이 나타나는 데 이 모든 것이 금전적 손해요 시간적 손해요 건강의 손해이다. 이런 인간의 모습을 바라보고 있는 사탄은 얼마나 기뻐하겠는가? 이런 모습을 바라보며 낄낄거리며 박수치며 고소해 하는 사탄의 모습을 생각해 보라. 마태가 소개하는 세례 요한(마태복음3:4)을 보면 주의 길을 예비하는 자로 등장을 하는데 그의 부모에게 주어진 특별 메시지는 포도주나 독주를 금하고 있다(누가복음1:15). 또한 세례 요한의 삶은 광야의 삶이었다. 도심지로부터 격리된 채 살아야 했다. 이는 호화로운 생활과 사치스러운 음식으로부터 격리된 삶을 의미한다. 오늘의 주제에 맞추어 설명해 보자면 음식의 유혹과 과식에서의 격리로 설명할 수 있는 부분이다. 그의 식사를 메뚜기와 야생 꿀인 석청이었음을 분명히 명시하고 있는 것을 보면 그 의도를 명확히 알 수 있다. 세례 요한의 식사는 메뚜기와 야생 꿀 그리고 순전한 채소와 과일이었음이 분명하다. 그 결과 세례 요한은 성령이 충만하였고 하나님 뜻에 전념하였고 하나님께 가장 큰 자로 쓰임을 받을 수 있었다. 세례 요한은 자신의 몸을 성령을 전이되게 만들었던 것이다. 하나님의 전에 깨끗해야 했다. 하나님이 기뻐하시는 몸으로 하나님께 드린 제물처럼 깨끗해야 했고 영적 예배에 합당한 몸이어야 했다. 하나님의 사람으로 하나님의 일을 해야 하는 사람은 하나님의 가르침을 중히 여겨 영혼도 육체도 깨끗하고 건강해야 한다. 육체는 성령이 담겨질 그릇이다(고린도전6:9). 하나님께서 성령의 매체로 사용하시는 것이 우리의 육체이다. 믿음의 사람이라면 육체를 절제해야 하고 하나님의 통제를 받아야 마땅하다.

마귀는 이 진리를 알기 때문에 육체를 병들게 한다. 육체를 병들게 하는 가장 쉬운 방법은 탐욕 중 식탐을 발동시켜 음식을 많이 먹게 하는 일이다. 음식을 싫어하는 사람은 없다. 먹는 문제 때문에 평생을 허송하는 사람도 있다. 음식으로 사람을 유혹하는 일이 가장 쉬운 일임을 마귀는 너무나 잘 알고 있다. 에덴동산으로부터 지금까지 음식으로 유혹하는 이유가 여기에 있다. 활발한 영혼이 되지 못하도록 음식으로 유혹한다. 하나님께 쓰임 받지 못하도록 하기 위해서 음식으로 유혹한다.

먹음직하고, 보암직하고, 탐스러운 음식으로 유혹을 계속하고 있다.

이 마귀의 계략을 알아차린 경건한 주의 종들은 중요한 일을 앞두고 올바른 결단을 위해 금식하며 마귀의 접근을 막으려 노력했다. 여기에 건강 비법이 있다. 건강하려면 간단한 식사에 만족하라. 이것이 생활 의학이요 에덴 건강 원칙이다.

(3) 채식은 인간의 본래 음식이다.

식습관은 건강과 밀접한 관계가 있다. 미국국립 노화연구소 산하 과학자들이 세계 3대 장수촌의 식습관을 연구한 결과 그들은 금연 적당한 운동 그리고 과일과 채소를 먹고 있었다. 이 식탁 메뉴는 하나님께서 인간에게 주신 최초의 식탁 메뉴였다. 이 식탁 메뉴를 먹었던 우리의 조상들은 거의 평균 900년을 살았다. 그러나 육류의 식탁을 즐기면서 수명은 줄어들었다. 건강이 급속히 나빠진 것이다. 이탈리아 사르데냐섬에는 2,400여 명의 주민이 살고 있다. 그 가운데 91명이 100세 이상이다. 이탈리아 전체 평균의 두 배가 넘는 수명이다. 이곳 주민들의 생활 즉 장수의 비결은 금연, 적당한 운동 그리고 과일과 채소였다. 무엇보다도 주로 먹는 채식이 그들의 장수 요인이라는 점이다. 즉 주키니호박(돼지호박), 가지, 토마토, 작두와 같은 직접 재배한 채소와 과일들이다. 그리고 목초를 먹고 자란 양에서 짠 젖과 페코리노 치즈와 같은 유제품 등이었다. 이들 식단의 특징은 육류가 아닌 채식이다. 또한 일본의 오키나와 주민들을 살펴보면 남성의 평균 수명이 78세, 여성의 평균 수명이 86세로 세계 최장수 집단에 속한다. 더욱 중요한 사실은 이곳 노인들이 대체로 건강하게 노년을 즐기며 살고 있다. 이들은 미국인에 비해 심장병은 1/5, 유방암과 전립선은 1/4, 치매는 1/3 밖에 안 되는 발병률을 보인다고 "백세인 연구소"에서 밝히고 있다.

그렇다면 이들의 장수 비결은 무엇일까?

① 강한 목적 의식

② 유머 넘치는 생활

③ 지속적인 노동

④ 주변에 친구가 있으며

⑤ 80%의 소식을 한다.

⑥ 그리고 오끼나와 토종 채소들과 두부 미소시루(일본식 된장)를 주로 먹는다.

그렇다면 한국인의 장수 비결은 무엇일까?

중앙일보 "스톱! 노화팀"이 2002년 말부터 6개월 동안 연구한 결과를 보면 세계 장수 집단과 유사한 점을 발견할 수 있다.

① 성격은 인정이 많고

② 낙천적이며 사교적이다.

③ 충분한 휴식

④ 규칙적 하루 3끼 식사

⑤ 금연

⑥ 금주

⑦ 채식(과일, 해초, 채소)이다.

이들이 장수하는 데는 채식이 크게 기여한다는 점이다. 장수의 비결중 하나는 식단을 육류 위주에서 채식 위주로 과감히 바꾸는 일이다. 얼마 전 미국 상원 "농업영양임업위원회"에서 정크 푸드(Junk Food)를 학교급식에서 퇴출시키자는 법안이 마련되었다. 연방 학교 급식에 칼로리, 지방, 소금 등을 줄이고 과일, 채소, 통곡식을 늘리자는 내용이다. 이러한 강력한 방법을 채택한 이유는 초등학교, 중학교, 고등학교생들의 비만과 과체중이 급증하고 있기 때문이다. 4년 전에 불과 14%였던 남학생이 18%, 여학생이 16%로 증가하였기 때문이다. 비만은 성인병의 제1원이다. 이런 추세로 간다면 미국은 조만간 성인병 왕국이 될 것이며 의료비 지출이 늘어나 국가 경제가 파탄에 이룰 수 있을 뿐 아니라 각종 사회 문제가 뒤따를 것이기 때문에 이같은 조치를 취하게 된 것이다. 영국은 미국보다 더 강력한 대책을 마련하고 있다. 학교 급식에서 지방 함량이 많은 육가공 식품과 설탕, 소금이 많이 들어있는 식품 등은 물론 매점과 자판기에서 조차 탄산음료, 껌, 스낵식품이 사라지게 된다. 대신 건강 증진을 위한 곡물 빵이나 요구르트 그리고 말린 과일 등 건강식품만 팔도록 하고 있다. 참으로 선진국다운 대혁명을 일으키고 있다. 우리나라에서도 이러한 법안이 신속히 마련되어 급증하고 있는 청소년 비만에 강력한 제동을 걸어야 국가 장래가 밝아질 것이다.

사람에게 가장 좋은 식사가 무엇인가를 알려면 사람의 신체적 구조를 보면 쉽게 알 수 있다.

❶ 입의 구조를 보면 사람의 입은 많이 벌릴 수 없다. 즉 작은 음식을 먹도록 설계되어 있다. 반면 개나 육식 동물을 보면 입의 구조가 커서 큰 음식도 먹을 수 있고 큰 고기 덩어리도 삼킬 수 있다. 입을 벌리는 모양만 보아도 사람은 초식 동물인 것을 알 수 있다.

❷ 치아의 구조를 보면 사람의 치아는 날고기를 움켜잡고 찢고 씹기에는 부족한 형태이다. 초식 동물과 같이 음식을 갈고 찧을 수 있는 구조이다. 육식 동물을 보면 날고기를 먹을 수 있도록 긴 송곳니가 있고 날카로운 어금니가 있는 것을 볼 수 있다. 사람의 치아는 구조상으로 곡식과 채소 그리고 과일을 조금씩 꼭꼭 씹어 먹도록 설계되어 있다.

❸ 창자의 구조를 보면 사람의 창자는 약 9m의 길이에 길고 부드러운 것이 특징이다. 육식 동물의 창자는 그 길이가 5m를 넘지 않는다. 그 길이가 짧은 것이 특징이다. 장 속에 육식이 오래 머물면 독소가 발생하여 큰 문제가 생기기 때문이다. 이를 예방하기 위한 하나님의 설계이다.

❹ 외형을 보면 육식 동물과 초식 동물을 구별할 수 있다. 초식 동물인 코끼리, 하마, 코뿔소 그리고 소나 양을 보면 배가 불룩하다. 육식동물인 개나 고양이, 치타, 사자를 보면 배가 홀쭉하다. 채식은 하나님

께서 사랑하는 자녀들에게 주신 최선의 식사였다(창세기1:29, 3:18).

정신까지 맑게 하고 건강하게 하는 에덴의 식사였다.

건강하려면 하나님의 순리를 따라 채식을 해야 한다.

⑷ 평소의 식습관이 건강을 좌우한다.

소화 불량은 건강 불량이요, 건강 불량은 질병이요, 질병은 곧 죽음이다.

건강의 원인은 타고난 체질과 생활 습관에 따라 결정된다. 타고난 유전적 원인을 운명이라 한다면 생활 습관을 개선하는 것이 최선책일 것이다.

그중에 제일 우선적으로 개선해야 하는 것이 식습관이다.

❶ 과식, 간식, 야식, 폭식

불규칙한 식사는 우리의 인생을 망치는 식습관이다. 그 중에 가장 나쁜 식습관이 잠자기 직전의 야식이다. 아침 식사는 왕 같이, 점심 식사는 왕자 같이, 저녁 식사는 거지처럼 먹으라는 말이 있다. 저녁 잠자리에 들기 전 3-4시간 전에 가볍게 식사하는 것이 좋은 건강 식습관이다.

❷ 잘 씹지 않고 급하게 먹는 식사

위장 속에는 음식을 분해하는 칼날도 없고 맷돌질하는 시스템도 없음을 명심해야 한다. 단지 연동 작용으로 그 험한 음식을 소화시켜야 한다.

❸ 지나치게 짠 음식과 자극적인 음식

마늘과 고추를 고추장에 찍어 먹고 날 고기를 겨자에 찍어 술까지 곁들여 먹는 것이 우리의 음식 문화이다. 이는 간에 매우 해로운 음식 습관이다. 맵고, 짜고, 자극적인 음식을 잘 씹지도 않고 과식 상태로 먹는 것은 위염, 위궤양, 십이지장 궤양의 원인이요 촉진제이다.

❹ 지나치게 찬 음식과 뜨거운 음식

우리의 인체는 언제나 37도의 온도를 유지해야 함을 잊으면 안 된다. 펄펄 끓는 음식을 후후 불어서 먹는다 해도 70 - 80도의 온도이다. 이런 고온의 음식이 식도를 지나 위장에 떨어지면 식도와 위장이 화상을 입기 마련이다. 인체의 조직은 단백질이요 단백질은 50 - 60도에서 그 구조가 변형되어 그 기능을 하지 못하게 된다. 즉 화상을 입는다는 뜻이다. 화상을 입은 인체 조직은 곧 새살이 돋아 회복하기 마련이지만 매일 이런 화상이 반복된다면 딱지와 흉터가 생겨 조직 기능이 떨어지고 유전자가 손상되어 결국 암으로 발전하게 된다. 더욱이 37도의 정상 체온에서 3도 차이만 생겨도 심각한 이상이 발생하는 것이 우리의 인체 시스템인데 40 - 50도의 차이가 나는 음식물이 들어온다면 어찌 되겠는가? 인체의 시스템은 비상 사태에 돌입하고 쓸데없는 에너지를 소모하고 위장은 심각한 스트레스에 시달리게 된다.

❺ 과식

재미있는 통계가 있다. 짐승 중에 가장 장수한다는 학은 위장의

70%를 먹는다고 한다. 많이 먹는다고 사람이 욕하는 돼지는 위장의 100%를 먹는다고 한다. 그럼 돼지를 욕하는 인간은 위장의 몇%를 먹을까? 무려 230%까지 먹는다고 한다. 짐승 중에 가장 미련하고 가장 탐욕스런 짐승이 인간이라면 지나친 표현일까? 위장이 음식을 소화시키려면 지속적인 연동 작용을 해야 하는 데 공간이 필요하다. 위장 근육이 팽창하는 데도 한계가 있다. 위장   을 혹사시키는 것이 과식이다. 음식량을 절제하지 못하면 위무력증, 위 하수 등으로 발전하여 죽음에 이른다.

❻ 수분이 많은 음식

물말이, 국말이, 찌개말이, 김칫국, 숭늉 등 특히 식사 중에 물 마시는 습관은 매우 나쁜 식습관이다. 음식 속에 포함된 수분은 음식의 부피를 크게 하여 위장에 부담을 준다. 때문에 소화 작용에 방해가 되고 위액과 장액을 희석시켜 소화 장애를 일으킨다. 소화되지 않은 음식은 결국 부패되어 체조직을 상하게 하고 여기에서 발생되는 독소는 모든 신체 조직에 막대한 위험 요소가 된다.

❼ 많은 종류의 음식을 함께 먹는 식사

뷔페에서 식사하면 위장이 부패한다는 말이 있다. 많은 종류의 음식을 동시에 먹는 경우 위장은 소화액 분비에 혼란을 느낀다. 음식의 강도와 질이 다양하므로 기준점을 찾지 못해 스트레스를 받아 순조로운 소화를 기대할 수가 없다. 될 수 있으면 단일 식품이나 단조로운 음식을 먹되 식사 때마다 음식 종류를 바꾸는 것이 바람직하다.

❽ 불균형 영양 섭취

우리 인체의 세포 수는 약 60조이다. 뇌세포만 해도 200억으로 추산한다. 각 세포는 각자의 기능이 있다고 볼 때 영양소도 고루 공급이 되어야 함은 너무나도 당연하다. 같은 음식 같은 영양소만 과잉 공급되고 어떤 중요한 영양소는 결핍된다면 그 결과는 뻔하지 않는가?

❾ 식후에 바로 공부를 하든지 사무를 보는 경우

❿ 정신적 스트레스

⓫ 정해진 시간에 규칙적인 식사

⓬ 최소한 50번 이상씩 잘 씹어 먹어야 한다.

음식의 중요성은 얼마나 먹었느냐가 아니고 먹은 음식이 얼마나 소화흡수 되었느냐에 달려 있다. 먹은 음식이 소화 기관에 부담만 주고 썩어서 독소만 발 생시킨다면 우리 인체는 어찌되겠는가?

⑸ 건강하려면 국물 없는 건조식을 해야 한다.

국물이 많은 음식은 건강에 해롭다. 소화 작용을 방해하기 때문이다. 우선 국물 음식은 양이 많아 위장에 부담을 준다. 그러나 국물이 없는 음식은 양은 적고 소화 흡수량은 크다. 위장이 음식 무게를 감당치 못하여 생기는 위무력증, 위 하수 등의 질병을 예방할 수 있다. 그리고 국물 음식을 먹으면 소화액이 소화 작용을 하기 전에 물과 함께 떠내려간다. 한 대접의 국, 김치 국물, 숭늉 등은 음식을 소화시키는 데 심각한 장애가 된다. 음식을 많이 먹는다 해도 소화되지 못하면 장속에서 썩게 된다. 당질이 장속에서 발효되면 알코올 성분으로 변한다. 술을 마시지 않아도 알코올 농도가 높아져 결국 신경 장애를 일으켜 성격과 정신과 신경 계통에 장애가 올 수 있다. 이 같은 독소인 알코올은 해독 작용을 맡은 간이 분해하게 되기 때문에 채식을 하였더라도 식습관이 나쁘면 40, 50대에 간 기능이 나빠질 수도 있다.

그리고 단백질이 장속에서 썩으면 유해한 독성으로 변하여 모든 기관과 세포에 흡수되어 부작용을 초래하게 된다. 병명이 확실치도 않은 각종 난치병의 원인이 되기도 한다. 그리고 활성 산소 생성을 촉진하여 급성 질환과 암, 알레르기 등의 원인으로 작용할 수도 있다. 질병을 치료하고 건강한 삶을 원한다면 국물 음식 보다는 건조식을 하는 것이 좋다. 건조식이란 글자 그대로 물기가 없는 식사이다. 바싹 말려 구운 빵이나 누룽지 크래커나 건빵 볶은 곡식 등이다. 건조식은 음식 에 수분이 적기 때문에 먹는 량은 최소량이고 흡수량은 최대량이다. 우리의 음식은 입 안에서 침과 섞여 소화가 시작된다. 그러나 국물 음식은 쉽게 위장 속에 유입되어 입 속에서 이루어져야 할 1차 소화가 이루어지지 않은 상태이기 때문에 위장은 소화에 부담을 느끼며 췌장도 소장도 연쇄적으로 지장을 받게 된다. 그러나 건조식은 입에서 완전히 부서지면서 침과 섞여 1단계 소화를 완벽하게 마치게 된다. 그 다음 위장을 통과하여 소장에 이르면서 순조로운 소화를 하게 된다. 따라서 당연히 췌장의 부담도 줄어든다. 또한 단백질과 지방 성분은 소화액이 희석되지 않아 완벽한 소화를 이룬다. 소화기 질환의 경우, 식생활의 개선 없이 약물 치료만으로는 치료가 거의 불가능하지만 식생활을 건조식으로 바꾸고 음식을 단순 메뉴로 조미료 없이 잘 씹어 먹는다면 개선과 치료가 확실하다. 소화기 질환뿐 아니라 정신 질환, 비만, 당뇨, 심혈관 질환, 알레르기, 간, 신장 질환 등 각종 난치성 질환의 예방과 치료에도 매우 효과적이다. 모든 질병의 근원은 불완전 소화에서 온다. 음식의 양은 최소화하고 소화 흡수량은 최대화하여 영양소의 허실이 없으면 소화기를 비롯한 각종 장기의 노화를 지연시킬 수 있다. 더불어 각종 질병을 예방하고 치료할 수 있을 것이다.

바른 식사 법

★ 영양의 균형을 맞추어 필요량만 먹는다.
★ 단순한 음식을 먹되 30번 이상 잘 씹어 먹는다.
★ 여러 음식을 섞어 먹는 것보다 한 가지씩 차례로 먹는다.
★ 식사 한 시간 전후에 물을 충분히 마신다.
★ 규칙적으로 식사하고
★ 간식, 과식, 야식, 폭식, 속식은 금한다.
★ 위장을 휴식하게 하라.
★ 위장이 막히면 두뇌도 막힌다.

(1) 현대인의 피곤

현대인들은 피곤에 지쳐 있다. 하는 일도 많고 할 일도 많은데 실적은 없다. 세상은 하루가 다르게 변하고, 쏟아지는 새로운 지식과 정보에 짓눌러 정신을 차릴 수가 없다. 소모적이고 자극적인 현실 속에서 쉬지를 못한다. 복잡한 도시 생활과 직장 생활 및 대기 오염과 갖가지 소음 속에서 피곤은 더 해 간다. 퇴근을 해도 가정 문제 때문에 쉴 수가 없다. 머리도 아프고 밥맛도 잃고 소화 불량에 우울증까지 겹친다. 만성 피로이다. 주부들 역시 마찬가지이다. 해도 해도 끝도 없고 표시도 나지 않는 가정일들, 그리고 아이들의 학교, 학원, 숙제 등을 챙기는 일도 여간한 일들이 아니다. 게다가 시댁 부모님들 친정 일들까지도 신경 써야 한다. 현대인들에게 가장 필요한 것이 있다면 그것은 쉼일 것이다. 피로란 쉼이 부족한 것을 말한다. 직장인이든, 학생들이든, 주부들이든 그 압박에서 벗어나 피곤으로부터 쉼을 누려야 한다. 그런데 현대인들을 보면 스트레스의 문제를 별로 심각하게 생각하지 않는 것 같다. 어려서부터 그러한 환경 속에서 길들여져서일까? 당연한 것으로 습관이 되어서일까? 40 - 50대의 돌연사가 흔한 일이고 40대 사망률이 세계 1위라는 불명예스러운 금메달을 목에 걸고도 그것이 당연한 듯 운명으로 받아드리는 듯 피로 속에서 질주하고 있는 것이 지금 우리의 현실이다.

우리의 인체를 구성하고 있는 체세포들은 과로와 스트레스를 받으면 변화를 나타낸다. 스트레스를 받으면 아드레날린이나 코르티솔 같은 스트레스 호르몬이 생산되어 면역 세포들의 기능이 약해진다. 이렇게 되면 당연히 병균의 감지 기능과 면역 능력이 저하되는 반면 병균의 활동은 활발해져서 결국 폐렴이나 기관지염이나 장염 등이 발생하게 된다. 더욱이 몸속에서 암 세포가 성장하는 데도 이 변질된 세포를 감지하지 못하여 오랜 세월이 경과한 다음 심각한 상황까지 도달하게 된다. 몸은 망가질대로 망가지고 결국 사업도, 가정도, 인생도, 사명도 파산에 이르게 된다.

심리학자 스탠리 코렌은 그의 책에서 "누가 우리의 잠을 훔쳐갔는가" 라고 질문하면서 그 원흉으로 전기를 발견한 에디슨을 지목하고 있다. 전기를 발견함으로써 밤을 밝혀 잠을 빼앗아 갔다는 것이다. 덕분에 문명이 발달하면서 잠이라는 휴식뿐만이 아니라 생활의 여유까지 앗아갔다는 것이다. 피곤에 지친 인간에게 쉼이라고 하는 휴식은 취미나 선택

사항이 아니라 필수요 생존의 문제이다. 시편90장10절을 보면 하나님께서 인간에게 주신 생명의 시한이 70 - 80년임을 엿볼 수 있다. 또한 밤과 낮을 두시어 적당히 쉬도록 하셨다. 기계라면 피곤을 모를 것이다. 깨어지고 고장이 나도 스트레스가 없을 것이다. 그러나 인간이란 조직체는 매우 정교한 조직체로서 육적, 정적, 영적 존재이므로 적당한 쉼 즉 휴식이 필요하다. 심장은 하루에 10만 3천여 번을 뛰고, 혈액은 하루에 6만 8천 마일을 달리며, 폐는 1만 3천 여번을 숨 쉬고, 200억 개의 뇌세포는 끊임없이 일하고 있다. 그러나 모든 세포와 조직은 매우 짧은 시간이지만 잠시 잠간씩 쉬면서 일하고 있음이 밝혀졌다. 생명의 수칙이란 쉬면서 일하고 일하면서 쉬는 것이다. 이것이 자연의 법칙이요, 하나님의 순리요, 건강을 유지하기 위한 생활 의학이다.

피로 중에서 가장 큰 피로는 정신적 피로일 것이다. 인간관계 속에서 오는 피곤이다. 육체적 피로에 정신적 피로인 스트레스와 불안 우울증까지 겹치게 되면 훨씬 피해가 커질 수 밖에 없다. 상상보다 더 심각한 질병이 생각보다 더 빨리 찾아올 수 있다. 피로는 죽음의 사슬이 되어 인간의 영육을 죽음으로 이끌어 갈 수 있다. 디모데후서 3장 1절을 보면 마지막 때를 고통하는 때로 정의하고 있다. 참으로 모든 사람이 실감하고 동의하는 내용이다. 절대적인 고독, 깨어진 희망, 부서진 가슴, 방황하는 영혼, 이런 단어들에서 자유로운 사람이 얼마나 될까? 우울증 상태에서 술을 마신다. 불면증에 화학독이 가득한 약봉지를 입에 가득 털어 넣는다. 육체적 피로에 정신적 피로까지 겹친다. 이것이 현대인들의 현 위치이다. 위험 수위이다. 예수님께서 말씀하고 계신다. "나의 평안을 너희에게 주노라. 내가 너희에게 주는 것은 세상이 주는 것 같지 아니하니라(요한복음14:27)". 세상이 주지 못하는 평안, 세상이 알지 못하는 평안, 근본적인 평안과 쉼을 약속하고 계신다.

(2) 수면의 필요성

잠이란 피곤한 몸을 쉬게 하는 안식의 시간이며 하나님께서 인간에게 주신 사랑의 선물이다. 만약에 48시간 이상 잠을 자지 못한다면 상상을 초월하는 불안과 흥분 상태가 될 것이다. 사람은 24시간 동안 잠을 자지 못하면 간 기능이 현저히 약해지고 10일 동안 잠을 자지 못하면 정신적, 신체적으로 극한 상황에 도달하여 업무 능력은 물론 판단력과 기억력도 거의 상실된다고 한다. 이 시대의 현대인들은 깊은 잠을 이룰 수 없는 환경에서 살고 있다. 낮처럼 환한 밤과 24시간 생활 문화와 끊이지 않는 소음 그리고 밤 세워 일을 해도 끝이 없는 업무 때문에 제대로 잠을 자는 것은 쉽지가 않다. 피로는 잘 자기는 해도 해소가 될 텐데 복잡한 도시 생활과 치열한 경쟁과 바쁜 일상생활들이 깊은 수면을 앗아가고 있다. 3, 4차까지 이어지는 술자리, 회식 등이며 시도 때도 없이 울리는 핸드폰, 퇴근해서도 인터넷에 시간을 드려야 하는 현대인들은 참으로 휴식이 필요한 사람들이다.

작은 곤충에서 코끼리에 이르기까지 살아 있는 모든 생물은 휴식을 취해야 한다. 어떤 것들은 앉아서 또는 누워서 잠을 잔다. 혹은 선 채로 심지어는 거꾸로 매달려서 잠을 자기도 한다. 사람도 예외일 수가 없다. 태어나서 죽는 순간까지 휴식이란 매우 중요한 부분이 아닐 수 없다. 우리의 인체는 계속적으로 회복되어져야 하고 지속적으로 능률적인 체계를 유지하기 위해서는 최고의 휴식인 잠이 절대적으로 필요하다.

(3) 수면 부족은 통제 능력의 저하를 가져온다.

어떻게 생각하면 휴식이 시간 낭비로 생각될지도 모르지만 충분한 휴식을 취하지 못하면 중대한 결정에 실수를 저지를 수 있다. 그리고 안전에 문제가 생길 수 있고 의사소통에 까지 문제를 야기 할 수 있다. 휴식을 충분히 취한 사람은 보다 짧은 시간에 보다 많은 일을 안전하게 해낼 수가 있다. 최근의 연구를 보면 불충분한 휴식은 대뇌 전두엽의 기능이 심각하게 저하되는 현상을 보고하고 있다. 휴식이 부족하면 자신을 통제하는 기능도 저하된다고 한다. 다시 말하면 피곤한 사람은 음주나 흡연 과식과 같은 통제하고 절제해야 하는 일에 기능이 떨어진다는 것이다. 아침 시간에는 정상적으로 시작이 되는데 피곤해지는 늦은 오후의 시간에는 피곤해진 두뇌가 그 통치 능력이 떨어진다는 것이다. 만약에 당신이 당신을 통제하기가 어렵다면 지금 피곤한 상태로 진단한다면 옳을 것이다. 나쁜 습관을 통제하기를 원한다면 휴식의 중요성을 과소평가해서는 안 될 것이다. 만약에 피곤한 군인들을 혈기 왕성한 적군과 싸

우기 위해서 투입한다면 과연 피곤에 지친 군인들에게서 승리를 기대할
수 있겠는가? 최상의 승리를 기대한다면 먼저 충분한 휴식을 가져야 할
것이다.

(4) 수면은 최고의 휴식이다.

휴식으로 가장 적합한 방법은 잠을 자는 것이다. 잠을 자는 것은 일과
활동으로부터의 정지 상태이다. 잠을 자는 것은 모든 신체의 기관들을
회복시키는 일이며 내일을 위한 재충전의 시간이다. 이는 마치 정기적
으로 정비를 받아야 잘 달리는 자동차처럼 생활의 기계 부품들이 제기
능을 다 하도록 보수하는 재생의 순간이다. 만약에 자동차 오일을 전혀
교환하지 않거나 부동액을 점검하지 않고 운행을 계속한다면 자동차는
훨씬 빨리 낡아지게 될 것이다. 더욱이 이런 상태에서 지나치게 과속을
하고 과적을 일삼는다면 갑자기 망가질 수도 있다. 그리고 수면과 성장
호르몬의 분비는 밀접한 관계에 있다. 우리는 하루 24시간 중 약 3분의 1
인 8시간 동안 잠을 잔다. 이 시간에 뇌에 필요한 에너지를 공급받고 뇌
에 축적된 노폐물이 제거되며 뇌세포는 깨끗하여지게 된다. 특히 성장
기에 있는 청소년들에게 성장 호르몬 분비가 왕성 해 지며 성호르몬 분
비도 증가되는 시간이 수면 시간이다. 급성장하는 사춘기 아이들이 스
트레스를 지나치게 받거나 정신적 충격으로 숙면을 취하지 못하면 호르
몬 분비가 잘 되지 않아 성장 장애와 성적 발달에 문제가 생길 수도 있

다. 또한 잠을 잘 때 위장이 비어 있어야 깊은 잠을 편히 잘 수 있으며 성장 호르몬의 분비가 증가 된다. 육식이나 지방이 많은 음식을 먹고 잠을 잔다면 최악의 수면 상태로서 깊은 잠을 잘 수 없는 것은 물론 악몽에 시달리기 쉬우며 성장 호르몬 분비는 감소되고 비만증을 초래하게 된다. 수면 시간을 지켜 규칙적인 수면 패턴과 에너지를 재충전 한다는 생각으로 숙면을 취한다면 최고의 휴식 시간이 될 것이다. 특별히 여성들이 충분히 잠을 자지 못한 날에는 화장이 안 받고 기분이 안 좋은 것을 경험할 것이다. 잠을 자는 동안 모든 내장 기관은 휴식에 들어가지만 피부는 반대로 활동에 들어간다. 표피의 세포를 증식하고 혈액으로 영양분을 공급하고 피부의 영양을 흡수하여 피부를 되살리는 일들이 수면 중에 이루어진다. 실제로 피부 세포의 분열이 가장 활발히 진행되는 시간이 밤 9시부터 시작하여 새벽 2시에 정점을 이룬다. 그러므로 그 시간대에 충분히 잠을 자야 피부가 깨어나 제 역할을 하게 된다.

"미인은 잠꾸러기"라는 말이 그럴듯한 말이다,

⑸ 8시간의 잠은 필수다.

수면은 우리가 활동하면서 흐트러지고 깨어진 뇌와 인체의 상태를 평형 상태로 회복시켜주고 신체 활동에 필요한 에너지를 저장하고 불필요한 기억들을 없애는 역할을 한다. 이처럼 중요한 수면에 문제가 생길 경우 신체적, 정신적으로 많은 부작용이 생긴다. 그래서 무엇보다 깊은 잠,

좋은 잠을 자는 것이 무엇보다 중요하다. 그러면 어느 정도 잠을 자야 할까? 인간은 나이가 들면서 수면 시간이 줄어든다. 막 태어난 아이들은 무려 16시간 이상을 잠을 잔다. 20대에서 40대까지는 8, 9시간을, 4, 50대에는 하루 평균 7시간을 잠을 잔다. 사람마다 환경과 건강 상태에 따라 경우가 다르겠지만 잠을 자고 아침에 일어났을 때 상쾌하게 느껴진다면 충분한 잠을 잤다고 할 수 있을 것이다. 일반적으로 8시간 수면이 적당하다고 말하고 있지만 실제로는 8시간 수면하는 사람이 그다지 많지 않다. 한국인의 수면 시간은 의외로 짧아 평균 약 6.6 시간이라는 보고이다. 선조들에 비해서 20% 가량 잠을 적게 자며 활동한다는 보고도 있다. 세월이 흐를수록 수면의 시간은 더욱 짧아 질 것으로 전망하고 있다. 인체가 변화해서도 아니고 인간이 강해져서도 아니다. 우리의 사회가 수면 부족을 강요하고 있기 때문이다. 건강하려면 건강의 순리를 따라 본인이 만족을 느낄 만큼 본인에게 맞는 수면 시간을 찾아내야 할 것이다.

(6) 스트레스 해소에는 잠이 최고다.

현대인들의 스트레스와 긴장은 더욱 휴식을 필요로 한다. 하루에도 몇 번씩이나 휴식이 필요한 긴장된 일들이 반복된다. 긴장 완화를 위해서는 짬을 내서 책을 읽거나 하늘을 바라보며 경치를 구경하든지 취미 활동을 시도 해 볼 필요가 있다. 그런데 불행하게도 휴식다운 휴식이되지 못하는 안타까움이 있다. 동산이나 해변을 찾는다 해도 교통 체증과 붐

비는 사람들 때문에 더욱 지치는 경우가 많다. 짐을 꾸리다가 밤을 새는 가 하면 집에 돌아와서 오히려 지치기 마련이니 어찌해야 할지 답이 나오질 않는다. 그럴 바에는 집에서 편하게 잠을 청해 보는 것이 어떨지...

스트레스 해소에는 잠이 최고다.

⑺ 휴식을 규칙적으로 즐겨 보자

진정한 휴식을 위해서는 자연 보호 지역이나 가까운 숲에서 산책을 즐기는 것도 좋을 것이다. 신선한 공기, 새들의 지저귐, 따뜻한 햇살 등으로 조용한 평화를 누릴 수 있을 것이다. 휴대폰이나 컴퓨터 등은 뒤에 버려두고 복잡한 문제와 걱정거리들은 신경 쓰지 말고 자연의 아름다움을 감상한다면 멋진 휴식 시간이 되지 않겠는가? 두 가지 문제를 동시에 해결하려고 들면 어차피 쳇바퀴를 벗어나지 못할 것이다. 몸과 마음이 새로워지고 회복된 후에 어려운 문제를 풀어나간다면 효과적일 것이다. 적절한 휴식이 없이는 육체적으로 정신적으로 의욕이 약해질 수밖에 없다. 할 수 있다면 휴식과 수면을 규칙적이면서 주기적으로 즐긴다면 기대 이상의 건강한 추진력을 발휘할 것이다.

⑻ 10분간의 잠을 즐겨 보자

중요한 모임이 있다면 시간 전에 10분 정도 쉬는 것이 좋다. 잠을 잘 수 있다면 더 좋을 것이고... 피곤으로 지치기 전에 취하는 약간의 잠은 업무 수행의 수준을 향상시킨다. 약간의 낮잠은 마치 자동차의 기름이 약간 남아 있을 때 기름을 보충하는 것과 같다. 휴식만이 삶의 활력 탱크를 채우는 유일한 방법이다. 오늘의 숙면은 내일의 활력을 창조 해 낼 것이다. 신체 기관을 진정시키고 건강을 유지하는 데는 절대적으로 휴식이 필요하다. 어떤 사람이 도끼로 나무를 찍고 있었다. 비지땀을 흘리면서 찍어 댔지만 나무는 거의 찍히지 않았다. 옆에서 그 모습을 보고 있던 사람이 "여보쇼 그렇게 무딘 도끼로 찍으면 어떻하오 도끼날을 갈고 날을 세워서 찍으면 좋지 않겠소?"했더니 그 나무꾼이 "보면 모르시오"내가 지금 그걸 갈 시간이 어디 있소?"하더란다. 이 나무꾼을 비웃을지 모르지만 어쩌면 우리의 모습인지도 모른다. 잠을 제대로 못 자서 피곤하고 짜증나고 머리가 아픈데 아스피린이나 진한 커피 한 잔으로 해결하려고 든다. 잠은 에너지원이다. 잠을 충분히 자지 못하면 기운이 없고 머리가 땡하고 신경질이 나고 머리 회전이 둔해 진다. 밤에 잠을 충분히 잔 사람이라도 잠깐의 낮잠은 머리를 맑게 해 주며, 건강에 큰 도움을 준다.

⑼ 휴식은 하나님의 사랑의 메시지다.

휴식과 숙면은 신앙적 차원에서 지켜져야 한다. 휴식을 방해하는 것으로 죄악, 반역, 근심 등을 성경은 지적한다. 사랑하는 자녀들에게 안식일을 주시어 휴식하게 하셨다. "너희는 한적한 곳에 와서 잠간 쉬어라(마가복음6:31)"고 말씀하신다. 수고하고 무거운 짐 진 자들을 향하여 "내가 너희를 쉬게 하리라(마태복음11:28)"고 말씀하신다. 환난과 근심의 때에 도우실 것을 약속하고 계신다. 인간의 설계자이자 창조주이신 하나님 말씀에 순종하는 마음으로 매주 한 번의 휴식을 지켜나간다면 하나님의 복을 누리게 될 것이다.

불면증에 대한 간단한 처방

★ 양파를 쪼개어 머리맡에 두고 잔다.
★ 마늘을 쪼개어 태양혈에 문질러 둔다.
★ 곶감 3개를 끓여 마신다.
★ 정신 노동자에게는 호두죽이 좋다.
★ 대추와 대파 뿌리를 1:1로 달여 마신다.
★ 심하면 산조인을 볶아 2티스푼씩 먹는다.
★ 더운 물에 발 마사지를 한다.
★ 운동 부족일 수 있다. 일어나 뛴다.
★ 우측으로 누워 잔다.
★ 머리 방향을 북쪽으로 향하고 잔다.

6 올바른 목욕법

(1) 목욕은 행복한 마음으로.....

우리는 태어나기 전 어머니 뱃속에서부터 신비스런 목욕을 즐겼다. 그래서 그런지 물속에 들어가면 그렇게 편하게 느껴진다. 본래의 고향을 느끼는 느낌 때문일 것이다. 우리 인간은 목욕을 통해서 행복해 하고 기뻐한다. 우리는 목욕을 통해서 많은 것을 버리기도 하고 더 가치 있는 것들을 얻기도 한다. 몸이 맑아지면서 영혼도 투명해 진다. 자유를 만끽하는 순간이다. 편안함과 행복감을 어디에 비할 수 있을까? 우리는 수천 년 동안 목욕을 통해서 몸과 마음을 정갈하고 순수하게 지켜왔다. 목욕하는 시간만은 누구나를 막론하고 행복한 시간이다.

(2) 목욕을 창조의 시간으로.....

목욕은 한 마디로 벗어버리는 시간이다. 겉옷과 속옷을 벗어버리고,

화장과 가면을 벗어버리고, 체면과 규제를 벗어버리고, 긴장과 피로를 벗어버리는 시간이다. 답답함에서 벗어나고, 불편한 시선에서 벗어나고, 머리 아픈 업무로부터 벗어나는 시간이다. 벗고 씻고 자유로어지고 나면 새 힘이 솟아난다. 창조의 새 힘으로 충전되어 행복 해 진다. 몸과 마음을 닦으며, 일상생활을 점검하고 다시 정갈하게 출발하는 순간 더욱 성숙해짐을 느낀다.

(3) 목욕은 마음을 씻는 시간으로.....

사람에게서 나오는 것은 몸의 노폐물만이 아니다. 악한 생각과, 살인과, 간음과, 음란과, 도적질과, 거짓 증거와 훼방 등 온갖 더러운 것들이 세 치 혀에서 뿜어져 나온다. 정신의 노폐물들이 시도 때도 없이 우리의 삶을 불결하고 불편하게 만든다. 옛날과 달라서 몸이 불결하거나 냄새 나는 일은 것의 없다. 매우 말쑥한 모습으로 세련된 태도로 살고 있다. 그러나 우리가 이런 현대의 문명화 된 생활에 걸맞는 정신적 삶을 향유하고 있는가에 대해서는 회의적이다.

"청결은 성결 다음 간다"는 말이 있다. 이제는 목욕을 단순히 몸만 씻는 것이 아니라 마음까지도 씻는 시간이었으면 좋겠다.

(4) 온열의 효과를 알았으면.....

뜨거운 물의 효과는 우리의 몸을 데워주고 땀을 흘리게 한다. 땀을 흘리는 것은 욕탕의 따뜻한 물로 피부가 받게 되는 첫 번째 영향으로 건강과 피부 미용에 중요한 역할을 한다. 땀을 흘림으로써 피부 표면과 체내의 노폐물이 배출되어 깨끗해지기 때문이다. 또한 땀이 피부에서 마를 때 몸에서 열을 발산시켜 칼로리를 소비하므로 다이어트에도 효과적이다. 목욕을 하게 되면 맥박 수가 증가하면서 혈액 순환이 왕성 해 진다. 혈액 순환이 촉진되면서 근육 운동이 활발해지고 피로와 통증을 완화시킨다. 뜨거운 물에 목욕을 하면 피부색이 붉어지는 것은 혈액 순환이 잘 되기 때문에 나타나는 현상이다.

(5) 목욕은 언제, 얼마나......

목욕하는 시간을 일률적으로 정할 수는 없다. 각자의 생활 패턴이나 생활 습관에 맞추면 될 것이다. 기분 전환을 위한 샤워는 5-10분 정도, 입욕은 30분 내로 하고 대중목욕탕이라면 40-50분 정도가 좋다. 몸의 건강 상태와 증상에 따라 적당히 조절한다.

(6) 때를 미는 것은......

때를 미는 것은 피부 표면에 누적된 각질을 제거하는 것으로 매일 샤워하는 사람이라면 적절히 때를 미는 것이 피부 관리에 도움이 된다. 때를 밀 경우에는 피부 표면에 있는 죽은 각질 즉 까만 때만 제거해야 한다. 하얀 때까지를 미는 것은 피부 보호막까지 걷어내는 것이어서 피부 손상과 세균 침입의 우려가 있다. 그리고 때를 미는 것보다 심장 있는 곳을 중심으로 때를 당기는 것이 바람직하다.

혈액 순환에 도움이 되기 때문이다.

(7) 반신욕과 족탕은.....

주로 여성들이 나이 50이 되면 신체에 많은 변화가 온다. 가슴이 뛰고 얼굴이 붉어지면서 감정 조절이 되지 않아 신경질에 짜증에 바가지를 긁게 된다. 갱년기 때문이다. 우리 인체의 메카니즘 중의 하나는 수승화강(水昇火降) 작용이 있다.

차가운 기운은 위로 끌어 올려주고 따뜻한 기운은 아래로 내려주는 작용이다. 찬 기운은 내려가는 성질이 있어서 올려주고 따뜻한 열기는 위로 오르기 때문에 밑으로 내려줘야 우리 몸이 열 균형을 이루게 된다. 그런데 나이 50에 건강이 허물어지면서 이 중요한 작용이 잘 순행되지 않아서 열은 위로 올라 상초(上焦)는 뜨거워 감정이 엉키고 하초는 차가워 손발은 얼음이 된다. 만약에 이런 상황에서 열탕에 들어간다면 뜨거워져 힘들어 있는 상초는 심각한 문제가 생길 수 있다. 이런 때에 적합한 목욕법이 반신욕이다. 차가운 하초 부분만 따뜻하게 해 준다면 전신에 열 균형이 이루어지면서 인체는 최상의 건강을 유지하게 될 것이다. 반신욕이 여의치 않을 때는 따뜻한 물에 손발만 담가서 열 균형을 시도하는 것이 족탕 요법이다. 목욕하는 데도 원리를 이해하고 순리에 순응한다면 좋은 결과를 얻게 될 것이다.

(8) 마지막 마무리는......

뜨거운 물은 근육을 이완시키고 피부의 모공을 확장시키는 반면 찬물은 확장 된 모공을 축소시키고 오므라들게 하는 효과가 있다. 탄력 있는 피부를 원한다면 어느 계절이나 찬물로 마무리 하는 것은 필수다.

올바른 목욕 순서

★ 물 한 컵을 마셔 수분량을 채운다.
★ 탕 속에 들어가기 전 전신을 씻어 준다.
★ 탕 속에서 10분 정도 휴식을 취한다.
★ 때를 밀 때는 심장에서 가장 먼 곳부터 민다.
★ 충분한 거품을 내어 씻어 준다.
★ 오일 마사지로 피부를 촉촉하게 해 준다.
★ 마지막 샤워는 찬 물로 한다.
★ 수분을 보충하기 위해 다시 물 한 컵을 마신다.

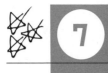

건강에 대한 관심들이 많아지면서 당연히 오래 사는 사람들에 대한 관심이 높다. 건강에 관심이 있는 사람이라면 당연히 연구 대상이 건강하게 오래 사는 사람일 것이다. 우리들도 현재와 과거 시대의 장수했던 사람들을 연구하며 창조주 하나님께서 제시하시고 명하신 내용을 연구하여 그 순리를 따라 생활한다면 그 분이 주시고자 하시는 건강의 복을 누리게 될 것이다. 세계 3대 장수촌으로 잘 알려져 있는 곳은 러시아 남방에 있는 코카서스 산맥의 아브카지아 지방과 남아메리카 안데스산맥의 발카밤바 지방 그리고 인도 히말라야 캐시미르 산맥에 있는 훈자 지방이다. 이 3대 장수촌의 공통점 중 하나가 적절한 햇볕을 쪼이며 살고 있다는 점이다. 성경 창세기 1장을 보면 "빛이 있으라"는 하나님의 장엄한 음성을 들을 수 있다. 빛을 명하시는 하나님의 음성과 함께 세상 역사는 시작된다. 이것이 하나님의 첫 번째 음성이었다. 빛이 얼마나 소중한

것인지 얼마나 우선적인 것인지를 짐작해 볼 수 있는 대목이다. 빛이 있음으로써 생명이 존재하기 시작했고 생명이 활동하게 되었으며 질서와 법칙이 작용하기 시작한 것이다. 태양 빛 즉 태양 에너지에 의해서 식물이 성장하고 동물과 사람에게 음식으로 제공된다. 지구 에너지의 98%가 태양 에너지라고 하니 태양 빛 즉 햇볕은 사람을 비롯한 모든 생명체에게는 절대적 존재이다. 사람에게 유익하고 한없이 활용되는 것이 태양 빛인데 특별히 치료에 다양하게 사용되고 있다. 그 중 대표적인 것이 적외선으로 열을 이용하여 근육통이나 인대 마사지 및 치료용으로 사용되고 있으며 자외선은 살균 작용과 화학 작용을 이용하여 질병 치료에 응용되고 있다.

강원도 정선의 도로를 달리다 보면 산기슭에 "Happy Land700"라는 커다란 표지판을 볼 수 있다. 해발700m 지역의 살기 좋은 지역이라는 홍보판으로 보인다. 사람이 살기에 가장 적합한 지역이 해발700m-1,000m의 고산 지역으로 햇빛의 치료 효과가 가장 크게 작용하는 높이라고 한다. 환경 오염이 가장 적은 곳 질병 치료와 최상의 건강 유지에 최적의 장소는 참으로 축복된 땅이다. 인간 모두가 살고 싶어 하는 곳이다. 인구 천만의 도시에 사는 사람은 구루병과 골다공증 등 뼈와 관련된 질병이 많은 것으로 조사가 됐다. 일반적으로 이런 질병은 칼슘 부족으로 알았는데 사실은 대기 오염으로 비타민 D가 생성되지 않아서 오는 질병들이다. 성경 말라기서 4장을 보면 "의로운 태양과"과 "치료하는 광선"이라는 말이 나오고 있다. 사람의 건강은 태양 광선과 밀접한 관계가 있음이 확인되어지는 내용이다. 태양 광선은 우주가 창조되면서 가장 먼저 창조된 것이고 마지막까지 인간과 만물에게 절대적으로 필요하다.

사랑의 선물로 받은 이 햇빛을 잘 활용하고 연구해서 건강하기를 바라는 마음 간절하다. 하나님에게서 받은 것을 하나님의 순리대로 사용하며 건강한 모습으로 감사하며 열심히 산다면 하나님께서도 기뻐하지 않으실까?

햇빛의 치료 효과에 대하여 정리 해 보면

① 피부 질환에 효과 : 드름으로 고민하시는 분들은 오전, 오후 두 차례 20-30분씩 햇빛만 쪼여도 효과를 본다.

② 운동에 효과 : 태양빛은 근육을 활성화 시킨다. 실내에서 운동하는 것보다 실외에서 햇빛을 받으며 운동하면 근육의 힘에 2배 효과를 나타낸다.

③ 질병 예방에 효과 : 햇빛을 지속적으로 받으면 혈압의 고저를 막론하고 정상으로 회복되며 심장병이 예방된다. 특별히 폐경기 이후 찾아오는 골다공증을 예방하려면 꼭 햇볕을 쪼여야 한다. 또한 적혈구의 활동이 왕성해져서 산소 운반 기능이 증가하여 기혈유통이 원활해질 뿐 아니라 우울증 환자 치매 환자에게도 확실한 효과를 볼 수 있다.

④ 조심할 점은 태양빛을 지나치게 많이 쪼이면 화상이나 피부암이 올 수 있으니 무엇이든 넘치면 모자람만 못한 법이다.

⑤ 콜레스테롤 조절 효과 : 현대병의 절반 이상이 동맥 경화증과 관련이 있다. 동맥 경화의 중요 원인은 콜레스테롤이다. 그런데 태양빛을 받으면 콜레스테롤이 비타민D로 바뀐다. 당연히 고혈압을 낮추고 심장병 뇌졸중 등 동맥 경화로 오는 질병을 예방할 수 있고 치료될 수 있다. 비타민D는 뼈를 튼튼하게 해서 좋다.

⑥ 당뇨병에 효과 : 햇빛을 적당히 받으면 혈당이 조절되어 당뇨병에 효과적이다. 또한 간장 기능을 강화시키기 때문에 신생아나 성인병의 활달에 훌륭한 치료제가 된다.

⑦ 살균 작용에 효과 : 백혈구의 저항력을 강화시키기 때문에 도움이 된다. 우울증, 불면증, 신경과민 환자에게도 탁월한 효과가 있다.

⑧ 약으로도 죽지 않는 결핵균이 태양빛에는 죽는다. 3m 50cm 깊이의 물속 대장균도 양빛에는 죽는다. 세계 인구보다 많은 우리 몸 피부에 기생하는 균을 죽이는 법은 태양빛을 쪼이는 것이다. 아토피 피부염 치료에 태양빛은 커다란 도움이 된다.

⑨ 현대인의 문제점은 하루에 5분도 태양빛을 쪼이지 않는다는 데 있다.

세계 3대 장수촌의 공통점은 첫 번째가 적절한 햇볕을 쪼이며 살고 있다는 것을 이미 언급하였다. 그런데 현대인들의 맹점 중 하나가 햇볕을 싫어하여 모자를 쓰고 안경을 끼고 썬탠 오일을 바르고 그늘 속에 숨어 사는 이상한 모습이 습관화 되어 있다. 햇볕을 쪼이는 시간이 하루 평균 5분이 되지 않는단다. 하얀 피부, 하얀 얼굴색의 귀족 스타일을 선호한 탓이다. 얼굴색은 하얀색이라 좋을지 모르지만 건강을 잃어 멀개진 얼굴에 진한 화장으로 변장을 하고 있으니 문제다. 다행스럽게도 이런 때에 숲속 산림욕이 유행하고 있어 천만 다행이라 여겨진다. 산림욕에 대해서 바로 알고 바로 정착되어 모두가 건강한 삶을 살았으면 좋겠다. 숲이 건강에 도움이 된다는 것은 동서고금에 잘 알려진 일이다. 1900년대 초 뉴욕의 한 병원에서 숲의 건강 효과에 대하여 연구를 하였다. 폐결핵 환자를 분리하여 야영을 시키며 치료를 한 결과 회복률이 월등히 높았다는 보고이다.

숲속 산림욕의 장점을 구체적으로 살펴보면

① 살균 작용 : 수목들이 자기 방어를 위해 향기와 수액 속에 살균 작용 물질을 함유하고 있다. 예를 들어 나뭇잎이 벌레나 짐승이 먹어 상처를 입는다든지 나뭇가지가 부러져 상처를 입었을 경우 스스로를 방어 하기 위해 송진 같은 진액을 흘려 세균 침입을 막고 상처를 회복시키는 데 이때에 자연 항생 물질인 살균 작용 물질을 배출하게 된다. 사람이 숲속을 거닌다는 것은 수목이 충분히 내뿜어 놓은 자연 항생제를 마음껏 마실 수 있으니 이 얼마나 좋은 일인가? 사람이 만들어 놓은 화학 합성제 약품들은 심각한 부작용을 수반하는 데 자연이 뿜어 놓은 소염제, 소독제, 완화제들은 사람에게 전혀 지장을 주지 않는다. 사람이 만든 제품은 부작용도 많고 그 가격 또한 사람 마음까지 힘들게 하는데 자연속의 항생제는 돈 없는사람도 값 없이, 돈 없이, 마음껏 마실 수 있으니 하나님의 은혜가 아니고 무엇이겠는가? 숲속 산림욕을 지속하면 자체 회복 능력 즉 자연 복구력이 신속히 향상된다. 숲속을 거닐기만 하여도 질병이 치료되고 건강 회복에 큰 도움이 된다.

② 음이온의 효과 : 숲속에는 산소가 충만하다. 탄소 동화 작용 때문이다. 숲속을 거닐며 산소를 충분히 마시게 되면 정신이 맑아지고 안정되어 세포 활성화는 기능 강화로 발전하며 결국 면역력이 강화되어 전반적인 건강에 도움을 준다. 공장 지대와 숲속의 산소를 비교

해 보면 공장 지대는 불과 6/1의 산소뿐이다. 산소가 희박한 상황에서 기적적으로 생명만을 유지하고 있는 실정이다. 무슨 건강을 기대 하겠는가?

③ 심리적 효과 : 도시 환경에 의한 심리적 자극은 심각하다. 소음과 복잡한 환경, 빠른 움직임, 계속되는 변화, 계속되는 위험에 대한 위협, 한 마디로 심각한 스트레스이다. 이러한 사람이 자연 속에서 산림욕을 즐기며 숲속을 거닌다는 것은 하나의 그림이요 자연 그대로의 본래 모습이다. 신선한고 아름답고 포근한 자연! 하나님이 우리에게 주신 것이다. 우리 인간이 누리며 건강하도록 주신 선물이다.

④ 병원 입원실의 효과 : 단편 작가 오헨리의 작품 "마지막 잎새"는 미국 워싱턴 광장 서쪽 마을을 배경으로 폐렴을 앓고 있는 존시와 늙은 화가의 감동적 이야기이다. 작품의 배경인 1800년대의 폐렴은 불치병이었다. 주인공 존시는 창밖의 담쟁이 넝쿨에 달린 잎새만 세고 있다. 그 잎이 다 떨어지면 자기도 죽을 것이라고 생각한다. 아래층에 사는 노인은 보잘것없는 화가였으나 존시의 이야기를 듣고 찬비를 맞으며 밤 새워 창밖의 벽에 잎새를 그려 놓았다. 존시는 두려운 마음으로 커튼을 열고 잎을 확인 한다. 더욱이 간밤에 폭풍이 몰아쳤기 때문에 잎은 떨어졌을 것이고 자신도 죽을 것이라고 생각한다. 그런데 떨어지지 않고 붙어있는 잎새 하나를 발견한다. 그 이후 삶의 용기와 의욕을 되찾아 살아났다는 내용이다. 환자의 회복

은 입원실 창문에 따라 크게 영향을 받는 다는 것을 보여준다. 활엽수가 심겨진 정원이나 정원이 보이는 입원실은 치료에 큰 영향을 주는 것으로 알려져 있다. 병실에 자연 풍경만 걸어 놓아도 영향을 받는다고 하지 않는가?

사람의 건강은 태양 광선과 환경에 좌우된다. 좋은 햇볕도 좋은 환경도 하나님이 창조하시어 사랑하는 자녀들에게 이미 주신 것들이다. 시간을 내어, 아니 일부러 자연 속에 뛰어들어 그 품에 안겨보자. 하늘을 바라보며 가슴을 활짝 열어보자.

평안이 있고 기쁨이 있다. 또한 건강이 있다.

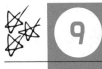

(1) 야채의 신비

손바닥으로 쥘 만한 흙 속에는 수천만의 미생물이 살고 있다. 푸른곰 팡이에서 발견된 페니실린을 비롯한 스트렙토마이신 같은 항생 물질의 대부분이 토양 속에서 만들어졌다. 자연 토양 속에서 싹을 트고 뿌리를 내리고 성장한 야채는 많은 미생물에 의하여 수많은 영양을 공급받고 자란다. 그리고 태양빛 아래서 에너지를 공급받고 대지의 기운을 공급 받고 자란 야채는 우리 인간들의 건강 관리에는 없어서는 안 될 존재이 다. 엽록소와 철분 그리고 미네랄이나 비타민 등을 풍부하게 제공해 주 고 있기 때문이다. 흙으로 만들어진 인간이 자연을 무시하고 야채의 중 요함을 무시한다면 자연에게서 인간이 버림을 받아 결국 질병으로 신음 하게 될 것이다. 미생물에 의하여 길러진 야채는 항생 물질의 효과가 있 으며 대지의 기운과 태양의 기운이 함께 응축된 가장 훌륭한 음식임을 기억해야 한다. 채소 중에서도 근채류는 토양의 영향을 가장 많이 받은 식물로서 단순한 음식 그 이상의 치료제로서 우리의 몸을 건강하도록 작용하고 있다. 근채류 중에서도 모양이 크면 클수록 그 효과는 크다는 것이 임상을 통해서 밝혀지고 있다.

(2) 야채 스프의 신비

야채 스프는 콜라겐을 증강시켜 나이와 상관없이, 성장하는 아이들과 같은 탄탄한 몸을 만들어 준다. 또한 인간의 체내에 흡수되면서 화학 변화를 일으켜 30종류 이상의 항생 물질이 만들어 진다. 이 중에서도 아미치로신이나 아자치로신 같은 특수 물질이 만들어지면서 암 세포까지도 3일이면 제압하는 것으로 밝혀지고 있다. 산소 호흡에 의존하고 있는 말기 암 환자까지도 체세포가 증가하면서 암세포의 확산을 억제시킨다. 야채 스프와 현미차를 통해서 수만 명의 말기 암 환자가 치료되어 정상적인 삶을 살고 있으며 임상한 환자 중 99%의 효과가 있었다고 다테이시 박사는 증언하고 있다. 야채 스프는 특별히 암 환자들에게 강력한 치유력이 나타난 것으로 밝혀지고 있다. 암은 현대인에게 가장 두려운 최고의 사망 원인이다. 암에 걸리면 살지 못하고 죽는다는 상식 때문에 더욱 무서워들 하고 있다. 암이란 세포의 갑작스러운 암화(癌化) 즉 세포가 굳어지면서 생긴 현상이다. 이때에 우리의 인체는 암을 치료하기 위해서 아자치로신과 콜라겐이 암에 엉겨 붙어 싸우게 된다. 이런 물질은 신체 조건과 영양 조건에 영향을 받게 되는데 야채 스프를 마셨을 경우에 더욱 활발하게 활동하여 암이나 약물 중독 또는 기능 장애를 개선하는 데 활발한 효과를 나타낸다. 또한 야채 스프에는 엽산이 다량 포함되어 있어서 암을 예방하는 데도 도움이 된다. 그리고 야채 스프의 목적은 체세포의 증식 강화를 촉진함과 동시에 백혈구와 혈소판을 증가시키고 T세포의 작용을 3배의 속도로 증가시켜 강력한 인체를 만드는 데 있다. 더욱이 야채 스프와 현미차를 함께 복용하면 최고의 치유 조건이 된다. 대부분의 질병은 야채 스프와 현미차의 작용으로 좋아진다.

(3) 야채 스프 만드는 법

① 재료(200CC 60봉지 : 1개월 분)

  ○ 무우 2개(중간 크기)

  ○ 무청 2개(말린 것)

  ○ 우엉 2개

  ○ 당근 4개

  ○ 표고버섯 8개(말려야 비타민D가 생성)

② 물은 채소의 3배 분량

  ○ 끓으면 약한 불로 1시간 정도 끓인다.

  ○ 알루미늄이나 유리 냄비를 사용한다.

○ 유리 그릇에 보관한다.

○ 법랑 제품이나 철제품으로 가공된 용기는 금물

③ 유의할 할 점

○ 흔해 빠진 재료이지만 생명의 근원

○ 놀라운 회복력, 치유력, 면역력

○ 매우 간단하지만 방법이 틀리면 큰 부작용이 올 수 있다.

○ 칼슘 등 다른 식품을 첨가하지 말 것

○ 약물과 함께 복용하지 말 것

○ 껍질째 사용할 것

○ 채소를 호일에 싸거나 물속에 두지 말 것

○ 집에서 기른 무공해이면 좋겠으나 시판된 것도 잘 씻으면 무관

○ 찌꺼기는 된장국 재료로 쓴다.

○ 꼭 분량을 지킬 것

○ 다른 약초나 병원 약 함께 사용치 말 것

(4) 야채 스프 복용법

① 스프만 먹을 경우

○ 1회 200CC씩(1컵)

○ 1일 3회

○ 식전 30분에 데워서

② 스프 + 본인 소변(중증 환자)

　○ 1회 스프 200CC + 자기 소변 50CC씩

　○ 1일 3회

　○ 식전 30분에 데워서

③ 평소에

　○ 1회 스프 $\frac{2}{3}$컵 + 소변 $\frac{1}{3}$컵

　○ 1일 3회

　○ 식전 30분 데워서

　○ 소변과 병행하면 3배 효과

④ 주의 사항

　○ 육류, 동물성 지방질, 첨가물 금지

　○ 병원 약, 항암 치료 병행 금지

　○ 금속 액세서리 착용금지

(5) 현미차 만드는 법

① 재료

　○ 현미 : 1홉(180CC)

　○ 끓는 물 : 8홉(1: 8비율)

② 만드는 법

　○ 현미를 프라이팬에 볶아

　○ 끓은 물에 5분간 담근다.

　○ 현미를 받쳐내고 마신다.

　○ 재탕할 때는 5분간을 끓인다.

　○ 어떤 첨가물도 섞지 마라

　○ 야채 스프와 함께 먹지 말고 적어도 15분 간격을 두라

　○ 식전이 좋다.

⑹ 무, 꿀차 만드는 법

① 재료

　○ 벌꿀과 무 1 : 1

② 만드는 법 및 음용법

　○ 무우를 콩알 크기로 썰어

　○ 섞어 병 속에 2시간

　○ 물 1스푼을 미지근한 물에 타서 마신다.

　○ 1일 4, 5회 수시로 마신다.

(7) 호전 반응(질병이 치유되면서 일시적으로 악화되는 현상)

① 얼굴, 손발, 온몸에 습진 증세나 가려울 수 있다.(식용유나 맨소래담을 바를 것)

② 피부병 증세가 악화될 수 있다.(양을 ½로 줄이고 2, 3일 후 다시 복용)

③ 뇌혈관 장애자는 심한 두통이 올 수 있다.

④ 안질환자는 눈이 침침. 가려울 수 있다.(그러나 2, 3일이면 그치고 시력이 회복된다)

⑤ 기관지나 결핵 환자는 기침이 나올 수 있다.(꿀과 무로 만든 차를 마시면 좋다)

⑥ 부인과 환자는 대하(냉)가 많아지고 허리가 아플 수 있다.

⑦ 고혈압 환자는 1달이면 족하다.

(8) 야채 스프의 약성

① 땅에서 자란 것.
   ○ 동양, 미생물의 보고(한줌 흙 속에 6천만의 미생물이 살아 숨 쉬고 있다)
   ○ 페니실린, 스트렙토마이신 등 항생 물질의 산실

② 태양빛 아래서 자란 것.
   ○ 수많은 영양소 혜택 엽록소, 철분, 미네랄, 모든 비타민 제공

③ 하나님이 만드신 본래의 것.

　○ 항생 효과 - 치유력

　○ 영양의 보고

　○ 만물의 먹이로 주신 완전 음식

④ 야채 스프는 화학 변화로 30종류 이상의 항생 물질이 생성 된다.

　○ 3일이면 암을 제압

　○ 면역성 생겨 다시는 암에 걸리지 않는다.

　○ 어떤 암 말기 환자라도(주의점 : 항암제나 약물을 복용하지 말 것)

⑤ 체세포 증식 강화 촉진.

　○ 백혈구, 혈소판 증강

　○ 암세포 박멸

　○ T세포 작용 3배 증가(강력한 인체를 만든다)

⑥ 결과 :

　○ 면역력 강화

　○ 혈관 정화

　○ 이뇨 작용 촉진

　○ 장이 튼튼 : 술을 마셔도 취하지 않고

　○ 뼈가 튼튼 : 차에 치여도 버틸 만큼 실험적 4T 트럭 이상 무

　※ 깨끗한 물 : 하루동안 가라 앉힌 다음 스프 1방울이면 순간적으로
　　　　　냄새 사라진다.

※ 자동차 보닛 조심하라 – 화학 변화로 하루면 녹슨다.

(9) 재료의 성분

① 무우

○ 아무리 먹어도 탈이 없다.(생으로. 삶아도. 말려도)

○ 뿌리채소 : 대지의 기를 충분히 받은 음식

  – 대지에서 직접 영양 공급

  – 박테리아, 효소, 미네랄 풍부

  – 껍질에 효소와 비타인C가 풍부

○ 약성

  – 소염 작용 : 위 허약자에게 효과

  – 변통 작용 : 변비, 대장 건강

  – 이뇨 작용 : 소변, 방광, 신장에

  – 혈액 순환 : 순환기에 혈액 정화

  – 노화 방지 : 신진대사 원활

○ 진통, 진정 작용 : 편도선, 충치, 타박상, 가려움증에 생즙

○ 두통 : 천으로 부쳐두면 효과

○ 애들 코 막힌데 : 즙을 코에

○ 입속 냄새, 기침, 가래 : 무즙으로 양치

○ 열 있을 때 : 무즙+생강즙+간장+죽염 – 뜨거운 차로 마시라

※ 소화 작용, 거담 작용, 해독 작용, 각혈, 코피를 멈추게. 술 해독, 가

　스 해독, 생선, 육류, 식중독에 효과

② 무청

　○ 칼슘 함유율이 채소 중 최고

　○ 비타민C는 오렌지, 토마토의 3배

　○ 뼈와 이를 튼튼하게 함

　○ 위산 과다증에(무청+셀러리+당근)쥬스 강력한 알카리 음료

　○ 냉증, 빈혈 치료에 말려서 목욕물에 넣어 사용

　○ 만병 퇴치 : 무잎 좌욕

　　　- 오래 된 약초도...

③ 우엉

　○ 이뇨 작용 : 신장 기능 도와

　○ 소염 작용 : 궤양, 화상, 여드름 등

　○ 해열 작용 : 천연두, 홍역, 열병 등

　○ 거담 작용 : 기침, 가래, 담

　○ 강정 작용 : 성호르몬 분비 도움

　○ 소화 작용 : 섬유질, 장자극, 장균 번식

　○ 변비 : 현미+참깨+우엉

　○ 철분 효과: 조혈 작용, 빈혈 방지, 미용 효과, 콜레스테롤, 지방 제거

※ 맹장염 : 껍질째 갈아 즙으로 마시면 즉효, 지독한 복통에도 효과

※ 감기에 : 우엉을 갈아 + 뜨거운 물 + 된장으로 간 맞춰 먹으면

        보온 작용 냉증에도 효과

※ 구강염, 잇몸 부종에

  - 우엉 뿌리 5 ~ 10g+1컵 물

  - 반으로 달여, 식혀, 머금고 양치질

※ 습진, 두드러기, 화상, 독충에 물렸을 때, 동상에

  - 뿌리를 잘라 탕에 넣고 씻으면 효과

④ 당근

○ 만병의 묘약, 간장병, 눈병, 불임증, 암, 궤양에 강장제로

○ 유럽, 아메리카 자연 요법 의사들이 감탄한 만병 치료제

○ 이유인 즉 인체에 필요한 미네랄, 비타민 등 모든 것 함유

○ 영양적으로 가장 균형 이룬 채소

  - 강력한 정화력 : 위장, 간장, 정화 작용

  - 비타민A 많아 시력 눈 질병에 효과

  - 최상의 칼슘 공급원 : 뼈 강하게

※미국 워커 박사 : 당근 쥬스는 궤양과 암을 고치는 세기의 기적이다.

  - 당근의 주황색 : 카로틴이란 색소 비타민A 기능 도와

  - 잎도 마찬가지 센 것 : 옷 입혀 튀겨 먹고 연한 것 : 볶거나 무침으로

  - 거친 피부, 탈모증 예방, 모발에 윤기

- 빈혈, 냉증, 저혈압, 변비, 심장병에 - 혈액 정화 최고 스태미나식

※먹는 법

- 강판에 갈아 아침 식전에 1컵씩

- 당근 50g 썰어 + 구연산 + 올리브유 + 꿀 조금 → 샐러드와 함께

⑤ 표고

○ 독특한 맛과 향기

○ 기를 왕성케 함

○ 피부 윤택, 피부 깨끗

- 감기 치료

- 콜레스테롤 저하, 혈액순환(고혈압, 동맥 경화 예방)

- 적혈구 증가 : 빈혈 예방

- 칼슘 : 뼈 튼튼

※ 숙취에도 효과

(10) 질병이 치료되는 일수

○ 암세포의 활동은 3일간이면 완전 중지되고 기능회복에는 1개월 걸린다.

○ 취장암일 경우 황달이 있다해도 스프를 먹은 다음날부터 일을 해도 지장이 없으며, 회복하기까지 1개월이 걸린다.

○ 위, 십이지장궤양, 폴립는 3일~10일간이면 나아지고 기능 회복에 30일 걸린다.

○ 간장은 간경변이라도 1개월이면 낫는다.

○ 백내장은 4개월이면 정상으로 된다.

○ 안과 질환은 모두 1개월~4개월 걸린다.

○ 불면증, 어깨 걸림, 피로 등은 10~20일이다.

○ 아토피성 피부염은 4개월~7개월

○ 노인성의 피부 검버섯은 1개월~3개월이면 아름다운 살결이 된다.

○ 모발은 6개월~12개월로 5,000~10,000본 돋아난다.(연령에 관계가 없다)

○ 가벼운 무릎 관절염은 1개월

○ 신경통 류마티즘 중증의 무릎 관절염은 6개월~12개월

○ 간질은 증상에 따라서 1개월~6개월 걸린다.(4일째부터는 발작이 없어
  지는 예가 많다)

○ 뇌혈전증을 일으켜서 생긴 보행 장애(언어 장애는 2개월~12개월이면 거
  의 개선된다)

○ 뇌연화증 뇌종양은 조기 1개월 후기까지 2~3개월

○ 심장 질환, 부정맥은 20일간

○ 동·정맥 혈관계 질환, 고혈압은 약 1개월

○ 심장병과 고혈압, 스테로이드계의 약물을 쓰고 있는 사람은 1개월
  ~2개월에 걸쳐서 서서히 약물을 끝내도록 해야 하며 급하게 끊으
  면 쇼크가 온다.

○ 유방암, 자궁암을 비롯한 각종암, 아토피성피부염, 당뇨, 백혈병, 관

절염, 치매, 뇌 장애의 회복 등 수많은 체험자들이 고침을 받고 선한 삶에 열중하고 있다.

(11) 건강을 위하여

① 가공 식품을 피하라.

② 동물성 지방질은 쳐다보지도 마라.

③ 신선한 공기를 마시라.

④ 신선한 물을 마시라.

⑤ 신선한 운동을 하라.

  ○ 많이 움직여라.

  ○ 많이 일하라.

  ○ 많이 운동하라.

⑥ 과식, 간식, 야식을 삼가라.

  ○ 100년 산다는 학 : 위장 70% 식사

  ○ 사람이 욕하는 돼지 : 위장 100% 식사

  ○ 돼지를 욕하는 인간 : 위장 240% 식사

  (※ 이상은 임종삼 저. 야채스프의 건강비법. 청송출판사책을 참조 요약한 것임)

(1) 올바른 지식

① 인체란?

- ○ 살아있는 세포와 세포의 물질로 구성되어 있으며 조직, 기관, 기관 계로 조직된 초과학적 조직체로 하나님께서 창조하신 신체적 조직 체이다.

- ○ 인체는 하나님의 작품이므로 하나님만이 치료할 수 있는 절대적 권한과 원칙이 적용된다.

- ○ 인간이 만든 약이나 인간의 기술로 하는 수술 등은 약간의 도움이 될 뿐 결정적 역할은 하나님만의 권한으로 하나님만이 할 수 있는 일이다.

② 소변이란?

○ 잘못된 편견으로 더러운 것, 불필요한 배설물, 한낱 인체의 노폐물로 생각하고 외면하는 사람이 많으나 이는 잘못된 인식이다.

○ 소변이란 사람을 통해서 만들어진 하나님만이 만들 수 있는 절대품이다.

○ 인간이 만든 의약품과 비교할 수 없는 고차원적 치료제이다.

○ 인간 창조시부터 스스로 자신의 병을 치료하도록 자연 치유력과 자연 치료제를 함께 주신 것이다.

꼭 전하고 싶은 사람들

★ 여생이 얼마 남지 않은 고령자들
★ 질병 중에 있으며 입관을 기다리는 사람들
★ 불치병이란 선고를 받은 사람들
★ 모든 병을 예방하고자 하는 사람들

---

(2) 뇨 요법의 역사

① 일본 나카오 료이치(中尾良一)내과 의원 원장 나카오씨는 제2차세계대전 중 군의관으로 인도에서 근무하면서 식량도 약품도 없는 상황에서 수많은 환자들을 치료 하였다. 그때에 수많은 부상병과 임질 환자들을 치료 약 대신으로 소변을 사용하였다. 그 체험을 바탕으로 귀국 후에 병원을 운영하면서 뇨 요법을 공개하게 되었다.

② 뇨 요법이 의학적으로 연구와 실험이 진행되면서 의사들 사이에서

조용히 확산되어 갔다. 의사는 병의 전문가요 병리학에 정통할 뿐 아니라 손해와 이익에 대한 분별력이 있는 사람들이라고 볼 때에 이 요법에 믿음이 갈 뿐 아니라 이들의 진심을 헤아릴 수 있다.

③ 인도의 전 수상 데사이씨(M. Desai)는 아침 식사로 소변을 한 컵씩 마셨다고 한다. 소변으로 눈을 씻고 몸 전체를 마사지 한 결과 피부는 윤택하고 눈은 광택이 났다고 한다.

④ 영국의 자연 요법학자 암스트롱(J.W.Amstrong)은 독실한 기독교 신자로 성경을 읽으며 묵상하던 중 잠언서 5장에서 "네 우물에서 솟아나오는 물들을 마시라"는 말씀을 읽고 처음에는 이해가 안 갔으나 기도하던 중 혹시 소변에 관한 말씀이 아닐까 생각하면서 자신의 소변을 전부 마시고 그 임상 결과 를 책으로 발간한 것이 "생명수(Water of life)"라는 책이다. 이 책은 지금까지도 소변을 연구하는 뇨 요법 학자들에게는 뇨 요법의 원전으로 유명하다.

⑤ 19세기 초에 기록된 것으로 알려진 다른 책이 나중에 발견되었는데 "주목 할 만한 가치 있는 천점"이라는 책이다. 그 내용은 아침의 소변 한잔으로 수종, 황달, 난청, 이명, 눈병, 시력 회복, 류마티즘, 관절염, 거친 피부, 화상, 가려움증, 치질 등이 치료되었다는 내용이다.

⑥ 1695년에 쓰인 "솔로몬의 의사"라는 책에도 같은 내용이 기록되어 있다.

⑦ 일본의 "용각산"이란 기침약 제조 회사 사장인 후지이씨가 쓴 "뇨 건강 진단서"에 소변의 구체적 성분이 밝혀져 있다. 적어도 1,000종 이상의 물질이 포함되어 있다는 것과 소변의 무해성과 그 효능의 탁월함을 증명하고 있다.

⑧ 힌두교의 법전에도, 유럽에도, 아프리카 원주민, 아메리카 인디언, 그리고 한 민족에도 옛날부터 뇨 요법이 전승되어 내려오고 있다. 유럽의 집시, 이탈리아 신촌, 헝가리, 유고슬라비아, 그리스 등에도 뇨 요법은 계속 이어져 오고 있다.

(3) 소변의 성분과 효능

① 한방에서는 소변을 상약(上藥) 즉 좋은 약으로 취급하였다. 누구의 것이라도 효과가 있으나, 특히 건강한 사내아이의 소변을 가장 좋은 것으로 여겼으며 소변 중 중간 소변이 좋다고 하였다.

② 중국 한나라 시대

토혈과 내출혈에 좋으며, 폐를 강하게 하고 담을 없애고, 목의 통증을 진정시키며 강장 효과가 있다고 기록되어 있다.

③ 중약대사전

"중약대사전"에 산후 쇠약, 혼비(정신을 잃은 상태), 내출혈에 의한 심장 쇠약에 효과가 있으며, 한방 생약과 함께 마시면 더욱 효과가 있다. 소변에 계란을 섞어 마실 수도 있다고 기록되어 있다.

④ 소변은 무균 청결

역사적으로, 의학적으로 뇨 요법이 인정받고 있으나 더럽다는 선입견으로, 또한 노폐물로 취급받고 있는 것은 습관 때문이다.

⑤ 혈액 정화제, 면역제.

소변은 혈액을 정화시키며 면역력을 높인다. 병균에 대항할 수 있는 호르몬과 항체를 함유하고 있기 때문이다. 또한 몸을 돌면서 개인의 체질에 맞게 적합한 면역 상태로 조절되어 있기 때문에, 다시 조절될 필요가 없는 최상 및 최적의 면역 상태가 곧 자신의 소변 상태이다. 자신의 소변을 마시는 것은 자기 몸의 암세포를 공격해 본 경험이 있는 가장 유력한 항체를 다시 마시는 것이다.

⑥ 소화에서 암에까지 모든 질병에 효과

피부와 혈색을 좋게 하고 모발수가 증가하고 모발이 검어지며 대머리가 해결된다. 피부의 사마귀와 점이 없어지고 여드름과 피로 회복에도 효과가 있다.

⑷ 소변 마시는 법

○ 1일 1회 300CC로 시작하라.

○ 아침 첫 소변 중 중간 소변이 호르몬 함량이 제일 많아 좋다.

○ 맛이 지독한 것은 수분 섭취 부족이거나 몸속의 독성 때문이다.

○ 저녁에 구연산과 죽염을 탄 물을 마시고 잠을 자라.

○ 아침 소변은 향이 가득할 것이다.

○ 육식보다 채식을 하면 소변 맛이 좋아진다.

⑸ 명현 현상

호전 반응은 여러 모양으로 습진, 가려움증, 가벼운 발열, 설사, 변비 등으로 나타날 수도 있고, 졸리고 배가 아프기도, 발 근육이 당기는 듯한 경우도 있으나 강하게 나타나는 현상은 바람직 한 것으로 큰 효과의 증거들이다.

⑹ 뇨 요법을 지속하면

○ 깨끗한 임종을 맞는다.

○ 오래 앓지 않고

○ 남에게 폐 끼치지 않고

○ 죽는 순간까지 건강하게 살다가

○ 깨끗이 죽는다.

○ 고령 사회에서 바람직하지 않은가?

○ 매력적이지 않은가?

소변 마실 때 참고 사항

★ 냄새가 심하면 곡주를 조금 첨가하라.(근본적 문제는 수분 부족)

★ 아토피 피부염 아이들에게 효과적이다.(싫어하면 주스나 된장국에 섞어 마시게 하라)

★ 무좀과 상처에도 효과적이다.(의사의 대부인 히포크라테스도 사용한 방법)

★ 한 방울까지, 다 마실 때까지 노력하라

★ 3년 만 마시면 운명이 바뀐다.

죽염 요법

죽염이란 바닷가에서 만들어진 천일염을 대나무 통 속에 넣어 아홉 번을 거듭 구워 만든 소금으로 음식, 요리를 비롯해서 인체의 여러 질병에 이르기까지 예방과 치료에 사용되는 약 소금이다.

(1) 죽염의 식별법

죽염은 엷은 회색에 달걀노른자 맛이 나는데 분홍색일수록 질 좋은 제품으로 알려져 있다. 죽염이 만들어지는 과정을 보면 3년 이상 된 대나무 통에 소금을 가득 채워 황토 흙으로 입구를 봉한 다음 1,200 ~ 1,300도의 열기로 굽기 때문에 대나무에서 나오는 진액과 대나무의 재가 함께 섞이게 된다. 대나무에서 나온 천연 유황 성분 때문에 달걀 냄새가 나는 것이며, 소금의 색이 엷은 회색이 된다. 지나치게 하얀색이나 천일염 그대로의 결정체를 유지하고 있는 것은 구운 소금일지라도 죽염이라고 할 수는 없다.

(2) 죽염을 식용으로 쓰면 좋다

아홉 번 구운 죽염을 식염으로 쓸 수만 있다면 얼마나 좋겠는가마는 가격이 비싸서 이는 하나의 그림일 뿐이다. 그런데 다행스럽게도 2 ~ 3번 구운 생활 죽염이 시중에 나와 있다. 고급 죽염이라고는 할 수 없으나 1,200도의 법제 과정을 통해서 소금 속의 독성은 제거되고 유익한 약성분과 인체에 유익한 기(氣) 성분이 합성된 식품이기 때문에 마음 놓고 쓸 만하다. 바닷가에서 전혀 여가 과정이 없이 거둬들인 천일염은 식용으로 권하고 싶은 마음이 없다. 바닷가, 강가를 상상 해 보라. 온갖 쓰레기와 버려진 생활용품으로 구역질이 날 정도이다. 각종 생활 하수와 산업 폐수로 심각하게 오염된 상태이다. 눈에 보이지 않을 뿐 각종 유독성 물질과 광석 물질 등과 농약들이 진하게 농축되어 흐르고 있는 곳이 강가요, 바닷가이다. 소금 속에 이런 독성 물질이 없다고 누가 말할 수 있겠는가?

자연 그대로의 바닷물을 가두어 증발시켜서 남은 찌꺼기를 거둬들인 것이 소금이라면 그 현장을 보고 먹을 사람은 한 사람도 없을 것이다. 더욱이 상품적 가치를 높이기 위해서 굵기를 조절하고 색을 하얗게 표백시켜 놓은 것이 하얀 소금, 가는소금, 꽃소금이다. 과연 하얗게 깨끗하고 꽃처럼 사람을 이롭게 하는 소금일까? 더욱이 요즈음은 화학 물질로 만들어 놓은 화학 소금이 판을 치고 있다. 이는 식품이 아니다. 이런 독성 물질들과 화학 소금은 건강에 치명적인 타격이 될 수 있다. 생활 죽염을 사용해서 음식을 만들면 음식 맛이 놀랍게 향상된다. 건강을 생각해야 한다.

(3) 죽염을 미용으로 쓰면 좋다.

여성들의 최고의 관심 중 하나가 피부이다. 건강한 피부의 조건은 촉촉하고 매끈함일 것이다. 세안, 세발, 목욕 후에 콩알만큼 크기의 죽염을 손바닥에 떨어뜨려 녹인 다음 마사지를 해 주면 하루 종일 피부가 마르지 않은 채 기분 좋은 하루를 보내게 될 것이다. 화장도 잘 받아서 자신감 넘치는 삶을 경험하게 될 것이다. 피부병이나 가려움증도 사라지면서 최상의 피부를 유지하게 된다.

(4) 죽염은 약용으로 쓸 때가 많다.

① 축농증이나 비염에 -

중의학에서 보면 염(炎)은 염(塩)으로 다스리라는 말이 있다. 염증에는 소금이 약이란 뜻이다. 콧속에 염증이 발생하여 콧물, 재치기에 열나는 것이니 살충, 살균, 해열제인 죽염을 불어 넣어 준다면 당연히 좋은 결과를 기대할 수 있다. 우유 빨대에 죽염을 콕 찍어서 콧속에 조석으로 며칠만 불어 넣어주면 빠르게 효과를 본다.

② 편도선염 치료에 -

우리의 소화 기관인 식도에는 6개의 세균 검문소가 있는데 그 중 하나가 편도선이다. 편도선은 입속 기관지와 식도의 전환점에 위치하고 있으면서 호시탐탐 공격의 기회를 노리고 있는 입속의 세균 침입을 저지하는 중요한 길목에서 경비 역할을 하고 있는 것이 편도선이다.

편도선에 염증이 생기고 열이 나고 부어 있는 것은 세균과의 치열한 전투가 벌어진 상태이다. 그런데 이런 상황에서 병원에 데려가 수술을 하여 편도선을 떼어 내는 것은 적을 막고 있는 검문소를 철거하는 격이다.

아군을 지원하고 격려와 용기를 주어 승리케 하여야 건강에 도움이 되는 순리인데 총소리 듣기 싫고 약간의 불편함이 있다는 이유 때문에 꼭 필요한 기관을 철거하는 것은 건강의 순리를 역행하는 매우 잘못된 처사이다.

우리의 인체에 함부로 칼을 대는 것은 옳지 못하다. 신중해야 한다.

이런 때에 죽염을 우유 빨대로 콕 찍어서 환자의 입을 벌리게 하여 환처에 훅 불어 넣어주라. 수시로 반복해 주면 며칠 가지 않아 정상으로 회복 될 것이다. 이렇게 쉽고 신기한 것을 .....

③ 잇몸 치료, 입 냄새 치료에 -

우선에 올바른 칫솔질법을 알아야 한다. 일반 적으로 칫솔질을 한다고 하면 이빨을 닦는 것으로 알고 있으나 이빨을 닦는 것보다 더 중요한 것이 잇몸이다. 혀와 볼 안쪽 그리고 입천장까지를 깨끗이 닦아 주어야 한다. 이곳에 세균과 기생충들이 서식하면서 새끼를 치고 배설물을 배출하고 있기 때문에 냄새가 난다. 얼마 전 어떤 논문에서 입 속에서 1m가 넘는 기생충이 발견됐다는 내용을 보고 놀란 일이 있다. 죽염으로 칫솔질을 한다면 입속의 염증과 입 냄새는 물론 이가 시린 증상도, 피가 나는 증상도 쉽게 치료가 된다. 입이 깨끗하면 대인 관계는 물론 사귀는 이성에게도 자신감이 생길 것이다. 입에서 냄새가 나면 식구도 싫어한다.

④ 여성의 냉증, 염증, 냄새, 가려움증, 물혹 치료에 –

여성은 남성에 비해서 인체 구조상 불리한 구조이다. 요도가 짧아서 방광에 세균 침입이 용이하고 빈번한 성관계 때문에 질 내부가 오염 될 확률이 높다. 또한 열과 수분이 항상 지속되기 때문에 세균의 서식지로서 좋은 조건을 갖추고 있다. 그래서 여성들은 부인과 질환으로 고생하는 경우가 많다. 병원에 가서 치료를 받는다 해도 심적, 정신적으로 부담을 많이 느끼기 때문에 치료를 늦추다 보면 더욱 심각한 상황에 다다르게 된다. 그러나 이제는 걱정하지 않아도 된다. 순리를 알면 답은 간단하다.

원인은 따뜻한 여성의 질 속에 세균이 침입하여 염증으로 여러 가지 증상이 나타난 것이기 때문에 죽염 가루를 캡슐에 넣어서 저녁 잠자리에 들기 전에 질 속에 하나만 깊이 넣어두라. 잠자는 동안 세균을 죽이고 염증을 가라앉혀 기분 좋은 아침을 맞이하게 될 것이다. 생리 후에도 깔끔한 뒷 정리가 되어지며 필요를 느낄 때마다 사용해 보면 정말 신기한 효과를 경험하게 될 것이다. 생명의 출발지가 깨끗해야 건강한 아이들이 태어날 것 이고 여성들이 건강해야 가정에도 웃음꽃이 필 것이다.

⑤ 치질 치료에 -

　한국인의 60%가 경험이 있다고 할 만큼 흔한 질병이면서 통증이 심하고 일상생활에 지장을 주며 수술을 해도 재발이 잘되는 것이 치질이다. 치질이란 항문에 분포되어 있는 정맥의 일부가 늘어나고 그곳에 피가 모여 혈액 순환이 제대로 되지 않아 혹이 생긴 상태이다. 치질의 일부는 항문 밖으로 나올 수도 있고 항문 안에 있을 수도 있다. 배변 후에 항문 부위를 깨끗이 씻지 않으면 가려움증이 나타나고 변비와 같은 딱딱한 변을 보는 경우에 치질을 이루고 있는 정맥의 일부가 찢어져서 출혈을 하는 수가 많다. 이런 때에 항문을 깨끗이 씻은 다음 항생제 연고에 죽염을 찍어서 환처에 조석으로 발라주면 3일을 넘지 않고 치료가 된다. 평소에 미역, 다시마, 김 등의 해조류를 수시로 먹어서 칼슘을 보충해 주는 것이 중요하다. 그리고 연근, 당근, 우엉 등의 뿌리채소를 많이 먹는 습관은 변비를 예방하고 대장을 건강하게 하므로 변비 예방에 좋은 방법이다.

⑥ 무좀 치료에 -

　무좀은 진균이라는 곰팡이에 의해 주로 발바닥에 환부가 생긴다. 증세는 벌겋게 붓고 물집이 생기며 몹시 가려운 급성형과 피부가 두꺼워지면서 계속 껍질이 벗겨지는 만성형이 있다. 발바닥에 무좀이 있을 때

흔히 손에 물집이 생기며 가려운데 이것은 발의 무좀이 손으로 옮아 온 것이 아니라 대부분의 경우 발의 무좀에 대한 알레르기 반응이므로 손에 아무리 무좀 약을 발라도 소용없다. 이런 때는 식초 1리터 한 병에 정로환 한 병과 죽염 한 티스푼을 타서 조석으로 20분 정도씩 15일간 환처를 담가주면 무좀은 흔적도 없이 사라진다. 식초의 살균 작용은 피부의 표면이나 모근에 들어 있는 세균을 죽이고 습진 등으로 피부가 화농하는 것을 막아 준다. 또한 식초는 그 자체가 산성이므로 신선한 피부를 만들어 주는 데 도움이 된다. 여기에 정로환과 죽염의 약성이 가미되면서 상승효과로 무좀은 더욱 신속하게 치료된다.

⑦ 피부가 거칠고 윤기가 없는 사람에게 -

이런 사람은 분명 수분 부족의 사람이다. 늘 피곤하고 깊은 숙면에 들지 못하고 신경이 날카롭고 예민한 것이 특징이다. 이런 사람은 0.8%의 죽염수를 만들어 수시로 마시면 절대로 부작용 없이 확실한 효과를 볼 것이다. 숙면 없는 미인은 세상에 없다. 죽염수를 많이 마시면 좋다.

O 기생충 이야기

어린 시절 기생충이 많아 산토닝 기생충 약을 복용했던 기억이 난다. 버글거리는 구더기에 떨어진 변에는 늘 회충이 꿈틀거렸다. 으슥한 골목에서 변을 보다가 변 속의 회충을 발견하고 기겁을 하며 놀라기도 했고, 구충제를 먹은 아이 입에서 지렁이를 토하기도 했다. 지금 생각하면 끔찍한 일들 이었고 창피한 일이기도 하다. 지금은 건강이 향상되고 삶의 질이 높아지면서 기생충은 자취를 감췄다. 그런데 퇴치된 줄 알았던 기생충들이 심각한 형편이라고 한다. 더욱이 회충, 요충, 편충, 십이지장충, 선충 등 몇 가지인 줄 알았는데 이는 극히 일부분일 뿐 더욱 진화되고 다양한 외국종 기생충까지 국내에서 발견되고 있다고 한다.

O 기생충이란?

우리의 몸 안팎에 붙어살면서 사람의 영양소를 먹고 사는 생명체 전부를 일컫는 말이다. 크기나 위치에 상관없이 우리 몸에 붙어살면서 해를 끼치는 모든 생명체들을 말한다. 예를 들면 눈에 보이는 회충, 요충에서부터 눈에 보이지 않는 박테리아나 정밀한 현미경으로 확인이 되어지는 바이러스까지도 포함된다.

○ 기생충의 종류와 서식처

기생충은 우리 인체의 소장이나 대장 같은 장에서만 사는 것이 아니다. 간이나 뇌 속에서도 서식하고 폐, 몸통, 피부 틈새, 근육 사이사이, 혈관 속에까지 인체의 모든 부위 모든 조직에 서식하고 있다. 그 종류는 현미경으로 관찰된 것만 120여 종류에 이르고 입속과 치아 사이에 버글거리고 있는 기생충에 대해서는 관심도 없고 그 기생충 알들이 장으로 내려가 번식하며 서식하고 있는 심각한 사실에 대하여 아는 사람이 많지 않다.

피부 속, 근육 사이 사이에 살고 있는 아프리카 기생충은 가려움증을 유발하는데 가려워서 긁다보면 충이 토막토막 잘려 나오면서 가려움증은 더 하고 나중에는 통증으로 발전하기도 한다. 심지어 눈 속에 살고 있는 기생충은 눈 흰자 위에 보호색으로 붙어 서식하기도 하고 눈꺼풀 안쪽에 서식하며 염증을 유발하기도 한다. 기생충이 눈에 보이지 않는다는 이유 때문에 무관심한 것 이 심각한 문제로 지적된다. 밥그릇에 개미와 파리가 앉는다든지 바퀴벌레를 보면 기겁하면서도 기생충에 대해서는 관심이 없다.

O 기생충의 크기와 길이

현미경으로만 보이는 작은 기생충이 있는가 하면 10m 내외의 기생충이 자주 발견된다는 보고가있다. 미국과 캐나다에서 발견된 "보봐인"촌충으로 이름 붙여진 촌충은 그 길이가 무려 12m였으며 "아프리칸 파이어"라고 붙여진 기생충은 무려 30m의 길이였다는 기록이다. 인체를 몇 바퀴씩이나 칭칭 감고 있어서 혈관인지 림프관인지도 구분이 되지 않고 분간하기조차도 어려운 상태라고 한다. 작은 기생충들은 피부에 붙어살기도 하고 혈관 속에서 살면서 몸을 돌다가 심각한 질병을 유발하기도 한다.

O 기생충의 수명

날마다 우리의 피와 영양분을 조용히 축내면서 15년에서 30년을 체내에서 서식한다. 수많은 번식을 계속 하면서 ..... 기생충에 대하여 관심도 없고 대수롭지 않게 생각하고 있어서 질병의 원인으로 보지도 않고 있는 것이 심각한 현실의 문제이다.

이런 기록을 본 일이 있다. 한 여성이 몸은 여위였고 기력을 잃어 지팡이를 짚고 병원을 찾았으나 의사는 병의 원인을 찾지 못하고 이상이 없다는 검사 결과를 내 놓았다. 환자는 나날이 몸이 쇠약해져서 결국 자리에 눕게 되었다. 수소문 끝에 기생충 전문 의사를 만나 기생충 감염 사실을 확인하고 기생충 약초를 복용한 결과 입술 안쪽에서, 잇몸 사이에서, 눈 속에서, 귀에서 기생충들이 기어나오는가 하면 배변시 각종 기생충들이 쏟아져 나온 후 건강을 회복하였다. 현대인들이 이런 사실을 상상이나 하겠는가? 혹시 주변에 원인 모를 질병으로 고생하고 있다면 한번쯤 기생충을 의심해 보는 것도 좋겠다. 기생충과 건강은 매우 밀접한 관계에 있다. 또 다른 기록을 소개한다. 한 여성이 기생충을 치료하던 어느날 목이 가렵고 뭔가 걸린 듯한 느낌에 손가락을 목에 넣어 걸린 것을 잡아당기기 시작하였는데 무려 30cm나 되는 기생충이었다. 그녀는 기절하고 쓰러졌다.

누가 이 사실을 믿겠는가?

기생충의 감염 경로

★ 회충(50cm) : 입, 발, 육식
★ 요충(1.5cm) : 입, 충수염의 주범
★ 십이지장충(10mm) : 입, 피부, 발, 십이지장에 서식
★ 소고기 촌충(12m) : 날생고기, 몸무게는 줄고 식욕은 왕성
★ 생선 촌충(10m) : 날생선
★ 돼지 촌충(7m) : 돼지고기, 간질, 경련의 원인
★ 기생충은 입 → 항문 → 입 : 위생에 철저해야
★ 모기 : 피를 빨면서 기생충 감염
★ 성관계 : 키스, 성기, 항문
★ 애완동물의 털과 타액 : 1,700여 종의 세균과 기생충 알
★ 공공장소 : 놀이방, 학교, 교회, 전철 등
★ 손 : 기저귀 간 손, 항문, 발 만진 손, 칫솔, 베게, 머리빗 등
★ 음식 문화 : 공동 찌개, 숟가락, 젓가락, 술잔, 물컵 등
★ 물 : 친구이면서도 적이다. 기생충을 몰아내기도 불러드리기도

○ 암 질환도 기생충이 원인

염증이 암으로 발전되는 것은 모두가 아는 일이다. 위염이 발전하면 위암이 되고, 간염이 발전하면 간암이 된다. 기관지염이나 대장염이 발전하면 결국 암이 된다. 염증이란 세균, 바이러스 즉 기생충이 병원체인 것이다. 우리나라는 위암 왕국 간암 대국으로 유명하다. 여성들의 자궁이나 질의 염증이 발전하면 자궁암이 되는 것인데 그 원인은 세균이나 기생충에 의한 전염성 질환이다. 암을 치료받기 원한다면 먼저 기생충을 없앤 다음 치료를 병행하는 것이 옳을 것이다.

○ 일반 질환도 기생충이 원인

구취, 만성 피로, 부종, 이명, 이빨 가는 것, 여드름, 식욕 부진, 빈혈, 피부 균열, 알레르기, 튀어나온 눈, 복부 창만, 우울증, 눈 아래 흑색 와잠, 비만, 폭식, 단맛을 좋아하는 증세 등은 기생충과 매우 깊은 관계가 있음이 밝혀졌다.

어린아이들의 경우 흙 먹는 습관, 야뇨, 성장 부진, 잇몸 출혈, 코피 빈발, 안절부절, 저능아, 코 후빔, 감기, 간질 발작, 집중력 약화 등도 기생충이 그 원인으로 알려지고 있다.

놀라운 일은 난치병으로 알려진 당뇨, 고혈압, 그리고 관절염 까지도 기생충과 밀접한 관계가 있다.

당뇨병은 "유리트레마"라는 충에 의해서 발생된다. 기생충이 췌장에 침입하면서 인슐린 분비 세포를 망가뜨려 인슐린 생성을 방해하여 생긴 질병이다.

관절염은 세균과 함께 회충, 분선충, 사상충 등이 관절 부위에 기생하여 통증을 일으키는 질병이다.

기생충은 정서에도 나쁜 영향을 끼치는 것으로 밝혀지고 있는데 남편이나 친구, 직장 상사나 동료를 곱게 보지 못한다든지, 주변 사람이 자신을 미워 한다고 착각을 하며 매사에 부정적 시각을 갖는 것 등이다.

이런 문제로 고민하는 사람이 있다면 기생충 약을 먹고 한두 달 지나면 세상이 아름답게 보이고 삶의 가치를 느끼게 될 것이다. 기생충이 사람을 부정적으로 만들기도 하고 우울증을 유발하기도 한다.

구충 요법에 귀 기울여 볼 만하다.

기생충 예방법

★ 음식, 호흡, 성관계를 깨끗이 한다.(입, 코, 성기를 통해 기생충이 침입하기 때문)
★ 생음식을 자제하고 음식을 익혀 먹는다.
★ 외출 후에는 반드시 비누 세수를 한다.
★ 목구멍과 콧구멍을 수시로 죽염수로 세척한다.
★ 항문과 성기 주변을 죽염수로 청결히 한다.
★ 쾌변으로 장을 깨끗이 유지한다.(숙변은 기생충의 서식지이기 때문)
★ 물을 충분히 마시어 기생충을 몰아낸다.(2리터 이상의 수분 섭취는 장 활동을 활발하게 하기 때문)

O 기생충 치료제

자연식 : 쑥, 마늘, 흑호두, 호박씨, 우엉, 당근

탕제, 환약 : 관중환, 웅사환, 하충산

전통 민간 요법 : 밤송이나 밤 껍질, 가지나 그 줄기,

앵두나무 뿌리나 나무껍질을 달여 마신다.

※ 건강은 선택의 문제

기생충과 화학 물질을 먹을 것인가? 거부할 것인가?

이는 선택의 문제이다. 기생충이 좋아하는 환경을 만들어 주면 기생충이 충만하여 질병이 올 것이다. 쓰레기가 쌓이면 구더기가 들끓는 법. 우리의 몸도 더러운 것이 쌓이게 되면 기생충이 만연하여 치명적인 질환으로 고생하게 될 것이다. 우리 인체의 오염을 막아주는 일도 열어 놓는 일도 자신의 선택에 달렸다.

우리의 체질은 부모에게서 물려받은 것이지만 질병은 유전이 아니다. 금이 간 그릇도 조심하여 사용하면 오래 쓸 수 있듯이 우리의 인체도 약한 부분을 잘 관리하면 건강 해 질 수 있는 법이다. 이것이 건강의 순리이다. 우리의 피부색은 유전이지만 피부병은 유전이 아니다. 눈 색깔은 유전이지만 눈병은 유전이 아니다. 소음인이 비위가 허약한 것은 유전이지만 위장병은 유전이 아니다.

이는 선택의 문제이다. 건강의 순리를 따르면 건강하게 살 것이고 건강의 순리를 거역하면 건강을 잃는다.

이는 선택의 문제요 건강 비결이다.

13

자기 요법(자석 요법)

지구는 태양계에 있는 9개의 행성 중 하나이다. 태양계는 태양이라고 하는 항성을 중심으로 9개의 행성과 40여 개의 위성으로 구성되어 있으며 은하계에 속한다. 은하계는 천억 개의 태양계로 무리지어 있으며 천억 개 정도의 은하계가 있는 것으로 알려져 있는데 이를 우주라고 표현한다. 우주 속의 별 숫자를 대충 계산하여 보면 50 X 1천억 X 1천억이다.

모든 별들은 자전과 공전을 계속하고 있고 태양계의 경우만 보더라도 초속 250km의 무서운 속도로 한 방향을 향해 달리고 있다. 총알의 속도가 초속 1km인 것을 감안하면 태양의 속도와 그 태양을 자전하며 돌고 있는 별들의 속도는 상상을 초월하는 속도이다. 그런데도 헤아릴 수 없는 수많은 별들이 충돌하지 않고 궤도의 변화도 없이 수천, 수억 년을 무사히 회전 질주하고 있다. 그 이유는 그 속에 만유인력이 작용하고 있기 때문이다. 우주의 모든 별들이 적당히 밀고 당기는 힘에 의해서 질서를 유지하고 있는 것이다.

우주의 이 모든 별들을 창조하실 뿐 아니라 운행을 주관하시고 각 별들의 물체를 조종, 간섭하시며 모든 인간 개개인을 인격체로 상대하고 계시는 그 분 하나님은 과연 얼마나 크신 분이실까?

지구에는 헤아릴 수 없는 많은 종류의 물체가 존재하고 있으며 그 속에 인간이 함께 존재하고 있다. 그런데 왜 지구에서 떨어져 나가지 않을까?

왜 어지럽지 않을까? 왜 언제나 위아래가 분명할까? 라는 의문을 가질 수 있으나 지구에 작용하고 있는 중력 때문에 별 문제없이 순행하고 있다.

중력이란 지구 표면의 물체를 지구 중심 방향으로 끌어당기는 힘이다.

지구를 달리 표현하면 하나의 거대한 자석이다. 북은 S극 남은 N극으로 나침판의 자침이 언제나 N은 북으로, S는 남으로 유지하고 있는 것을 보면 알 수 있다. 철을 당기는 작용을 자기라고 하며 지구가 만물을 당기는 힘을 지자기라고 한다. 자기의 성질은 같은 극끼리는 밀어내고 다른극 끼리는 당기는 작용을 하는데 이를 음양의 원리, 남여의 원리, 상생관계, 상극 관계라고 한다. 인간 생존을 위한 4대 필수 요소를 공기, 물, 햇빛, 자력선으로 말한다. 그런데 자력에 대해서는 느끼지 못한다는 것 때문에 그 중요성을 실감하지 못하고 무관심하게 살고 있다. 만약에 일 순간이라도 자기 자력이 중단된다면 생명체는 절단날 것이며 온 세상은 공중분해 될 것이며 우주는 박살나고 순식간에 종말을 맞게 될 것이다. 자력이 없이는 피 한 방울도 돌 수 없고 공기 한 방울도 마실 수 없게 된다. 자기(磁氣) 즉 우리 몸속의 기(氣)도 일종의 자기 원리에 따라 운영된다. 우리의 몸을 소우주라고 표현하는 데는 충분한 이유가 있다. 우주의 인력과 자력의 힘에 의해서 인체는 유지되고 있으며 그 복잡한 화학 공장과 같은 혈액, 타액, 체액도 60조에 달하는 세포 조직도 자력의 상생 및 상극의 순리에 따라 유지되고 있다. 일반적으로 말하는 건강 상태는 인간 체내의 기혈(氣血)이 잘 도는 것을 의미한다. 질병 상태나 쇠약 상태는 기혈이 재대로 돌지 않는 상태를 말하며 기혈이 막히게 되면 통증이 오고 열이 나고 염증이 생겨 질병으로 죽음에 이르게 되는데 곧 기절 상태(氣絶狀態)이다.

기가 잘 돌면 기통 상태(氣通狀態)이고 기분이 좋으며 기운이 생기고 기가 살아 기고만장(氣高萬丈)하여 운수 대통하는 것이 건강 상태이다. 자석 공장이나 발전소에 근무하는 사람은 평균치 이상으로 건강하며 고혈압이 없는 이유가 기와 무관하지 않다. 고압선이 지나가는 지역의 농작물은 잘 자라고 뇌성과 번개가 많은 해에는 분명 풍작을 이루는 것도 그 이유이다.

1972년도에 일본 다나카 수상이 중국을 방문하였을 때 중국에서 국빈 선물로 자석 의자 2개를 선물하였는데 6개의 자석이 경혈에 맞게 부착된 것으로 앉아만 있어도 50여 종의 질병에 치료 효과가 있다고 전해진다. 자력이 인간 생존에 절대적인 작용을 하고 있음이 분명한데 지구 물리학자들에 의하면 지구의 자력이 500년 전에 비해 $\frac{1}{2}$로 감소하였으며 100년에 5%씩 자연 감소하고 있으며 지금 상태로라면 2000년 후에는 "자력 Zero" 상태가 된다고 한다. 더욱이 인간은 아스팔트와 콘크리트, 철근 건물과 자동차와 전철 속에서 생활해야 하는 환경 때문에 그나마 도 약해진 자력이 차단당하고 있는 실정이 안타깝기만 하다.

인체의 전기는 소금(Nacl : 염화 나트륨)으로 발전(發電)되어지는데 화학 소금의 부작용으로 먹지 말라고만 강조되고 있다. 그런데 사람이 쓰러 져 병원에 실려 가면 제일 먼저 소금물인 링겔을 주사한다. 그것도 병원 의사만 주사하도록 법으로 규정하고 있다. 지자기가 약해지면서 현대인 들은 몸의 전기도 약해져 있다. 때문에 혈액은 산성화되고 과잉 콜레스 테롤 축적으로 자율 신경 실조증이다. 혈액 순환 장애 그리고 내분비계 장애등이 질병으로 나타난다. 특별한 이유는 발견되지 않으면서 등, 어 깨, 목, 근육 등이 뻐근하고 쑤시고 결리고 두통, 흉통, 요통, 어지럼증, 불 면증, 상습 변비 등이 나타나는데 이런 질병들이 "자기 결핍 증후군"으 로 그 원인이 밝혀지고 있다.

자율 신경이란 본인의 의지와는 상관없이 인체 내부의 기관이나 조직 의 활동을 지배하며 조절하는 신경으로 장과 각 기관을 비롯한 세포의 기능을 주관 한다. 즉 움직이고 수축 팽창하며 호르몬을 분비하고 열고 닫고 흐르게 하는 신진대사 작용을 지배하는 힘을 말하는 데 이는 전기 의 힘에 의해서 작동된다. 자동차나 엘리베이터나 가전제품처럼 몸속의 전기인 기가 약하면 모든 기능이 약화되기 때문에 이 기능을 보완하여 건강하게 하는 것이 자기 치료 법이며 건강의 순리이다.

전문적인 지식이 없어도 쉽게 사용 할 수 있는 자기 요법으로 그 기본 경혈 6곳을 소개하면 다음과 같다.

자기 요법의 효과

★ 혈관 확장   ★ 골형성 구조 강화
★ 통증 완화   ★ 노폐물 감소
★ 항염증   ★ 세포 양생
★ 근육 경련 완화   ★ 면역 체계 활동 촉진
★ 치유력 증진   ★ 수면 증가
★ 항부종   ★ 모든 기능 강화

※ 유의할 점 ※

ㅇ 자석 + 극이 피부에 닿도록 부친다.

ㅇ 자석은 500 – 2000 가오스 중 체질에 맞게 선택한다.

ㅇ 대칭 경혈에는 +극, –극 대칭이 되게 한다.(예: 풍지와 풍지, 관원과 대장유, 음릉천과 양릉천, 삼음교와 광명, 태충과 용천, 외관과 내관)

ㅇ 부작용이 없어서 좋다.

ㅇ 항상 사용할 수 있고 방법이 쉽다.

ㅇ 3일 이상 사용하면 효과를 본다.

ㅇ 3개월 정도 사용한 후에는 10일 정도 쉰다.

o 낮에만 붙이든지 밤에만 붙여도 좋다.

o 동시에 여러 치료 기구를 사용하는 것은 금한다.

o 임신부는 삼가 하는 것이 좋다.

o 원활한 기혈유통을 원한다면, 신유, 중완, 관원, 족삼리, 용천혈을 활용하여 본다.
  놀라운 경험을 할 것이다.

o 뇌파, 심전도, 근전도 등은 인체의 전기 작용을 측정하여 건강을 체크하는 것이
  다. 자력은 곧 생명이며 건강이요 순리이다.

14

(1) 침의 종류

① 옛날에는 참침, 원침, 제침, 봉침, 피침, 원리침, 호침, 장침, 대침 등을 사용하였으나

② 현재에는 다음과 같은 침들이 사용되고 있다.

  ㅇ 호침 : 탄력성이 좋은 금속으로 만든 가는 침이다.

  ㅇ 동침 : 구리로 만든 것으로 호침과 비슷하며 금침과 은침도 있다.

  ㅇ 삼릉침 : 침 끝이 세모진 것으로 염좌, 타박상, 편도선염, 증설, 고혈압, 두통 등의 사혈에 사용한다.

    *증설은 입안의 병으로 침을 흘리는 것이 특징이다.

    금진, 옥액, 승상, 지창에 사혈을 하며 심경과 비경의 해열법으로 쓰인다.

O 잎침 : 목적은 삼릉침과 같으나 침 날이 납작하며 양날과 끝이 뾰족

하다.

O 피내 침 : 압정의 모양으로 반창고 중앙에 알갱이를 붙여 사용하기

도 한다. 약한 자극을 오래 지속시키기 위한 것으로 이침

법에 많이 사용한다.

O 피부 침 : 망치 모양으로 망치 머리와 같은 곳에 침을 꽂아 사용한

다. 침 날이 5개일 때 매화 침, 침 날이 7개일 때는 칠성 침

이라 하며 두드리는 자극으로 피부 질병과 속병까지도 치

료한다. 어린이나 노인, 허약자 등 침을 두려워하는 사람

에게 사용한다. 방광경 승부혈에 피부 침을 활용하면 소

변, 치질, 좌골신경통, 음부에 해당하는 질병 즉 방광 질환,

항문 질환, 음부의 질환, 요통 등에 효과적이다.

O 전기침 : 침대에 약한 전류를 통과시켜 치료를 극대화시키는 방법

이다. 침 자극과 전기 자극을 합친 것으로 치료의 상승 효

과를 기대 해 볼 수 있다.

O 전자침 : 전기침과 같은 원리로서 더욱 편리하고 더욱 쉽고 간단한

방법으로 전문적 지식이 없이도 누구나 할 수 있는 권해 볼

만한 요법이다.

O 레이저침 : 경혈 부위에 레이저를 쏘아 치료하는 방법이다. 약

30cm 거리에서 5 - 20분 사용하며 크기는 직경이 0.1 ~

0.3cm(1~3mm) 이다. 침과 뜸의 대용으로 사용한다.

(2) 전자침의 장점

① 피부나 근육에 상처를 내지 않기 때문에 두려움이 없다.

② 언제, 어디서나, 누구든지 쉽게 사용할 수 있다.

③ 타인의 도움 없이도 스스로 병증을 치료할 수 있다.

④ 무엇보다 효능이 뛰어난다.

⑤ 침 치료와 전기 치료가 합쳐지면서 그 결과는 대단하다.

⑥ 기구 자체가 반영구적이라 경제적 부담이 없다.

(3) 전자침의 효능

① 잠든(무기력한) 세포를 깨워 활동하게 하므로 건강이 향상 된다.

② 건강이 쇠약해진 세포에 기를 공급하므로 활력이 넘치게 된다.

③ 기가 막혀 통증과 염증이 있는 곳에 기를 통하게 하여 건강을 회복 시킨다.

④ 혈이 막혀 열이나고 통증을 느끼는 담이나 근육통을 뚫어 줌으로 써 간단한 해결을 본다.

⑤ 병처(작은 통증에서 암까지)에 전기적 자극을 가함으로써 백혈구를 모 이게 하여 세균을 박멸케 하여 자연 면역력을 향상시킨다.

⑥ 30초마다 인체의 한 바퀴를 도는 혈류에 전자 충격을 가하므로 질병

의 원인인 여러 종류의 바이러스를 감전사시켜 병이 순식간에 치료된다.

⑦ 기의 활동을 극대화시킴으로 기혈 유통의 최상의 컨디션을 유지하게 한다.

⑧ 질병치료 및 예방 차원에서 사용을 한다면 병원과 약국의 노예가 되어 있는 현대인들에게 무한한 기쁨의 체험이 될 것이다.

⑨ 더욱이 기도하는 마음으로 고통 중에 있는 환자에게 활용한다면 영육을 함께 치료할 수 있어서 사람도 하나님도 함께 기뻐하는 일이 될 것이다.

⑷ 전자침의 경혈과 순서

① 우측 손 손등(합곡) → 손목(양계, 양지, 양곡, 외관)

② 우측 손 안쪽(노궁) → 손목(태연, 태능, 신문, 내관)

③ 우측 손 팔꿈치(곡지, 척택, 소택)

④ 좌측 손 – 우측 손과 같은 방법

⑤ 머리(백회 5처) → 목(풍부, 풍지, 경추)

⑥ 어깨(대추, 견정, 거궐, 견우, 견료, 천종)

⑦ 흉추 양 옆측24 → 요추10 → 선추, 미추

⑧ 우측 무릎(혈해, 음곡, 독비, 족삼리)

⑨ 우측 발목(상구, 해계, 구허)

⑩ 우측 발(태충, 합곡,임읍, 용천)

⑪ 좌측 다리 - 우측과 같은 방법

(5) 전자침 사용 시 주의할 점

① 두려워하면 안심시키고 약한 방법으로 시작한다.

② 얼굴이 창백해지는 경우 중증 환자로 보고 손에만 시도한다.

③ 얼굴이 붉어지고 민감한 반응을 보이는 경우 욕심부려 시도하지
않는다.

④ 지나치게 긴장하는 경우 허약 체질로 보고 약한 방법으로 시도한다.

⑤ 포인트 횟수를 나이에 비례하기도 하지만 20 -30회 정도가 적당하다.

⑥ 봉사를 받은 후에는 푹 쉬어야 효과적이다.

⑦ 임산부인 경우 참외 밭에서는 신발 끈을 매지 않는 것이 옳은 일이다.

⑧ 기도하며 받게하고 기도하는 마음으로 시도한다면 놀라운 체험을
하게 될 것이다.

⑴ 우리나라의 대표 음식은 발효 식품

우리나라를 대표하는 음식은 된장, 김치, 식초라고 말할 수 있는데 그 공통점이 발효 식품이다. 발효 식품은 한국 음식의 기본이라고 말할 수 있다. 한국 주택의 한편에는 장독대가 있고 그 곳에는 어김없이 간장, 된장, 고추장, 김치 등이 담겨 있으며 이런 풍경은 우리나라에서만 찾아볼 수가 있는데 우리나라 사람들이 발효 음식을 얼마나 좋아하는지 얼마나 선진 음식 문화인가를 확인할 수가 있는 모습이다. 발효 식품이란 인공적으로 만든 것도 아니고 자연 그대로의 방식도 아닌 음식을 삭혀서 새로운 맛과 영양을 만들어 내는 자연과 문명을 뛰어넘는 독특한 문화의 산물이다. 음식의 기능과 영양을 뛰어넘은 맛과 멋의 예술이라고 표현할 수 있을 만큼 자랑하고 싶은 것이 우리나라의 발효 식품이다.

(2) 식초는 생활의 일부분

지금부터 4,50년 전만 해도 우리나라 가정에서는 부엌의 부뚜막에 초 병이 놓여 있는 것을 쉽게 볼 수 있었다.

어머니들이 부엌을 출입하면서 자주 흔들어 주던 모습을 지금도 기억 할 수가 있다. 산소를 좋아하는 초산균에 산소를 공급하는 과학적인 방 법이었음을 지금에야 알고 감탄하고 있다. 우리 조상들이 사용 해 왔던 전통 의학은 동양 의학에 기초한 것으로 생활 속에서 식초를 많이 사용 해 왔음을 볼 수가 있는데, 갑자기 졸도 증세로 어지러워 쓰러진 사람에 게 식초를 사용하였다. 원인 모를 어지러움이나, 연기나 숯,불 때문에 어 지럽거나, 연탄가스로 중독되어 쓰러졌을 때에도 식초를 사용하였다.

성경을 보면 예수님께서 십자가에 못 박혀 죽어주실 때 군병들이 신 포도주를 예수님께 마시게 했다는 기록이 있다. 신포도주는 식초로 이 해가 된다.

식초는 동서고금, 귀천을 막론하고 귀하게 생각하고 가정 상비약으로 자연 치료제로, 사용하여 왔음을 알 수 있다.

(3) 인공 식초와 자연 식초

식초는 제조하는 방법에 따라 인공 식초와 양조 식초로 구분한다.

인공 식초는 화학적인 방법으로 만들어진 합성 초산이 가미된 것으로 에틸알코올에 빙초산을 첨가하여 초산을 발효시키고 펩톤, 폴리펩티드,

인산, 칼륨, 마그네슘, 칼슘, 당질인 물엿 등 화학 제품 등을 특수 기계를 사용하여 단 하루 만에 가공 처리된 가공식품을 말한다. 이와 같이 화학 물질 등은 우리 몸에 나쁜 영향과 부작용을 일으킬 수 있다. 더욱이 빙초산은 독극물로 분류되는 인체에 해로운 물질로 알려지고 있다.

자연 식초는 양조 식초라고도 하는데 곡물과 과일을 원료로 해서 자연발효 시킨 자연 발효 음식이다. 현재 시중에서 판매되고 있는 양조 식초는 자연 발효 식품이 아니라 대부분이 속성 알코올 양조 식초이기 때문에 자연 식초와는 구분해야 하며 효능 면에서 비교가 되지 않는다.

(4) 자연 식초의 효능

① 산성을 중화시키는 역할을 한다.

식초는 산성 물질이지만 몸속에 들어가면 알카리성으로 작용한다. 때문에 몸속에 생긴 산성 물질을 알맞게 중화시킨다.

② 살균 작용, 방부 작용, 해독 작용을 한다.

식초는 식품의 신선도를 유지시키고 식중독을 예방하며 병균을 물리친다. 구강과 소화 기관에 있는 균을 제거하여 잇몸 질환을 예방 한다.

③ 구연산 함량이 높다.

신진대사를 활발하게 하고 에너지 활동을 도우며 불순물을 속히 배출시키는 구연산을 원한다면 식초를 마시면 된다.

④ 피로를 없애준다.

지나치게 운동을 많이 하거나 신경을 많이 쓰면 에너지가 많이 소모 되면서 피곤 해 진다. 식초를 마시면 피로가 풀린다.

⑤ 소화를 촉진시키고 변비를 예방한다.

자연 식초는 소화 효소이며 젖산균 그 자체이다. 나쁜 세균을 죽이기 때문에 치질과 변비가 해소되면서 장이 건강 해 진다.

⑥ 비만을 방지한다.

자연 식초는 영양소 소비를 촉진시키고 몸속의 노폐물을 속히 배출시 키고 지방 분해를 촉진시켜 비만을 방지 한다.

⑦ 백혈구의 면역 기능을 높인다.

백혈구는 체내에 수시로 침입하는 세균이나 바이러스를 죽이는 역할 을 하는데 식초는 백혈구를 젊고 건강하게 하면서 면역력을 높인다.

⑧ 암에 대한 면역력을 높인다.

식초를 매일 섭취하면 면역력이 높아지면서 성인병을 예방할 수 있고 각종 암을 예방하는 데 매우 효과적이다.

⑨ 채소의 비타민C를 보호한다.

채소나 과일에 많이 함유되어 있는 비타민C는 열에 약하기 때문에 채 소나 곡물에 식초를 사용하면 영양 보존과 영양 흡수에 큰 도움이 된다.

⑩ 간장을 보호하고 노화를 방지한다.

피로할 때나 술을 마시고 걱정될 때 식초를 마시면 효과적이다. 식초는
간의 역할을 도와 살균, 해독은 물론 질병을 예방하기 때문이다.

⑪ 장을 깨끗하게 해 준다.

발효 식품은 젖산균을 돕고 젖산균은 장속의 나쁜 물질을 청소한다.
당연히 좋은 균은 늘어나고 장은 깨끗하여 진다.

(5) 식초 식품 만드는 방법

자연 식초를 만들려면 여러 가지 재료를 준비하는 과정 및 방법과 순
서가 복잡해서 직접 만들기란 쉽지가 않다. 더욱이 정신없이 뛰고 있는
현대인들에게는 하나의 환상이요, 그림일 뿐임을 잘 알기 때문에 대체
적으로 간단하고 손쉬운 식초 식품 만드는 법을 소개하고자 한다.

※ 초밀란 만드는 방법

ㅇ 토종 유정란 10개를 씻어서 물기를 없앤다.

ㅇ 병 속에 넣고 계란이 잠기도록 식초를 채운다.

ㅇ 뚜껑을 꼭 닫아 20-25℃ 정도의 온도에서 보관한다.

ㅇ 일주일이면 계란껍질은 녹고 속껍질은 녹지 않으므로 젓가락으로 터트려서 속
껍질을 건져 낸다.

ㅇ 병 속의 계란과 식초를 잘 저어서 냉장고에 보관한다.

※ 초밀란 먹는 방법

  ㅇ 하루 2,3회 식후에

  ㅇ 밥숟가락 3숟가락 정도에 생수와 꿀을 타서 마신다.

  ㅇ 입에 맞도록 분량과 비율은 적당히 조절 한다.

  ㅇ 화분을 타서 마셔도 좋다.

※ 초콩 만드는 법

  ㅇ 콩 3홉을 씻은 후 물기를 즉시 없앤다.

  ㅇ 콩과 식초를 1:3의 비율로 병에 담는다.

  ㅇ 벌꿀을 약간 섞으면 더 좋다.

  ㅇ 3주쯤 지난 후에 냉장고에 보관한다.

※ 초콩 먹는 방법

  ㅇ 조석으로. 식후에.

  ㅇ 초콩을 한 숟가락씩 꼭 꼭 씹어 먹는다.

  ㅇ 초콩을 갈아서 죽염과 꿀을 타서 입맛에 맞게 하여 먹는다.

  ㅇ 초콩을 말려서 분말을 만들어 먹을 수도 있다.

※ 초마늘 만드는 방법

  ㅇ 깐 마늘을 씻은 후 물기를 없앤다.

  ㅇ 깐 마늘을 병 속에 넣고 잠기도록 식초를 채운다.

  ㅇ 벌꿀을 약간 섞으면 더 좋다.

  ㅇ 밀폐하여 한 달쯤 지난 후에 찬 곳에 보관한다.

※ 초마늘 먹는 방법

  ○ 식사 중에 1-3쪽을 먹거나

  ○ 여러 가지 요리에 조미료로 사용한다.

  ○ 강판에 갈아서 다양하게 사용한다.

  ○ 갈아서 죽염과 꿀로 간을 맞춰 마신다.

  ○ 위가 약한 사람은 공복에 먹는 것보다 식중, 혹은 식후에 먹는다.

※ 이와 같은 방법으로

땅콩, 감잎, 매실, 살구, 다시마, 차조기 잎이나 열매, 뽕잎이나 그 뿌리, 박하, 금

귤, 유자, 레몬, 모과, 표고버섯 등을 재료로 해서 식초 식품을 만들어 활용할 수 있

다.

① 사과

발열 질환에 해열 작용, 감기, 기관지염에 거담, 소염 작용을 하며 장 운동을 활발하게 하여 변비를 해소시킨다.

※ 전통 요법

    ○ 설사 : 설사가 심할때 사과 2개를 강판에 갈아서 식사 대용으로 먹는다.

    ○ 화상 : 사과의 껍질과 속을 버리고 아주 곱게 갈아서 샐러드유를 조금 섞어 환 부에 바른다.

    ○ 임파선염 : 으깬 사과에 식초를 타서 환부에 바른다.

    ○ 그 외에도 발열성 질환, 변비, 심장병, 간장병에 좋다.

② 감, 감잎, 백시, 시설, 꼭지

    ○ 감은 알코올을 분해하고 배탈을 멎게 하며 지혈 작용을 한다.

○ 감잎은 지혈, 혈압 강하, 뇌일혈, 고혈압, 심장, 신장, 기관지염, 중풍 치료에도 도움이 된다.

○ 백시(곶감)는 비장을 강하게 하고 폐의 기능을 원활하게 하며

○ 시설(곶감에 붙은 흰가루)은 담과 야뇨증을 치료한다.

※ 전통 요법

○ 침 : 감잎 3-4장을 2홉의 물에 끓이되 절반이 되도록 달여서 하루 동안 마신다.

○ 고혈압 : 감잎 5장, 당근 1개, 질경이 1뿌리, 벌꿀 1숟가락, 식초 1숟가락, 물 2컵을 함께 갈아서 주스처럼 아침 식후에 마신다.

○ 화상 : 떫은 감을 으깨어서 두껍게 환부에 바르고 떨어지지 않도록 붕대를 감아 준다.

○ 타박상 : 곶감을 소주에 끓여서 그 국물을 환부에 바른다.

○ 혈변 : 감 1개와 쑥 4g 정도를 함께 달여 마신다.

○ 불면증 : 곶감 3개를 3홉의 물에 20-30분 동안 서서히 달여서 복용한다.

③ 살구

살구의 과육은 배탈이 날 수 있으나 그 씨앗인 행인(杏仁)은 기침을 그치게 하고 가래를 없앤다. 소변을 원활하게 하고 편도선, 부종, 유선염, 폐렴 등에 사용 된다.

※ 전통 요법

○ 천식 : 말린 행인 5개를 따뜻한 꿀물과 함께 씹어 먹으면 효과적이다.

○ 소변 불통 : 껍질 벗긴 씨를 볶아 고운 가루를 만들어 밥물로 환을 지어 먹는다.

○ 치질,하혈 : 껍질째 씨를 가루 내어 흰쌀로 죽을 끓여 먹는다.

④ 포도

피로 회복, 불면증, 이뇨 작용에 효과가 있다. 빈혈, 협심증, 기관지염, 천식, 신장병, 빈혈에 약으로 쓰인다.

○ 고혈압 : 벌꿀에 차조기와 포도를 넣고 밀봉해서 1개월 후에 거즈에 거른 다음 식후 반 컵을 1일 3회 마신다.

○ 요통 : 포도 말린 것을 술에 끓여서 식후에 조석으로 마신다.

⑤ 석류

석류나무 껍질, 열매의 껍질, 뿌리를 건조시켜 구충제로 쓴다. 석류꽃은 설사의 약재로 쓰이며 열매 속의 씨를 설탕에 절여 발효시킨 다음 소화 불량이나 급성 위장병에 쓴다.

석류를 달인 물은 종기나 부스럼에 효과적이다.

※ 전통 요법

○ 구충제 : 뿌리를 그늘에 말려 한줌을 2홉의 물이 절반이 되도록 달여서 마신다.

○ 신경통 : 석류껍질과 뿌리를 말린 다음 200g을 소주 1되에 1개월 가량 담가 두었다가 매일 3회 식전 또는 식후에 한 잔씩 마신다.

○ 치통 : 석류껍질과 뿌리의 껍질을 태워 재를 만든 다음 이 가루로 양치질을 한다.

⑥ 매실

덜 익은 매실은 독이 있어 생으로 먹으면 설사를 한다. 전염병과 식중독에 매실 장아찌를 먹는다. 특히 여행 중 물갈이 때문에 고생할 경우 매실 장아찌가 효과적이다. 세균 발생을 억제하고 피로를 회복시킨다.

※ 전통 요법

○ 피로 회복, 혈액 정화 : 구연산 함량이 많아 소화 흡수를 돕고 혈액을 정화시킨다. 신진대사를 촉진시키고 간장을 돕는 데 큰 역할을 한다.

○ 식욕 증진 : 매실 장아찌는 타액선과 위액선을 자극하여 소화액 분비를 촉진시켜 식욕을 증진시킨다. 장내의 나쁜 균을 죽이고 이로운 균을 번식하게 한다.

○ 기타 : 감기, 미용, 정서 안정, 구토, 설사, 멀미에 효과적이며 노화 방지에도 중요한 약재로 쓰인다.

⑦ 귤, 레몬, 유자

비타민C가 풍부해서 유행성 감기, 열병, 구강염, 신장염 등에도 효과가 있다. 뼈와 이를 튼튼하게 해 주고 구루병을 예방하며 혈액을 정화시킨다. 특별히 감기에 잘 걸리는 사람에게 효과적이다.

※ 전통 요법

○ 금귤 : 비타민C가 많고 칼슘은 어떤 과일보다 함량이 높다.

○ 진피 : 귤 껍질을 말린 것으로 여러 질병에 다양하게 사용된다.

○ 굴 식초 : 구연산이 풍부하여 피로 회복, 비만 방지에 특효하다.

○ 레몬, 유자 : 구연산이 귤의 4~5배, 비타민C가 2~3배.

때문에 피로 회복과 강장에 효과적이다.

⑧ **딸기**(복분자)

○ 혈색을 좋게 하고 빈혈 치료에 쓰인다.

○ 해열, 이뇨, 거담 치료에 쓰인다.

○ 감기, 기관지, 호흡기 질환에 쓰이며 피부를 윤택하게 한다.

○ 야생 딸기인 복분자는 간세포 기능을 소생시켜 강장제로 쓰인다.

○ 입속이 헐었을 때 복분자 생잎을 진하게 달여 마시면 효과를 본다.

⑨ **무화과**

○ 치질, 버짐, 사마귀, 구충제, 신경통에 가지나 잎을 꺾어서 나오는 흰 즙을 약재로 쓴다.

○ 술독, 숙취 : 열매를 삶아 그 물과 함께 열매를 먹는다.

○ 위암 : 잎과 열매를 함께 달여 마시면 효과를 본다.

○ 치질 : 잎을 달여서 하루 2~3회, 환부를 씻거나 면 헝겊에 적셔서 찜질을 한다.

○ 당뇨 : 열매를 그늘에 말려서 달여 마시면 효과를 본다.

○ 신경통 : 잎 10장과 마늘 한 쪽을 끓여서 찜질을 한다.

○ 욕창 : 열매나 잎을 찧어서 환처에 붙여 준다.

⑩ 오디(뽕나무 열매)

　○ 오디 : 자양 강장, 냉증에 좋으며 설탕 소주에 발효시켜 사용한다.

　○ 상백피(뿌리껍질) : 태열, 진해, 이뇨 작용을 한다.

　○ 뽕잎 : 달여 마시면 고혈압, 동맥 경화에 효과적이다.

　○ 어린잎 : 튀겨 먹으면 정혈 작용, 회춘에 효과적이다.

　○ 풍증, 신경통 : 가지를 불에 구워 차를 달여 마신다.

　○ 피부병 : 뽕잎과 쑥을 섞어 삶은 물로 목욕을 한다.

　○ 불면증 : 생잎을 그늘에 말려 진하게 달여 마신다.

⑪ 비파

　○ 전통요법의 영약이요 대약왕수(大藥王樹)로 알려질 만큼 치료에 특
　　효 약재로 알려져 있다.

　○ 암의 통증 : 비파 생잎을 환부에 대고 삶은 곤약을 그 위에 얹어 열
　　이 가해지면 통증이 사라진다.

　○ 화장수 : 잎을 달여 사용하면 주름이 없어지고 주근깨, 검버섯도 사
　　라진다.

　○ 모든 피부병 : 잎을 진하게 달여 환부에 바른다.

　○ 무좀, 굳은살, 티눈, 사마귀에도 효과를 본다.

　○ 아토피 피부염, 동상, 벌레 물린 데에도 효과가 있다.

　○ 각종 암에 생잎을 끓이며 증기를 환부에 쏘여 준다.

　○ 천식, 해수, 기관지염에 잎을 달여 차로 계속 마신다.

⑫ 마늘

  ○ 위장장애, 소화촉진 : 마늘은 위의 운동을 돕고 위액 분비를 촉진하여 소화 작용을 돕는다. 설사, 과식, 변비, 식욕 증진에 효과가 있다.

  ○ 폐결핵 : 마늘을 2-3개 구워서 조석으로 먹으면 만병을 예방한다.

  ○ 심장병, 동맥경화, 간 기능 : 체내의 독소를 배출시키며 심장의 부담을 덜어주고 간 기능도 강화된다.

⑬ 양파, 우엉, 연근, 무, 파, 알로에, 호박, 다시마, 버섯 등 이 모든 식품들이 자연 식품들이며 자연 약재들이다. 음식으로 다스리지 못 하면 약으로도 다스릴 수 없는 것이 질병이요 약이다. 하나님께서 선물로 주신 자연 식품을 제철에 먹고 약으로 알고 먹는다면 건강을 유지하게 될 것이다. 더욱이 이 귀한 식품에 식초를 함께 사용한다면 더 큰 혜택과 효과를 경험 할 것이다.

(1) 당뇨병(호박, 오곡밥, 마, 콩, 두릅나무, 옥수수염, 돼지 췌장)

○ 당뇨병이 있는 사람은 물을 자주 마시게 되는데 소변 속에 당이 섞여 나올 때 신장에서 소변이 잘 나오도록 하는 작용을 도와주어야한다. 마는 장의 수분과 변의 분리를 돕는 작용을 하는 데 특히 열을가한 마는 신장에 들어가서 신장의 작용을 자극하여 소변을 잘 나오게 하므로 당뇨병에 효과가 크다.

○ 생콩을 물에 불린 다음 믹서에 갈아서 마신다.

○ 검정콩, 땅콩, 솔잎을 함께 찧어 가루 내어 먹는다.

○ 녹두 삶은 물을 자주 마신다.

○ 돼지 췌장 1개에 옥수수염 30g을 넣어서 삶아 먹는다. 이것을 중국에서는 저이탕(猪胰湯)이라 한다.

○ 두릅나무는 당뇨병과 신장병의 중요한 약제이며 건위제로도 사용한다.

○ 두릅나무 뿌리와 구기자를 함께 달여 먹으면 더욱 효과적이다.

○ 쑥잎, 석결명 열매, 이질풀 등을 두릅나무 뿌리와 함께 달여 마신다.

(2) 부종(잉어, 팥, 옥수수수염, 양고기, 마늘)

○ 잉어는 이뇨제, 유즙 분비 촉진제 등으로 쓰인다. 특히 임신 중에 사용하면 필요 없는 수분을 배출시켜 부종을 가라 앉히며 임신 중독증이나 양수 과다증 치료에 효과적이다.

○ 팥과 옥수수수염은 이뇨 작용과 부종을 가라앉히는 데 도움이 된다.

○ 마늘은 강장 효과 보온 효과에 뛰어난 약제이며 양고기와 함께 먹으면 몸을 따뜻하게 하고 전신의 혈액 순환을 순조롭게 하여 소변이 잘 나오고 몸의 부종이 가라앉는다.

(3) 소변 불통

○ 우렁이는 습열과 황달을 다스린다. 이질을 그치게 하고 수기와 임폐(임질로 인한 소변 불통)를 내린다.

○ 수박은 급성 신장염, 방광염, 임신 중독에 큰 도움이 된다.

○ 수박을 수시로 먹고 그 씨를 말려두었다가 가루 내어 물에 타서 마시면 좋다.

(4) 오줌 소태

○ 가물치는 소변을 고르게 하고 신장염, 부종을 치료하고 해독 작용을 한다.

○ 머루는 장운동을 원활히 해 주는 동시에 해독을 시키고 신진대사를 돕는다.

○ 머루 넝쿨은 갈증을 없애고 소변을 이롭게 한다.

○ 머루 뿌리는 하초의 열을 다스리고 종독(헌데)을 다스린다.

(5) 신장염(검정콩, 녹황색 채소, 동물의 간, 보리밥, 연근, 로얄제리)

○ 신장에 염증이 생기면 조직이 파괴되면서 필요한 영양소인 단백질이 소변으로 배출되고, 배설되어야 할 불필요한 요소가 몸에 쌓여 독이 된다.

○ 검정콩은 이때에 해독 작용을 하며 신장 기능을 도와 치료 효과를 볼 수 있다.

○ 비타민A는 시력을 좋게 할 뿐 아니라 피부의 점막을 튼튼하게 하고 점액 분비를 돕는다.

○ 비타민A가 모자라면 신장, 방광의 점막이 약해지고 기능이 떨어져 결석의 원인이 되기도 한다. 이때에 비타민A를 보충하면 치료와 예방에 큰 도움이 된다.

○ 당근과 같은 녹황색 채소나 동물의 간은 비타민A가 풍부하다.

○ 연근은 악성 신장염, 객혈, 기침, 야뇨증, 대하증, 치질에 약제로 쓰인다.

○ 늙은 호박의 속을 파내고 꿀이나 로얄제리를 넣고 쪄서 그 수분을 마신다.

○ 로얄제리를 따뜻한 물에 타서 마신다.

(6) 비만

○ 사과즙 한잔에 식초 한 숟갈을 타서 마신다. 지방 합성을 막아주며 비만 해소에 효과적이다.

○ 섬유질이 많은 식품을 먹으면 오래 씹어야 하기 때문에 침과 위액의 분비가 활발해져서 쉽게 포만감을 느끼게 한다.

○ 또한 섬유질은 수분을 흡수하여 음식이 위에 오래 머물도록 함으로써 식욕을 억제하여 식사량을 줄이고 장에서 영양소가 흡수되는 것을 막아 비만 해소에 효과적이다.

(7) 방광염

○ 질경이는 이뇨제로서 훌륭한 치료 약제이다. 달여서 그 물을 수시로 마신다.

8) 고혈압(귤, 메밀, 버섯, 마, 마늘, 녹즙, 다시마, 해조류, 생선 등)

○ 하루에 귤 3개를 먹으면 비타민B와 P를 섭취하게 됨으로써 영양섭취와 치료 및 예방 효과를 볼 수 있다.

○ 귤을 먹을 때는 흰속 껍질을 함께 먹어야 비타민B와 P를 섭취한다.

○ 버섯은 핏속의 콜레스테롤을 낮추며 청혈 작용을 한다.

○ 말린 표고버섯 2,3개를 한 컵의 물에 담가 하룻밤을 지난 다음 그 물을 마시거나 달여서 마신다.

○ 마는 연밥과 함께 달여 먹는다. 또는 날로 먹거나 얇게 썰어서 김과 함께 초간장에 찍어서 먹는다. 레몬을 넣으면 더욱 좋다.

○ 마늘을 얇게 썰어 쌀뜨물에 하룻밤 담갔다가 2-3일 정도 그늘에 말려 질그릇에 볶아 가루 내어 조금씩 먹는다.

○ 마늘 10통과 달걀노른자(토종란 유정란) 10개를 약한 불에 타지 않게 볶은 다음 가루 내어 1일 3회 1티스푼 분량을 먹는다.

○ 매일 식사 때마다 마늘 2-3쪽을 된장에 찍어 먹는다.

○ 녹즙 : 푸른 감잎 5-6장과 당근, 쑥, 질경이 조금, 다른 채소 적당량, 벌꿀 약간, 현미식초 약간, 물을 적당량 넣고 주스를 만들어 마신다.

○ 셀러리를 그대로 먹거나 뿌리를 갈아서 마신다.

○ 냉잇국, 미나리즙, 배추즙 등을 조석으로 마신다.

○ 낙지 10마리, 곶감 10개를 함께 끓여서 수시로 마신다.

(9) 저혈압

○ 인삼의 유효성분인 사포닌은 지방 합성 작용을 함으로 허약 체질을 보강해 준다. 오래 먹으면 몸이 가벼워지고 생기를 찾는 보약이다.

○ 좁쌀과 인삼을 함께 끓여 체에 밭쳐 먹는다.

○ 새우를 기름에 볶아 먹는다. 새우젓을 담그는 보리새우는 값이 싸므로 부담이 없을 뿐만 아니라 치아, 눈, 하반신의 강화에도 좋다.

○ 새우는 머리와 껍질에 중요한 성분이 함유되어 있으므로 통째로 먹는다.

○ 좁쌀, 깨, 콩을 함께 볶아 가루를 내어 물에 타서 마신다.

○ 구기자의 연한 잎은 국이나 나물로 먹어도 좋고, 껍질과 열매는 가루로 만들어 꿀에 개어 환약으로 만들어 상복하면 좋다.

○ 구기자 잎을 차로 끓여 수시로 마신다.

○ 구기자 잎을 하루 20-30장 날로 먹어도 효과가 있다.

(10) 동맥 경화

○ 미역이나 다시마의 소금기를 씻어내고 바짝 말린 후 날것으로 자주 먹거나 미역국이나 나물, 냉국, 미역쌈으로 먹는다.

○ 토마토를 날로 먹거나 즙을 내어 마신다.

○ 여름 과일은 성분이 냉성임으로 내장 기능을 둔화시킬 수 있고 요통을 일으킬 수도 있다.

○ 양파는 소화를 돕고 청혈 작용을 한다. 날것으로 먹든지 음식에 넣어서 지속적으로 먹으면 효과를 본다. 사과와 함께 즙을 내어 마신다.

○ 해바라기씨는 혈액 순환을 돕고 영양 흡수율을 높이고 질병에 대한 저항력을 높여주고 간에 축적된 지방을 분해하여 간 기능을 정상화 시킨다.

○ 해바라기씨를 볶아 가루를 내어 찻숟가락으로 하나씩 먹는다.

○ 감잎을 데쳐서 말렸다가 썰어서 차를 끓여 마신다.

○ 무는 소화를 돕고 이뇨 작용을 높이기 때문에 인체에 축적된 노폐물을 배출시켜 신진대사, 혈액 순환에 큰 도움을 준다.

(11) 뇌졸중

○ 7,8월의 떫은 감즙 200CC와 무즙 200CC를 섞어서 1일 3회 1주일 동안 마신다. 1주일 마시고 1주일 쉬는 것을 되풀이 한다.

○ 떫은 감은 고혈압과 뇌졸중 예방과 치료에 특효 약제이다.

○ 6,7월의 감잎을 그늘에 말려 잎 중심의 굵은 심을 빼고 잘게 썬 다음 그 잎을 끓여서(혹은 차로)그 물을 2,3회 마신다.

○ 떫은 감즙을 만들려면 떫은 감의 꼭지를 떼어내고 금속이 아닌 그릇에 넣고 찧는다. 물을 조금 부어 5, 6일이 지난 다음 헝겊 주머니에 넣고 짠 다음 그 즙을 병에 넣어 봉한 다음 6개월 정도 땅에 묻어두면 훌륭한 치료 약제가 된다.

○ 콩은 혈관벽에 부착된 지방을 몸 밖으로 배설시켜 혈관을 탄력 있게 하며 고혈압, 뇌졸중을 예방한다.

○ 뇌졸중으로 쓰러져 말을 못할 때 콩이 죽이 될 만큼 푹 삶아서 그 국물을 조금씩 먹인다.

○ 마늘을 구워서 매일 먹든지 닭 속에 마늘, 들깨, 밤, 대추, 미나리를 넣고 끓여 먹으면 협심증이나 심근 경색증에도 효과가 있다.

(12) 소화불량으로 입맛이 없을 때(차조기, 검정콩, 산초피, 인삼, 꿀, 삽주뿌리, 참마, 쑥, 칡뿌리, 알로에, 대추)

○ 푸른 차조기 잎을 소금물에 씻어서 햇볕에 말렸다가 약한 소금물로 밥을 하여, 밥이 다되어갈 때 차조기 잎을 손으로 비벼서 밥 위에 떨어뜨린다.

○ 차조기잎, 생강4g, 검정콩 1컵을 물180CC에 넣고 20분 삶은 후 거즈에 걸러서 식힌 후 마신다.

○ 푸른 차조기는 신경 불안정, 충혈, 구내염, 내출혈, 궤양, 치질 등 만성병이 있는 사람은 먹지 말아야 한다.

○ 산초는 향유 성분이 없는 겉껍질만을 쓰는데 2g 정도를 가루를 내어 물에 타서 마신다.

○ 인삼과 삽주뿌리를 가루를 내어 꿀로 반죽해서 환을 지어 먹는다.

○ 삽주뿌리 3-5g을 생강과 함께 달여서 매일 먹는다.

○ 삽주뿌리, 사철쑥, 약쑥, 배, 대추, 도라지를 함께 다려마신다.

○ 참마를 강판에 간 다음 양념하여 밥 위에 얹어서 먹는다. 다른 나물 과 같이 무치거나 초무침, 샐러드 등으로 먹어도 좋다.

○ 쑥은 효소, 비타민류, 무기질, 탄닌 등이 함유되어 있어서 소화력을 증진시키고 혈액 순환을 돕는다. 예로부터 배가 아플 때 많이 써 온 약제이다.

○ 쑥, 칡뿌리, 익모초, 구절초 등을 말린 다음 달여서 마신다.

○ 칡뿌리는 말려서 가루를 내어 먹거나 생즙을 마신다.

○ 창출, 칡, 구절초, 익모초를 함께 가루를 내어 꿀로 환을 지어 먹는다.

• 위궤양에는 파래, 녹차, 홍차, 우유 등이 좋고

• 위경련에는 멧돼지 쓸개를 쓴다.

• 위염에는 쌀겨기름(볶은 후 짠 기름)이 특효다. 씀바귀를 소금물에 데쳐서 말린 다음 달여 마신다.

(13) 급체

○ 생강즙에 꿀을 타서 마신다.

○ 닭 속에 반하를 넣고 삶아서 마신다.

○ 산초나무 열매의 기름을 마신다.

○ 산초나무 말린 뿌리에 생강을 넣고 달여 마신다.

○ 덜 익은 열매는 독이 있으므로 완숙한 열매를 써야 한다.

(14) 변비

○ 고구마는 섬유질이 많아서 장의 연동 작용을 도와 변이 잘 나오게 하며 대장과 소장을 보호한다. 그러나 주성분이 전분임으로 비만, 고혈압, 당뇨, 심장병인 사람에게는 좋지 않다.

○ 매실을 설탕에 재웠다가 술을 부어 매실주를 만들어 마시거나 매실 1-2개를 아침 공복에 먹으면 효과를 본다.

○ 살구를 날것으로 먹든지 주스를 만들어 먹으면 신통한 효과를 본다.

○ 땅콩을 잠자기 전에 먹는다.

○ 들기름, 참기름을 1일 3회 1숟가락씩 먹는다.

○ 들깻잎을 삶아서 마셔도 좋다.

(15) 설사

○ 감이나 곶감을 먹든지 말린 감나무 잎을 찧어서 삶아 마신다.

○ 마른 도토리를 가루를 내어 먹는다.

○ 마늘을 삶아 그 물을 먹든지 구워서 식전에 2-3쪽 먹는다.

○ 당근 1개와 사과 반쪽을 갈아서 매일 아침 식전에 마신다.

○ 밤과 감을 함께 삶아서 먹는다.

(16) 치질

○ 미역, 다시마, 김 등 해조류를 요리해서 수시로 먹는다.

○ 연근, 무말랭이, 당근, 우엉 등 뿌리채소를 먹는다.

○ 잘 익은 무화과를 하루에 4-5개씩 먹는다.

○ 잘 익은 과육이나 잎에서 나온 흰 즙을 환부에 바른다.

○ 그늘에서 말린 무화과 잎 20-30장을 비벼서 베주머니에 넣고 그것을 욕조에 담가 목욕을 하거나 환부를 씻는다.

○ 탈항일 경우 민달팽이에 설탕을 뿌려 거즈에 3겹으로 싸서 으깬 다음 항문에 밀어 넣는다.

○ 달팽이를 불에 굽거나 조려서 환부에 바른다.

○ 쑥은 복통, 토사, 지혈제로 사용되기 때문에 쑥을 찧어서 항문에 바른다.

(17) 열이 나는 감기

○ 두부를 반죽하여 가슴둘레에 2시간마다 갈아 붙이되 체온이 떨어지면 따뜻한 물로 씻어 낸다.

○ 열이 떨어질 때까지 계속하되 시간마다 체온을 체크하여 너무 떨어지지 않도록 한다.

○ 감기 초에는 대파 뿌리, 귤 껍질, 생강, 배, 백년초 열매(선인장 열매)를 다려 마시고 땀을 낸다.

○ 파의 푸른 부분은 약효가 없으므로 흰 부분을 뿌리째 30g(1뿌리), 생강 30g, 죽염 6g을 함께 갈아서 가슴, 겨드랑이, 손, 팔등에 고루 바

른다. 30분쯤 지나면 온몸이 가벼워지면서 감기 기운이 없어진다.

○ 아이들의 감기 초기에 발바닥에 부치면 효과가 빠르다.

(18) 목감기

○ 푸른 매실을 물에 씻어 설탕에 재워두고(매실, 설탕 1:1 비율) 우러나오
는 물을 마신다.

○ 모과 술이나 엑기스를 조석으로 한 잔씩 마신다.

○ 모과 시럽을 조석으로 마셔도 좋다.

○ 모과술 만드는 법 : 모과 3kg을 잘 닦아서 씨째로 납작하게 썬 다음
유리병에 넣고 얼음사탕(설탕을 물에 녹인 다음 수분을 증발시켜서 얼음조
각처럼 결정시킨 것) 1kg, 소주 1.8리터를 넣어 5개월동안 발효시킨 다
음 모과는 건져내고 마신다.

○ 모과시럽 : 모과 2kg을 4등분하여 씨를 제거하고 얇게 썰어서 소금
을 약간, 설탕 1kg을 켜켜이 넣어 돌로 가볍게 눌러 둔다.

○ 생파를 세로로 쪼개어 가장자리를 조금 탈 정도로 구워서 뜨거운
파를 수건에 싸서 목에 감는다.

○ 생파를 썰어서 거즈에 싸서 목에 감아도 좋다. 열 때문에 마르면 새
것으로 바꾼다.

○ 무를 썰어서 무가 잠길 만큼 꿀을 넣고 2-3일 지나면 무꿀 엑기스
가 된다. 이 엑기스를 더운 물에 타서 마신다.

(19) 기침 감기

○ 도라지 뿌리를 쌀뜨물에 하루 쯤 담가두었다가 썰어서 볶아 먹는다.

○ 기침이 심하거나 목이 아플 때는 도라지 뿌리 2g, 감초 1g을 달여서 3회에 나누어 마신다.

○ 목이 붓고, 목이 쉬었을 때는 도라지 달인 물을 마시고 달인 물로 양치질을 한다.

○ 감나무 잎을 끓여 따뜻한 상태에서 수시로 마시면 목이 가라 앉는다.

○ 감꼭지 2g, 정향 2g, 생강 5쪽을 함께 달여 마신다.

(20) 가래가 끓을 때

○ 생 파인애플을 먹거나 주스를 만들어 마시면 좋다.

○ 생강은 담을 없애고 기를 내리며 구토를 그치게 하고 풍한을 다스리며 경기를 진정시키는 역할을 하기 때문에 파와 함께 달여 먹거나 홍차에 생강을 넣어 마시면 효과가 크다.

(21) 편도선염

○ 매실차에 죽염을 녹여 양치질을 하고 갈갈을 한다.

○ 매실 엑기스에 꿀을 타서 천천히 조금씩 마시고 가신다.

(22) 천식

○ 인삼 가루 1숟가락을 끓는 물에 타서 수시로 마신다.

○ 인삼을 잘게 썰어서 잘 끓인 다음 수시로 마신다.

○ 식기 전에 마시는 것이 중요하며 복용 후 다른 과일은 먹지 않는다.

○ 수세미를 즙내어 얼음사탕을 (혹은 꿀을) 넣고 달여 마신다.

○ 수세미가 없을 경우, 오이를 강판에 갈아서 3컵 정도 마시면 효과를 본다.

(23) 기관지염

○ 무를 참기름과 꿀을 혼합하여 달여서 먹는다.

○ 무, 찔레나무열매, 호박, 수수, 엿기름을 함께 달여 그 물로 수수밥을 지어 엿기름에 삭인 후 엿을 만들어 먹는다.

○ 은행을 찧어 생즙을 내어 마신다.

○ 은행을 참기름에 볶아서 먹는다.

○ 닭에다 은행을 넣고 달여 먹는다.

○ 호박 속에 은행, 생강, 꿀을 넣어 중탕해서 먹는다.

○ 은행은 한 번에 5-10개 정도가 적당하다.

(24) 허약 체질

○ 메뚜기를 달여서 먹는다.

○ 메뚜기를 참기름에 볶아서 먹거나 검게 태워 가루를 배꼽에 붙인다.

○ 메뚜기는 어린아이의 신경증, 야경증, 기관지 천식에 좋고 몸이 허약하여 감기에 자주 걸리는 아이에게 좋다.

(25) 폐결핵

○ 뱀장어의 피를 마신다.

○ 뱀장어를 끓일 때 나오는 노란 기름을 마신다.

(26) 과음

○ 마늘500g을 절반씩 쪼개고, 차조기잎50여 장, 생강 60g을 얇게 썰고, 볶은 참깨50g, 레몬 4개를 쪼개고, 꿀 1컵을 소주 18리터와 함께 넣어 2개월쯤 발효시킨 다음 마신다.

○ 풋콩을 삶아 먹는다. 술로 손상된 간장의 회복을 돕는다.

○ 결명자 차를 마신다. 간열, 풍한을 다스려 간기능을 돕기 때문이다.

○ 부추를 즙을 한 컵을 1-2회 나누어 마신다.

○ 김치, 부침, 찌개 등을 만들어 먹는다.

(27) 숙취(다음날까지 깨지 않은 취기)

○ 팥1홉에 물5홉을 부어서 약한 불로 1시간쯤 삶는다. 물이 반으로 줄었을 때 마신다.

○ 삶은 팥은 그대로 먹어도 좋다.

○ 팥이나 콩을 하룻밤 물에 담가두었다가 살아있는 잉어를 토막내어 함께 넣고, 청주를 조금 넣고, 약한 불에서 하루 종일 다려서 그 국물을 마신다.

○ 연근을 강판에 갈아 생강즙을 조금 넣고 마신다.

○ 연근을 찧어 더운물에 타서 하루 2회 복용한다.

(28) 간 기능 강화

○ 현미식초 20CC에 꿀을 적당히 타서 생수에 희석시켜 마신다. 간기능이 떨어진 사람은 쉽게 피로를 느낀다. 그런데 식초는 에너지를 만드는 능률적인 원료로서 에너지 합성을 촉진시키며 간의 부담을 가볍게 하는 데 효과적인 식품이다.

○ 민들레의 줄기, 잎, 꽃, 뿌리를 잘게 썰어서 햇볕에 말린 다음 10g 정도에 물 2홉 반을 붓고 절반으로 줄도록 달여서 하루 동안 마신다.

○ 기름에 튀기거나 볶아서 먹어도 좋다.

○ 사철쑥의 새잎을 말려서 물에 우린 다음 차를 끓여 먹는다.

○ 굴은 간 기능에 중요한 역할을 한다. 굴회, 굴전, 굴 전골 등 다양한 방법으로 요리해서 먹는다.

⑵⑼ 간염

○ 표고버섯 우린 물을 먹거나 요리를 해서 먹는다.

○ 바지락과 물을 같은 비율로 하여 1시간 정도 끓인 다음 바지락을 꺼내고 다시 물이 $\frac{1}{3}$이 되도록 졸여서 마신다.

○ 문어를 초무침해서 먹는다. 굴, 새우를 함께 넣어도 좋다.

○ 문어에 들어있는 타우린이란 아미노산이 간염 치료에 효과적이다.

⑶⑴ 위암, 장암

○ 표고버섯 속에는 식독을 해소하는 성분이 있어서 암에 대한 면역력을 높여 암을 치료하고 예방한다.

○ 말린 표고버섯 25g과 송이버섯 25g을 2리터의 물에 넣고 절반이 될 때까지 약한 불로 약 2시간 달여 그 물을 2-3일에 나누어 마신다.

○ 표고버섯 달인 물은 부패하기 쉬우므로 꼭 냉장고에 보관한다.

○ 영지버섯도 같은 효과가 있으므로 같은 방법으로 달여 마신다.

○ 다시마를 자주 먹는다. 암을 억제하는 약제로 유명하다.

⑶⑴ 폐암

○ 장어구이를 많이 먹는다.

○ 비타민A가 많이 들어 있는 녹황색 채소와 김을 평소에 많이 먹는다.

(32) 간암

O 살구, 복숭아, 버찌(벚꽃 열매)을 먹어 암을 예방하고 재발을 막는다.

O 마늘과 파는 암의 발생과 진행을 막을 뿐 아니라 독물을 분해하는 해독 작용으로 발암 물질을 분해하여 암에 대한 면역력을 높여주어 암의 발생과 진행을 막는다.

O 마늘과 파는 물론 효모, 다랑어, 방어, 조개류, 콩나물, 두부, 과일 등을 많이 먹는다.

(33) 유방암, 자궁암

O 율무에 무즙을 넣고 그릇째 찜통에 넣어 1시간 동안 찌면 진액이 된다. (율무, 무즙 1:1비율) 이 진액을 차 또는 수프로 먹든지 물 대신 마신다. 그러나 임신부는 피한다. 기형아가 생길 수 있다.

O 무화과 열매를 생것으로 먹거나 줄기나 잎 즙을내어 마신다.

O 해조류를 음식으로 많이 먹는다.

(34) 전립선암

O 비파 잎을 불에 쬐어 뜨겁게 하여 환부에 대고 마찰시킨다.

O 비파 잎 진액을 마시거나 잎을 차로하여 마신다.

O 비파잎은 뛰어난 진통, 치료 효과가 있다. 탁한 피를 맑게 하고 온 몸의 신진대사를 부활시켜 혈액을 정상적인 알칼리성으로 만든다.

(35) 냉증, 대하증

○ 쑥 잎 20g, 말린 생강 잎 10g을 함께 달여 하루 3회 마신다.

○ 쑥 잎 속에 달걀을 넣고 삶아 먹는다.

○ 쑥 잎 달인 물로 뒷물을 하거나 찜질을 한다.

○ 닭에 접시꽃을 넣고 달인 후 그 물을 마신다.

○ 접시꽃이나 그 뿌리를 달여 마신다.

○ 대추와 감초를 엿기름과 섞어 약한 불에서 오래 끓인 후 그 물에 꿀을 타서 수시로 마신다.

(36) 생리 불순, 생리통

○ 감성돔의 뼈를 태워서 가루를 내어 벌꿀로 환약을 만들어 먹는다.

○ 잇꽃이나 열매를 술에 담가서 조금씩 마신다.

○ 잇꽃의 열매를 압착해서 기름을 내어(홍화유) 먹는다.

○ 잇꽃을 즙을 내어 한 잔씩 마신다.

○ 모란 뿌리의 껍질(목단피)을 삶아 그 물로 뒷물을 한다. 또는 그 물을 차처럼 마신다.

(37) 빈혈, 산후 빈혈

○ 살구에는 철분, 칼슘, 나이아신 등 비타민과 무기질이 풍부하여 빈혈에 좋은 식품이다. 매일 몇 개씩 먹는다.

○ 삼백초 20g을 2리터의 물에 30분 정도 달여서 식전에 한 컵씩 마신다.

○ 목이버섯을 달여 마시거나 나물로 무쳐 먹는다. 고혈압에도 좋다.

(38) 불감증, 불임증

○ 메꽃은 부인병, 방광염, 당뇨병, 정력 감퇴에 좋은 약제이다.

○ 메꽃줄기, 뿌리째 말린 것 10g에 물 4홉을 붓고 절반이 될 때까지 달여서 수시로 마신다. 잎은 양념을 해서 나물처럼 무쳐먹고 꽃은 초절임 화채에 좋다. 또는 삶거나 튀겨 먹는다.

○ 메뚜기 30-40마리를 뜨거운 물에 튀겨서 햇볕에 말린 다음 마늘을 넣고 푹 고아서 마신다. 볶아 먹을 수 있고 깨소금, 탱자와 함께 가루를 내어 밥에 뿌려 먹어도 좋다.

○ 익모초는 남, 여 모두에게 이상이 없고 성감도 좋아지고 불임증에 특효약이다.

○ 익모초 4-6g을 400CC 물에 달여 한 번에 마신다.

(39) 입덧

○ 연근을 강판에 갈아 즙을 내어 반 컵씩 마신다.

○ 연밥 6개를 볶아 분말을 만들어 따뜻한 물에 타서 마신다.

○ 토란은 알카리성 식품으로 뱃속의 열을 내려 구토와 복통 및 입덧에 효과적이다.

○ 생토란 2개를 씹어 먹든지, 달여서 그 물을 마신다.

(40) 류마티즘, 관절염(파, 겨자, 무청, 마늘, 달걀 분말, 굴, 조개, 토란, 쑥, 우유, 표고버섯)

○ 겨자가루 반 공기에 미지근한 물을 부어 빠르게 저어 반죽을 한다. 여기에 대파 뿌리 10cm 정도를 가늘게 썰어서 반죽한 겨자와 섞어서 환처에 바른 후 거즈를 덮어준다. 10분쯤 지나면 환부가 붉어지면서 화끈거릴 때 떼어내고 물로 씻는다.

○ 무청을 썰어서 면 주머니에 넣어 욕탕에 담가 목욕을 한다.

○ 무청이 없으면 마늘을 가늘게 썰어 면 주머니에 넣고 욕탕에 담가 그 물로 목욕을 한다. 마늘은 무청의 ½만 사용하면 된다.

○ 마늘 30쪽을 믹서에 갈아 잘 저으면서 20-30분쯤 졸이면 찐득 찐득해진다. 여기에 달걀 3개를 넣고 저으면서 볶는다. 다갈색으로 비스킷처럼 굳어지면 가루를 내어 자기 전에 1숟가락씩 복용한다.

○ 생굴, 말린굴, 익힌 굴 등 어떤 형태로든 계속 먹으면 좋다.

○ 토란 3-4개를 껍질을 벗겨 강판에 간 다음 같은 분량의 밀가루와 밀가루 분량의 1/10 생강즙을 넣고 반죽하여 거즈에 발라 환부에 붙인다.

○ 관절이 삐거나 타박상에는 생강 대신 식초를 넣어도 효과를 본다.

○ 말린 쑥을 주머니에 싸서 목욕탕 물에 담그고 목욕을 한다. 계속 3번 정도 사용할 수 있다.

○ 우유를 마셔도 효과를 보는데, 설사를 하는 사람은 치즈나 요구르

트를 먹는다.

○ 표고버섯 엑기스를 하루에 한 숟가락씩 복용하면 빠른 경우 1주일이면 효과를 본다. 요통에도 좋다.

○ 표고버섯은 말린 것이 언제나 성분이 더 좋다.

○ 표고버섯은 30g에 미지근한 물 1리터를 붓고 하룻밤 우린 물을 마신다.

(41) 통풍

○ 알로에, 쑥, 양배추, 배추, 셀러리, 무청, 당근 잎 등 푸른색 채소를 갈면 산소가 많이 함유된 섬유질 성분이 분리되어 나온다. 위에 뜬 섬유질에 죽염을 조금 넣은 후 약간 찐득한 내용물을 거즈에 발라 하루 3회 환처에 붙이고 붕대로 고정시킨다. 비닐이나 기름종이는 공기가 통하지 않으므로 적합하지 않다.

○ 특히 알로에, 쑥은 산소를 많이 함유한 식품이다. 소염 작용에 효과적이다.

(42) 불면증

○ 달래를 생즙을 내어 마신다.

○ 상추, 쑥갓을 생즙을 내어 마신다. 쌈으로 먹어도 좋다.

○ 양파를 머리맡에 두고 잔다.

○ 마늘을 쪼개어 그 진액을 눈과 귀 중간 지점 태양혈에 문지르고 잔다.

○ 산조인 볶은 것을 차를 내어 마신다.

○ 대추와 대파 뿌리를 1:1로 끓여서 그 물을 마신다.

○ 곶감 3개를 끓여 마셔도 효과를 본다.

(43) 피로 회복

○ 마늘을 찧어서 콩가루를 섞어 꿀을 넣은 다음 환을 만들어 먹는다.

○ 마늘은 하루에 2-3쪽이 적당하다. 지나치게 많이 먹으면 빈혈을 일으킬 수 있고, 공복 시에 많이 먹으면 급성 위염을 일으킬 수도 있다.

○ 구기자는 차나 요리를 만들어 먹을 수도 있고 숙취로 인한 피로 회복에 좋다.

○ 말린 구기자 100g, 꿀 한 컵, 소주 1.8리터를 섞어 둔다. 3개월이 지나면 먹을 수 있으나 1년쯤 지나는 것이 바람직하다.

○ 구기자 술은 하루에 한 잔이면 족하다. 칵테일해서 마시면 좋다.

(44) 노화 방지

○ 표고버섯을 가장 효과적으로 먹는 방법은 말린 표고버섯을 믹서에 갈아서 고기를 섞어 기름에 튀겨 먹는다.

○ 가자미를 먹을 때 몸통의 살보다 배 부분에 있는 골질판에 좋은 성분이 많으므로 버리지 말고 기름에 튀겨서 먹는다.

○ 성게는 젓이나 요리한 것 보다 생것으로 먹는 것이 좋다.

○ 팥은 신장이나 비뇨기 계통의 질환에 좋다. 이뇨 작용을 돕고 노년 기에 하체를 강하게 한다.

○ 감나무 연한잎을 말린 후 김 굽듯이 불에 약간 구운 후에 뜨거운 물을 부어 차를 만들어 마신다. 카페인이 없어 동맥 경화, 고혈압에 좋다.

○ 생감을 두 쪽으로 쪼개서 식초에 담근 후 3개월간 익힌 후에 윗부 분의 맑은 물을 마신다.

○ 생감 4쪽을 24시간 지난 후에 청주에 담가 3개월 후에 그 물을 마신다. 액체와 감의 비율은 2:1로 한다.

(45) 눈이 침침할 때

○ 당근, 귤, 레몬, 사과 등을 함께 갈아서 마신다.

○ 소의 간을 구워 먹는다.

○ 6,7월의 연한 감잎을 가늘게 채 썰어 말렸다가 달여 그 물로 눈을 씻는다.

○ 말린 냉이를 가루 내어 먹는다.

○ 눈이 붓고 침침할 때는 냉이 뿌리를 짓이겨 그 즙을 걸러 눈에 떨어 뜨린다.

(46) 축농증

○ 마늘을 찧어 만든 즙에 꿀을 섞어 소금물로 씻은 콧구멍에 면봉에

묻혀서 발라 준다.

○ 마늘을 얇고 납작하게 썰어서 발바닥에 붙여 준다. 약성이 강하므로 효과가 있으면 떼어 낸다.

○ 조기의 머리뼈를 볶아 가루를 내어 술에 타서 식후에 마신다.

○ 수세미의 줄기를 약한 불에 구워 가루를 내어 하루 2-3회 코에 바른다.

○ 우엉에 참기름을 넣고 볶다가 반쯤 익었을 때 당근을 넣어 볶아 먹는다.

(47) 알레르기성 비염

○ 식용유를 코 안에 발라 준다. 체질을 개선시키는 것은 아니지만 부작용이 없으며 코의 점막을 보호하기 때문에 효과를 본다.

○ 감자 500g, 양파 100g을 잘게 썰어 500CC의 물에 담근 뒤 약한 불에 삶아 물이 반으로 줄면 헝겊에 받쳐서 마신다. 식전 공복에 하루 3번 마신다.

(48) 치통

○ 햇볕에 말린 가지 꼭지를 약한 불에 2시간 정도 구워 가루를 내어 조석으로 통처에 마사지 한다.

○ 매실을 소금에 절여 통처에 물게 한다.

○ 결명자 차를 진하게 달여 입에 머금고 있는다.

○ 마늘을 구워서 물에 물게 한다.

○ 죽염으로 양치질하고 잇몸을 피가 나게 마사지 한다.

(49) 무좀, 습진

○ 뜨거운 물에 식초를 타서 하루 2-3회 환처를 담근다.

○ 식초 1,000CC 한 병에 냄새나는 정로환 한 병을 녹여서 조석으로 30분씩 20일만 담그면 뿌리째로 빠진다.

○ 뚝배기 그릇에 참지(창호지)를 덮어 고정시킨 다음 그 위에 쌀겨를 얹어 숯불을 그 위에 두면 뚝배기에 갈색의 기름이 모인다. 종이에 불이 붙기 전에 재와 종이를 치우고 얻어진 쌀겨 기름을 환처에 바른다.

○ 해삼을 갈아서 환처에 바르고, 해삼을 먹는다.

(50) 주근깨, 기미

○ 율무차 40-50g으로 달인 율무차와 율무 경단, 율무죽을 매일 먹는다.

○ 달걀흰자에 율무 가루를 섞어 팩을 한 다음 다시 오이 즙을 바른다.

○ 비파 잎을 갈아서 밀가루와 섞어 팩을 한다.

○ 혹은 비파 잎을 달인 물로 팩을 한다.

(51) 비듬

○ 머리를 감은 다음 물에 1/10쯤 식초를 타서 린스대신 머리를 마사 지한다.

○ 우엉 잎을 갈아 즙을 짜서 머리에 마사지하고 다음날 아침에 씻는다.

(52) 탈모

○ 참깨를 갈아서 알코올과 섞은 후 머릿속 피부를 마사지 한다.

○ 밥에 검은깨를 뿌려서 먹든지 깨죽을 끓여 먹는다.

○ 음식에 자연스럽게 검은 깨를 뿌려 함께 먹는다.

○ 생강을 적당한 크기로 썰어서 탈모 부위에 마사지 한다.

(53) 흰머리

○ 솔잎을 갈아서 즙을 만들어 머릿속 피부에 마사지 한다.

○ 자신의 소변이나 죽염으로 아침마다 머리를 감고 살짝 헹군다.

성기운동을 자주하라

성기도 신체라면 튼튼해지기 위해서는 운동을 해야 하는 것이 당연한 일이지 않겠는가?

몸 보신을 한다고 해구신, 소불알, 노루 피, 인삼이나 칡, 뱀이나 곰 쓸개를 먹고 비타민이나 각종 정력제를 먹으려고 애쓰기 전에 성기부터 조이고 닦고 기름칠해서 자주 운동을 해야 한다.

정력이 강해지기 위해 제일 많이 하는 것은 '항문 괄약근 조이기'이다.

항문을 닫고 괄약근을 조이면, 정력이 좋아질 뿐만 아니라 엉덩이를 탄력 있게 만들어 주는 효과도 있다.

지하철이나 버스, 자가용을 타고도 가능하고, 걸으면서도 잠깐씩 쉬면서, 달리다가도 뛰다가도 눕다가도 가능한 게 괄약근 조이기.. 사무실 안에서도 남이 눈치채지 않도록 의자에 앉아 화장실 변기에서도 소변보면서도 소변 끊기 하면서 언제나 할 수 있는 운동..

이 보다 더 쉬운 것은 '노 팬티' 생활 습관 이다.

특히 남자는 팬티를 안 입으면 통풍이 잘 되어 좋을 뿐만 아니라, 성기가 흔들려 운동이 된다. 외출할 때는 부담이 된다면, 집에서라도.. 잠자리에서도.. 휴일에 아이들 외출 후에도 팬티를 벗고 생활하는 습관을 들이는 것이 좋다.

여자도 꽉 끼는 삼각팬티만 입지 말고, 통풍이 잘 되도록 트렁크 팬티를 입고 브래지어나 가슴걸이도 없애버리는 것이 좋다 가슴을 자유롭게 하라.

하지만 더 중요한 것은 손으로 만지는 것이다.

성기는 자체로 움직이지 못 한다. 따라서 성기와 주위 근육을 손으로 잡아당기고 누르고 비트는 등 자극을 주어야 한다. 자동차를 정비하는 것과 드라이브를 하는 것은 다른 것처럼, 컴퓨터에 클린시디를 넣고 청소하는 것처럼.. 청소기를 돌려 집안 청소 하는 것처럼.. 빗자루를 들고 집 밖 청소 하는 것처럼..

자위나 성행위는 성기의 운동이 아니다. 성기를 자주 골고루 성의껏 쓰는 것이다.

성기를 만지는 것은 천박하다는 고정 관념을 벗어나, 신체의 일부라는 생각을 하고 운동을 꾸준히 자주 시켜줘야 한다. 정력제를 먹고 수술을 하려고 하기 전에 운동부터 꾸준히 하자 성기를 운동하면 모든 몸이 건강해진다.

소변 끊기 운동 생활화
'소변 끊기' 훈련으로 사정 시간을 조절한다
남성의 가장 큰 고민 중 하나가 사정 시간을 조절하지만 뜻대로 되지 않는다는 것.
여자의 오르가슴에 맞추어 사정을 조절하려 해도 마음대로 안 된다.
하지만 조금만 훈련하면 이런 고민을 말끔히 없앨 수 있다.

아침에 소변을 볼 때마다 중단과 배설을 반복하는 것. 매일매일 잊지 말고 반복하면 사정 시간을 조절할 수 있게 된다. 사정을 관장하는 괄약근은 항문의 괄약근, 배뇨를 조절하는 괄약근과 같은 신경으로 연결되어 있다. 항문과 배뇨의 경우 어릴 적부터 단련과 훈련하기 때문에 마음대로 조절이 가능하지만, 사정의 괄약근은 나이를 먹고 나서 사용하기 때문에 조절하기가 쉽지 않다. 그러나 반복된 훈련을 통해 소변을 중단하는 것과 마찬가지로, 원하는 때에 사정을 조절하는 것이 가능하다.

둘째손가락 끝을 자극해 하반신 혈액 순환을 돕는다
둘째손가락에는 대장경과 상양이라는 경혈이 뻗어 있어 하반신 혈액 순환을 좋게 한다. 때문에 둘째손가락 끝을 자극해주면 정력 향상에 도움이 된다.

혈액 순환이 원활하지 않으면 정력이 감퇴할 뿐만 아니라 여러 가지 병적인 증상들을 초래하게 된다. 손가락을 자극하는 것은 때와 장소에 상관없이 할 수 있고, 다른 일을 하는 동안에도 중간 중간에 할 수 있는 방법이다. 책을 보면서도 할 수 있고.. 대중교통을 이용할 때도.. 전철이나 버스 손잡이를 둘째손가락만으로 쥐면서 계속 자극할 수 있다.
또 왼쪽과 오른쪽의 둘째손가락을 서로 갈고리 모양으로 끼고 잡아당겨도 효과가 크다.

피곤해진 고환을 위해 잠잘 때는 팬티를 벗고 잔다
몸에 꽉 끼는 삼각팬티가 정력에 좋지 않다는 건 잘 알려진 사실이다. 몸에 꽉 끼는 삼각팬티의 경우 고환을 완전히 감싸버리기 때문에 통풍이 잘 안되며, 온도 조절이 어려워 정력에 나쁜 영향을 준다. 남성의 음낭은 안에 있는 고환을 보호하기 위해 표면적을 변화시켜 열의 발산을 조절한다. 외부의 기온이 찰 때는 고환이 너무 차지 않도록 표면적을 아주 작게 수축시키고, 반대로 기온이 높을 때에는 고환이 뜨거워지지 않도록 표면적을 크게 늘리는 것이다. 이 자연의 자동 조절 장치가 있기 때문에 고환은 그 기능을 충분히 발휘할 수 있는 것이다. 그런데 남성의 속옷이나 바지류에는 이 기능을 저해하는 것들이 많다.

가장 좋은 방법은 팬티를 벗고 자는 것! 팬티를 벗고 자면 하루 종일 팬티에 갇혀 있던 고환의 혈액 순환이 원활히 이루어지고, 이불에 스치면서 가벼운 자극이 전해져 성적 흥분까지 유발하기 때문에 정력 증강에도 도움이 된다.

음경의 기능을 높게 하려면 자주자주 사용해야 한다

이 명제는 뻔한 이야기가 아니다. 실제 남자들이 믿고 있는 정력에 관한 잘못된 상식들이 몇 가지 있는데, 몸속에서 만들어지는 정액 양이 한정되어 있다는 것이 그중 하나다.

40대 이후 일정 연령을 초과하게 되면 음경은 소변보는 기능 외에 쓸모가 없어진다고 생각하는 사람들이 꽤 있다. 그러나 이는 의학적으로 전혀 근거 없는 얘기..

음경은 나이와 상관없이 그 기능을 쓰면 쓸수록 강해지는 것이 맞다. 섹스를 적절하게 하면 성호르몬의 분비가 촉진되어 부부 모두 젊은 육체를 유지할 수 있다. 성적 능력을 지배하는 것은 간뇌의 시상 하부인데, 이 부분의 작용은 섹스를 함으로써 활발해진다.

고환의 압박을 피하려면 자전거를 피하고 딱딱한 의자에 앉아라

고환은 앉아 있는 자세나 자전거 의자 압박으로 강한 압력을 받는다. 그러므로 하루 종일 앉아서 일하면 조금이라도 고환에 압력을 덜 받게 자주 일어서거나 사각팬티로 통풍하는 생활 습관이 필요하다.

조금이라도 고환에 압력을 적게 하려면 교대로 다리를 꼬고 앉는 것이 좋다. 다리를 벌리는 것도 고환에 좋다. 남자들은 여자들에 비해 다리를 벌리는 경우가 많은데 고환에 주는 압력을 줄이기 위한 본능적인 행동이다.

무엇보다 부드러운 의자에 오랜 시간 앉아 있으면 고환 근처가 무거워지고, 하복부 쪽에 무거운 통증을 느끼게 된다. 그 원인은 울혈 때문인데, 쿠션이 있는 푹신푹신한 의자는 울혈을 유발한다. 쿠션이 좋은 의자에 장시간 앉아 있으면, 시트에 엉덩이 주위가 싸이면서 고환을 압박하게 되고 온도 조절을 어렵게 한다. 이때 엉덩이까지 압박당하기 때문에 아무래도 고환에 울혈이 생기게 되는 것이다. 나른한 피로감을 더 쉽게 느끼게 되고, 고환에 악영향을 미치게 된다. 의자는 쿠션이 있는 푹신푹신한 것보다는 딱딱하고 단단한 것을 고르는 것이 정력 강화에 좋다.

부부 마사지

1. 하루 한 번씩 꾸준히 해주는 '음낭 마사지'

남편의 음낭을 아내가 손으로 마사지해주면 정력 강화에 그만이다.
고환은 쉽게 울혈 되기 때문에 그곳을 마사지해주면 혈액 순환에 좋
다. 신선한 혈액이 부드럽게 공급되면서 고환의 기능도 원활하게 상
승하는 것.

이 마사지는 하루 한 번씩 꾸준히 해야 효과가 크다. 음낭 위에서 손
가락 끝으로 가볍게 고환을 문지른다. 이때 필요 이상으로 오랫동안
자극을 주는 것은 피한다. 고환이 내출혈되어 도리어 그 기능이 저하
되기 때문이다. 아내⇒남편

2. 정자 운동을 촉진하는 '엉덩이 지압'

양쪽 엄지손가락을 남편의 양쪽 선골(엉치뼈)에 대고 가장자리를 따
라 꼭꼭 누른다. 미골(꼬리뼈) 밑까지 한 번에 3초간 두 번 지압한 후
손바닥을 엉덩이에 대고 원을 그리면서 힘을 주어 지압한다. 마지막
으로 항문과 가까운 갈라진 틈 양쪽 가장자리에 양 엄지손가락을 대
고 비스듬히 배를 향해 지압한다. 이 지압법은 전립선에 자극을 주기
위해서 하는 것으로, 아내가 남편에게 해주면 좋다. 전립선은 방광
아래쪽에 있는 내분비선이며 정자의 운동을 촉진하는 역할을 한다.
아내⇒남편

3. 활력을 유지하는 '척추 지압'

양 손바닥을 겹쳐 척추에서 미골(꼬리뼈; 척추 맨 아래쪽에 있는 뼈)까지 평평한 누르기로 지압을 한다. 한 번에 3초간, 기분 좋은 느낌이 들도록 지그시 누른다.

그런 다음에 양 엄지손가락을 척추 양쪽에 대고 마찬가지로 제1가슴 등뼈(흉추)에서 미골까지 눌러 나간다. 한 번에 5초간 지압한다.

이 지압법은 발기 신경을 자극하고 간장과 신장, 부신 등의 기관을 강화하여 피로감을 덜 느끼게 해준다. 특히 간장과 부신은 정력을 강하게 하는 중요한 기관이다.

따라서 허리에 대한 세밀한 지압은 발기 신경에 자극을 주어 그 기능을 높이고 피로 물질을 제거하여 언제나 왕성한 활력을 유지해준다. 남편 ⇔ 아내

4. 급작스러운 정력 감퇴를 막아주는 '경혈 마사지'

정력 증강에 효과가 있는 경혈은 인체 여러 군데에 존재하지만, 그중 하나가 배꼽 아래 9cm 되는 곳에 있는 '관원'이라는 경혈이다. 이곳은 얼굴 한가운데서 가슴, 배를 꿰뚫는 경락의 하나인 임맥에 속한다. 임맥은 남성 성기와 밀접한 관계가 있고 정력 증강에 중요하다. 따라서 이를 자극하는 습관을 들이면 나이가 들어도 급작스러운 정력 감퇴를 막을 수 있다. 아내 ⇒ 남편

5. 고환 작용을 활발히 해주는 '허리 단련 마사지'

척추를 자극하는 허리 단련 마사지는 남성의 활력을 유지하는 데 필수다. 이 마사지는 요추를 자극해 발기 반사의 감도를 좋게 하고, 대뇌의 긴장을 풀고 고환의 작용을 활발하게 한다. 먼저 엎드리게 한 다음 허리 부위를 엄지손가락으로 누르고 주먹을 쥐어 다시 눌러 준다. 양 손바닥을 모아 S자 모양을 만들며 허리를 움직여주는 것도 허리의 유연성을 길러 주는 한 방법. 잠자리에 들기 전 하루 10분씩 마사지하면 몸에 활력이 생긴다. 아내 ⇒ 남편

6. 성욕을 높이는 '발바닥 자극 마사지'

발이 피로하면 성욕이 떨어진다. 발바닥은 혈관이 밀집돼 있지만 심장에서 멀리 떨어져 있어 가만히 있으면 혈액의 흐름이 나빠지기 쉽다. 발의 피로를 풀기 위해 가장 효과적인 방법은 발바닥을 자극하는 것이다. 부드럽게 주무르기만 하면 된다. 발바닥에는 자율 신경이 집중돼 있으므로 이것을 자극하면 뇌에 전달돼 성욕을 높인다. 발바닥 가운데에 있는 용천 이라는 혈을 누르면 피로가 풀릴 뿐 아니라 신장과 간장 기능도 강화된다. 남편 ⇔ 아내

7. 오르가슴을 느끼게 하는 '애무 마사지'

아내가 오르가슴을 느끼는 모습에 남편들은 더욱 흥분하게 된다. 하지만 통계에 따르면 여성의 98%는 섹스를 할 때 거짓으로 오르가슴에 이른 척한다고.

그만큼 남편들이 아내에게 해주는 애무 마사지가 부족하다는 이야기이기도 하다.

여성은 일정 시간 클리토리스(음핵)를 자극하면 쉽게 오르가슴을 느낀다. 남편은 섹스를 하는 중이거나, 사전에 적당히 아내의 클리토리스를 자극해주자. 그러면 아내는 흥분을 하게 되고, 그를 통해 남편 역시 흥분이 더 고조된다. 남편⇒아내

8. 온몸에 기운 돋우는 '뒷머리 지압'

양쪽 엄지손가락을 남편의 뒷머리 가운데에 가지런히 대고 각각 귀 아래를 향해 가볍게 누른다. 뇌하수체에 자극을 주어 성적 기능이 활발해진다. 뇌하수체는 내분비 기관의 하나로 성장이나 생식, 모유 분비를 촉진하는 등의 역할을 하는 호르몬을 분비한다.

따라서 이곳을 지압하면 호르몬 분비가 왕성해지고 온몸에 기운이 돈다. 남편⇔아내

9. 성기를 단련시키는 '회음 부위 지압'

회음이란 글자 그대로 숨겨진 두 부분이 만나는 곳, 즉 성기와 항문 사이의 중간 부위를 말한다. 이곳을 지압할 때는 엄지손가락으로 항문 옆에서 성기를 향해 가볍게 누른다.

여러 차례 되풀이한다. 이때 회음부(가랑이 주변)도 함께 지압한다. 회음부는 남녀 모두 자극에 민감하게 반응하는 부위다. 상대방의 가랑이를 넓게 벌리게 한 뒤 집게손가락과 가운뎃손가락을 가지런히 대

고 가랑이 홈을 따라 가볍게 눌러준다. 이 지압법은 외성기에 자극을 줌으로써 그 기관의 기능을 활발하게 하는 효과가 있다.

남편 ⇔ 아내

남자를 사로잡는 방법

1. 에로틱한 속옷을 사서 입어 본다.

예를 들면 유두가 드러나 보이는 쿼터 컵 브래지어라든가 T 백 팬티 등 과감한 노출을 시도해 본다.

2. 섹스를 할 때 스스로 옷을 벗기보다는 그가 옷을 벗기도록 유도한다.

구체적으로 '당신이 벗겨 주세요'라고 말하는 것도 괜찮다.

3. 그와 함께 욕조에 들어가 그의 몸을 씻어준다.

물과 비누의 부드러움이 그를 유혹하는 데 공모자가 되어 줄 것이다.

4. 에로틱한 비디오를 그와 함께 본다.

침대에 누워 그로 하여금 등 뒤에서 몸을 겹치게 하고 비디오를 보면서 천천히 섹스를 한다.

5. 따뜻한 밤, 대자연 속에 옷을 벗어던진 채로 누워서 그와 부드럽게 포옹한다.

로맨틱하게 몸 구석구석을 애무한다. 과감하고 대범해질 필요가 있다.

6. 둘 다 옷을 벗고 아로마 오일 등을 이용해 마사지를 한다.

긴장된 근육을 풀어 주며 편안한 마음을 즐긴다. 얼마간은 섹스에 대한 생각은 접어두고 서로의 몸을 애무하는 정도에만 그쳐 욕구를 강화시킨다.

7. 지금까지 말하지 못했던 성적 판타지나 지금까지 책이나 영화에서 본 섹스 장면을 구체적으로 이야기한다. 그에게도 상세히 들으며 흥분하는 모습을 보여준다.

8. 둘이서 섹스에 푹 빠진 주말을 보낸다.

식사를 하는 시간을 빼고는 전부 섹스에 투자한다.

가급적 알몸으로 지내며 침대 곁을 떠나지 않도록 한다.

9. 오럴 섹스가 서툴고 어색하더라도 자꾸 시도해 본다.

자신의 페니스를 애무하면서 흥분하는 여자의 모습에 넘어가지 않을 남자는 없다.

10. 그의 물건을 뜨거운 타월로 닦은 후 얼음으로 차갑게 식힌 타월로 닦아준다.

그러면 극단적인 온도차에 의해 전립선 근육이 수축되어서 여분의 분비액이 배출된다. 이런 방법은 남자에게 에로틱한 기분을 가져다 줄 뿐만 아니라 성기 건강에도 도움이 된다.

11. 몸의 다른 부분을 이용해서 그의 페니스를 자극한다.

양 다리 사이에 끼우거나 가슴 사이에 넣는 것이 효과적이다. 그의 페니스에 키스를 하고 자신의 얼굴 여기저기에 가볍게 터치하는 것도 그를 흥분시키는 방법이다.

12. '당신만 원하다면 내가 책을 읽거나 텔레비전을 보거나 음악을 들을 때 몸을 만져도 된다'고 그에게 말해 둔다.

13. 서로 퀴즈를 내서 틀린 사람에게 에로틱한 벌을 주는 게임을 한다.

시간이 가면서 농도가 진해지도록 분위기를 유도한다

14. 나는 당신과 섹스를 할 때 가장 행복하다고 말한다.

그의 기분이 좋아지는 것을 볼 수 있을 것이다. 한마디 더 붙이자면

당신과의 섹스는 어떤 식이든 좋다라고 말해 준다.

15. 출장을 떠나는 그의 가방에 다소 과장된 에로틱한 편지를 써 넣는다.

그는 출장 기간 동안 몇 번이고 그 편지를 읽으며, 출장이 끝난 후 당

신을 덮칠 생각만 할 것이다.

16. 야한 남자의 속옷을 사서 그에게 선물한다.

당신에게만 입고 있는 멋진 흥분제가 될 것이다.

17. 둘이서 한 번도 가본 적이 없는 거리에서 만나기로 약속한다.

그리고 평소와 다른 호칭으로 그를 부른다.

연애 초기에 부르던 식으로 부르는 것도 색다른 감흥을 불러일으킬

것이다.

18. 자신의 성적 매력에 자신감을 갖는다.

자신은 어떤 남자라도 넋 나가게 할 수 있는 매력을 소유하고 있다는

것을 잊지 않는다. 또 항상 음식에 신경 쓰고 살이 찌지 않도록 주의

한다.

나이가 들수록 이상적인 체중을 유지하기란 그리 만만치 않은 일..

자신에게 자신감을 잃으면 성적 매력도 사라지게 됨을 명심한다.

19. 그의 눈에 띄도록 섹스북이나 포르노 비디오를 침실에 둔다.

그가 눈길을 주는 것 같으면 친구가 한번 보라고 준 것이라며 부끄러워하는 듯한 모습을 보인다.

20. 바로 오늘밤 그와 사랑을 나눈다. 피곤하다든지 머리가 아프다든지 하는 말은 하지 않는다. 행복한 섹스 라이프는 자신의 적극성에 달려 있음을 명심한다.

열은 위험 경고이며 인체의 비상사태임을 알리는 하나의 신호와 같은 것이다. 열이 심하면 혼수상태에서 정신 이상으로 발전할 수 있으며 사망할 수도 있다.

(1) 열에 대한 응급 처치

① 수분을 섭취하게 한다.

열이 나면 호흡이 증가되고 땀이 나기도 하므로 탈수 현상이 나타나기 쉽다. 하루 2.5-3리터의 수분을 섭취하도록 하며 구강 섭취가 불가능한 경우 의사의 처방에 따라 정맥 주입을 할 수도 있다.

② 두터운 옷을 벗긴다.

두터운 의복을 벗기고 넥타이를 풀고 단추를 열어 열이 쉽게 방출되도록한다.

③ 균형 잡힌 영양을 섭취하게 한다.

열이 나면 대사율이 증가하며 단백질 손실이 크므로 단백질과 탄수화물의 섭취가 중요하다.

④ 휴식하게 한다.

에너지 요구량을 최소화하기 위해 불필요한 활동을 줄이며 안정을 취하도록 한다.

⑤ 땀 젖은 의복과 침구는 갈아 준다.

고열과 심한 발한으로 불쾌해지기 쉬우므로 부분 욕을 실시하고 의복과 침구는 자주 갈아준다.

⑥ 냉 요법을 시킨다.

전신 또는 부분적인 냉 요법과, 얼음주머니 대어주기 등을 실시하여 열을 내리도록 한다.(이마, 목, 겨드랑이, 젖가슴, 국부, 손발 등)

⑵ 통증에 대한 응급 처치

통증은 질병의 초기에 나타나는 하나의 증세이다. 통증을 느낀다는 것은 그 기관 내부에 질병이 생겼음을 의미한다. 가장 견디기 어렵고 가장 두려운 것이 또한 통증이다. 두통의 원인은 세균성 뇌막염, 두개골 내의 종양, 월경, 고혈압, 축농증, 독서 등 다양하다.

비전문인으로서 통증에 대한 응급 처치법은

① 급성 질환이나 사고에는 냉찜질

② 만성 질환이 원인인 통증에는 온찜질을 한다.

③ 급만성을 막론하고 어루만지듯 가벼운 마사지가 도움이 된다.

(3) 변비에 대한 응급 처치

　① 수분 섭취량을 늘린다.

　② 야채류와 바나나를 먹으면 변통에 효과적이다.

　③ 운동 부족이 되지 않도록 지속적으로 운동을 한다.

　④ 규칙적 배변 습관을 기른다.

　⑤ 아침 기상 직적에 복부 마사지를 한다.

　⑥ 변비의 원인은 수분 부족, 섬유질 부족, 운동 부족임을 기억한다.

(4) 화상에 대한 응급 처치

　① 즉시 화상 부분을 찬물에 식힌다.

　② 옷은 벗기지 말고 옷 위로 냉각 식힌다.

　③ 환부의 물집은 터트리지 말고 전문의에게 맡긴다.

　④ 생명이 위험할 때는 오이 생즙 2홉을 마시면 해열, 해독 작용으로
　　생명을 살린다.

　⑤ 옷에 불이 붙었을 때는 데굴데굴 구르면서 꺼야 한다.

⑥ 머리카락에 불이 붙었을 때는 물에 젖은 수건이나 이불을 뒤집어
   써서 끈다.

(5) 목구멍에 이물질이 걸렸을 때

① 젖먹이인 경우 한손으로 두발을 잡아 쳐들고 한손으로 등을 두들
   긴다.

② 또는 한손바닥에 가슴이 닿게 엎드리게 하고 대추혈을 쳐 준다.

③ 어른일 경우 등 뒤쪽에서 양손으로 복부를 끌어안고 강하게 당긴다.

④ 자기 혼자인 경우 의자를 사용해서 상복부를 강하게 압박한다.

⑤ 손가락을 목에 깊이 넣어 구토를 일으키게 하며 이물질을 토하게
   한다.

(6) 눈에 이물질이 들어갔을 때

① 반드시 손을 깨끗이 씻고 나서 처치해야 한다.

② 먼지가 들어갔을 때 청결한 물속에서 눈을 깜박인다.

③ 모로 눕히고 주전자에 물을 담아 부어서 씻어 내린다.

④ 먼지가 보일 때는 깨끗한 거즈에 물을 적셔 닦아 낸다.

⑤ 결코 무리하지 않는다.

⑥ 붕대를 할 경우에는 두 눈을 다해야 한다.

⑦ 이물질이 박혔을 때는 뽑거나 눈을 비비거나 씻으면 절대 안 된다.

(7) 귀에 이물질이 들어갔을 때

① 물이 들어간 귀를 아래로 하여 제자리 뛰기를 한다.

② 곤충이나 벌레가 들어 간 경우 주위를 어둡게 하고 불을 비추어 밖으로 유인한다.

③ 식용유나 올리브유 등 무자극성 기름을 넣어 죽인 다음 핀셋트로 끄집어 낸다.

④ 통증이 심할 때는 무리하지 않는다.

(8) 코피에 대한 응급 처치

① 코피의 원인은 압(壓), 열(熱), 독(毒)의 과부화 상태이다.

② 인체의 안전장치 덕에 위기를 모면하고 있으므로 감사한다.

③ 기관지에 혈액이 유입되지 않도록 고개를 숙인다.

④ 고개를 숙이고 옆으로 돌려준다면 더더욱 안전하다.

⑤ 코로 하는 호흡은 상처에 자극을 준다.

⑥ 상처 난 코를 힘주어 팽 푸는 일을 금한다.

⑦ 콧등 연골을 중심으로 냉찜질을 한다.

⑧ 코피가 중단되지 않는다면 고혈압을 의심 해 봄이 옳다.

(9) 뇌졸증에 대한 응급 처치

① 어떤 형편에 서든지 머리 부분을 움직이지 않는다.

② 환자를 눕힐 때는 머리를 뒤로 젖혀서 기도를 확보한다.

③ 코를 고는 것은 숨길인 기도가 좁아졌기 때문이므로 어깨 밑에 방석을 넣어 머리가 더 젖혀지게 하여 호흡을 편하게 도와준다.

④ 환자의 얼굴이 붉어지면 머리를 더 높여 주어야 한다.

⑤ 토한 것이 기관지로 들어가지 않도록 얼굴을 옆으로 돌려준다.

⑥ 벨트나 셔츠 등은 헐렁하게 늦추어 준다.

⑦ 쓰러진 후 4시간 이내에 병원에 도착해야 회복이 가능하다.

⑧ 고혈압, 동맥경화 증세가 있는 사람이 갑자기 쓰러지면 뇌졸중을 의심해 야 한다.

(10) 뇌빈혈로 쓰러졌을 때

① 뇌로 흐르는 혈액의 양이 적어지고 의식이 희미해져 쓰러지는 것이다.

② 선하품을 하거나 구역질을 하다가 앞이 캄캄해 지면서 쓰러진다. 이때 얼굴이 창백해진다.

③ 이런 증상을 느끼면 무릎을 꿇고 앉아 머리를 낮춘다.

④ 벨트나 넥타이 등을 늦추어 준다.

⑤ 통풍이 잘 되고 공기가 청결한 곳에서 안정시킨다.

⑥ 볼을 가볍게 두드리거나 냉수 타월로 얼굴을 닦아 준다.

⑦ 의식이 회복되면 따뜻한 음료를 마시고 안정을 취한다.

(11) 당뇨병으로 쓰러졌을 때

① 당뇨병인 줄 모르고 대량의 당분을 섭취했을 때

② 목이 마른 데도 수분을 섭취하지 못했을 때

③ 여러 가지 약물 중독으로 쓰러질 수 있다.

④ 쓰러지려고 할 때 주스를 마시게 한다.

⑤ 고혈당 발작이든지, 저혈당 발작이든지 주스는 해롭지 않다.

⑥ 이미 의식이 없는 상태라면 마시게 하지 않는다.

⑦ 의식이 없는 상태에서는 숨통 확보에 유념한다.

⑧ 얼굴이 붉어지면 머리를 높여 준다.

(12) 어린아이의 경풍 발작에

① 전신이 뻣뻣해지고, 눈동자가 치켜 올라가며, 수족을 떨다가 의식
을 잃고 쓰러진다.

② 아이들의 경풍은 대부분이 열성이기 때문에 고열을 동반 한다.

③ 심하게 울다가 경련을 일으키기도 한다.

④ 경련의 일부는 간질로 발전되기도 한다.

⑤ 질식되지 않도록 기도를 확보하는 것이 중요하다.

⑥ 혀를 물지 않도록 수건이나 거즈를 물려준다.

⑦ 의복을 헐렁하게 해 주고 모로 눕혀서 기도에 이물질이 들어가지
않게 한다.

⑧ 열이 있을 때는 얼음주머니나 물수건으로 식혀 준다.

(13) 구토를 할 때

① 그 원인도 다양하고 형태도 각양각색이다.

② 참지 말고 토하고 싶은 만큼 토하게 하는 것이 순리이다.

③ 미지근한 물을 마시게 하고 목구멍을 자극하면 토하기가 수월하다.

④ 토한 다음에는 입을 헹구고 따뜻한 곳에 눕혀 안정시킨다.

⑤ 노인이 구토하는 경우 기관지를 막아 질식할 수 있으므로 도와 드린다.

서양 의학의 시조라 불리는 히포크라테스도 체질에 관해서 많이 논술하였고 동양 의학의 최고 원전인 황제내경에도 체질론이 상세히 기록되어 있다.

체질은 개개인의 전체적 특징이며 생물학적 개성의 총합이므로 복잡하여 간단히 설명하기는 어려운 문제이다. 인체는 유전적 기반 위에 체형학적, 기능학적, 기질학적 유기체로서의 특성이 각각 다르기 때문이다.

복잡한 체질론을 논하기 보다는 쉽고 간단한 체질 식별법을 소개하여 실생활에 도움을 주어 건강하기를 바라는 마음으로 오링테스트(O-Ring Test)법을 소개하고자 한다.

정확한 명칭은 바이디지털 오링테스트(Bi-Digital O-Ring Test)로서 개발자는 일본인 오무라 요시아키(大村惠昭)박사이며, 우리나라에는 이명복 교수가 소개한 바 있다. 오링테스트는 손가락으로 만든 오링(둥근 고리)

이 벌어지는가 벌어지지 않는가를 검사해서 몸의 어디가 아픈지, 어떤 병에 걸렸는지를 검사한다. 나아가서는 몸에 이로운 음식과 해로운 음식을 구분하여 알 수 있는 의학상 매우 편리한 검사법이다. 비싼 검사 기계의 사용이나 시간이 걸리는 검사를 최소한으로 억제하고 능률적으로 시간과 비용을 절약할 수 있다.

※ 오링테스트 방법

- ㅇ 검사하는 사람과 검사받는 사람은 서로 정면을 보고 선다.
- ㅇ 검사 받는 사람은 시계, 반지, 목걸이 등 장신구를 전부 뺀다. 금속 물질은 전자파를 방해하고 실험 결과에 영향을 준다.
- ㅇ 검사를 받는 사람은 양손을 몸에서 20cm 이상 떨어지게 앞으로 들고, 오른손의 엄지손가락과 둘째손가락 끝을 맞대어 O자형(O-Ring)을 만든다.
- ㅇ 정전기의 영향을 차단하기 위해 나무판을 딛고 검사한다.
- ㅇ 검사받는 사람은 목을 곧게 세우고 북쪽을 향해 서게 한다.
- ㅇ 약물 복용 중에는 검사 결과가 다를 수 있다.
- ㅇ 검사하는 사람은 양손의 둘째손가락을 오링에 꽂고 좌우측으로 잡아당긴다.
- ㅇ 이 때 검사받는 사람은 오링에 최대의 힘을 주어 벌어지지 않도록 하고 그 힘을 기억 해 둔다.
- ㅇ 다음은 검사받는 사람의 왼손에 한 가지 식품이나 약품, 음료수를 쥐게 하고 오른손 오링의 힘을 조사한다. 이때에 먼저 조사한 힘보다 강하면 유익한 식품이고 힘이 약해지면(오링의 힘이 쉽게 벌어지면) 해가 되는 식품이다.
- ㅇ 검사에 사용되는 식품은 종이봉투, 비닐 봉투나 유리병에 넣어서 검사해도 지장을 주지 않는다.

o 식품의 양은 쌀 한 톨, 물 한 방울이라도 반응 한다.

o 간혹 있을 수 있는 일로 검사받는 사람의 힘이 너무 강해서 실험이 도저히 불가능한 경우, 힘이 조금 약한 다른 사람이 검사받는 사람의 오른손을 왼손 으로 잡고 그 사람의 오른손에 오링 검사를 하면 검사받는 사람의 반응을 검사할 수 있다.

o 검사받는 사람이 너무 허약하여 검사를 할 수 없을 때나 어린아이의 경우 제3자를 통하여 테스트를 한다.

o 실험의 결과가 불확실할 때는 5-10분을 쉬었다가 재실험 한다.

o 허약한 환자를 진찰할 때는 2-3일간 반복 실험해서 체질 진단에 오진이 없도록 주의한다.

o 오이, 당근, 감자, 무우를 한 가지씩 왼손에 잡게 하고 오른팔의 힘을 조사하 여 다음과 같이 체질을 판별한다.

※ 체질 감별법

o 오이를 잡았을 때 힘이 빠지면 소음인. 오이는 소음인에게만 해롭다.

o 당근을 잡았을 때 힘이 생기면 태음인 당근은 태음인에게만 좋다.

o 감자를 잡았을 때 힘이 빠지면 소양인. 감자는 소양인에게만 해롭다.

o 무우를 잡았을 때 힘이 빠지면 태양인.무우는 태양인 에게만 해롭다.

*이와 같이 체질은 즉석에서 진단된다.

※ 약제를 통한 체질 감별법

o 오가피를 잡았을 때 힘이 세지면 태양 체질

o 녹용을 잡았을 때 힘이 세지면 태음 체질

o 숙지황을 잡았을 때 힘이 세지면 소양 체질

o 인삼을 잡았을 때 힘이 세지면 소음 체질

※약물이나 음식물을 검사할 수 있다.

　　ㅇ 오링 테스트를 통해서 힘이 강해지면 유익한 것.

　　ㅇ 힘이 약해지면 해로운 것이다.

※남녀의 궁합을 검사할 수 있다.

　　상대방 사진의 안면에 손가락을 얹고 오링테스트를 해서 힘이 강해지면 자신 에게 유익한 자신과 맞는 사람이지만 힘이 약해지면 자신과 맞지 않는 사람이 다. 이는 보이지 않는 파동에 의한 반응의 결과이다.

※점포, 사업장, 건축 장소, 건축업자까지도 검사할 수 있다.

　　ㅇ 직접 눈으로 보면서(내부 혹은 외부에서)

　　ㅇ 사진을 놓고

　　ㅇ 직접 상대의 손을 잡고 오링테스트할 수 있다.

　　*심지어 글자, 색상에까지도 오링테스트는 반응 한다.

※체질에 따라 쉽게 걸리는 질병

① 태양 체질

간장 질환, 소화 불량, 식도경련, 식도 협착, 불임, 안질, 치매, 아토피 체질 등.

② 태음 체질

급성 폐렴, 기관지 천식, 심장병, 중풍, 대장염, 치질, 변비 등.

③ 소양 체질 신장염, 방광염, 요도염, 조루증, 불임, 협심증 등

④ 소음 체질

소화 불량, 각종 위장병, 우울증, 신경성 질병, 수족 냉증, 차멀미 등

※ 체질에 따른 건강 증세

① 태양 체질

소변이 잘 나오면 건강하고, 입에서 침이나 거품이 일면 중병이다.

② 태음 체질

땀이 잘 나면 건강하고, 피부가 단단해지면서 땀이 안 나면 중병이다.

③ 소양 체질

대변이 잘 통하면 건강하고, 대변 불통이면 중병이다.

④ 소음 체질

소화가 잘 되면 건강하고, 식욕이 없고 땀이 많으면 중병이다.

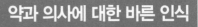
(1) 치료란?

"병이나 상처를 다스려서 낫게 하는 것"이라고 사전에서 정의한다.

그런데 병원에서 의사에게서 흔히 듣는 말은 "당신의 병은 일생 동안 약을 먹어야 합니다. 그렇지 않으면 위험합니다. 내 말을 잘 들어야 합니다."이다.

의사가 병을 고친다는 말인가? 고치지 못한다는 말인가? 의사를 의료인이라고 한다. 의료인이란? 의술로 병을 고치는 사람을 말한다. 그런데 의사가 병을 고치는 건가? 고치지 못하는 건가?

의사는 환자에게 상담자이고 지도자격이다. 환자들은 무슨 질병이든지 의사에게 보이면 치료될 것으로 생각하며 위로를 받고 희망을 갖게 된다. 그런데 의료인인 의사에게서 확답을 들을 수 없다. "검사 해 봅시다", "치료 해 봅시다", "좀 더 두고 봅시다"의 연속이다. 나중에 심각한 상황에 도달하면 각서까지를 요구한다.

그리고 "약을 열심히 드세요"라고 한다. 약이란 지속적으로 먹어서는 안 되는 것이다. 평생 약을 먹으라는 의사의 말을 믿어야 할까? 믿지 말아야 할까? 이런 의사에게 생명을 맡겨야 할까?

또한 의사가 환자에게 설명하는 데도 문제가 있다. 예를 들면 고혈압 환자인 경우, 혈압이 높다는 것은 말해 주는데 왜 혈압이 높아졌는지 그 원인을 말해주고 어떻게 하면 예방할 수 있는지에 대해서 말해주는 의사가 많지 않다. 고혈압에 대해서 필자의 자연 건강법을 한두 달 만 실천하면 너무나 쉽게 정상으로 돌아온다.

아무리 약이 필요한 질병이라 할지라도 약은 최소한으로 먹는 것이 바람직하다. 약만을 권하는 의사라면 한번 쯤 생각해 볼 필요가 있다.

(2) 발열이란?

우리 인체의 이상 증상을 알려주는 중요한 정보 중 하나가 발열이다.

인체의 이상 부위를 알려주기도 하고 인체의 컨디션 정도를 알려 주기도 하는 것이 발열 증상이다. 일반적으로 우리 인체에 열이 나는 경우는 인체에 여러 잡균의 번식에 의해서이다. 그냥 두면 2-3시간 지나면 열이 내리는데 일과성 발열 상태로서 크게 걱정을 하지 않아도 된다. 또한 어린아이들이 급격하게 세포 분열이 일어나면서 자주 열이 오르는데 이를 발육열(發育熱)이라 하고, 사춘기에 급하게 성장하며 체형이 변하면서 자주 열이 오르는 데 성장열(成長熱)이라 하며 인간이 성장하는 데 필요한 중대한 열에너지를 필요열(必要熱)이라 한다.

이런 때에 해열제 같은 약을 먹여서 억지로 열을 내리게 되면 성장에 심각한 나쁜 영향을 끼칠 수가 있다. 또한 후유증으로 두통이 생길 수 있고, 성선호르몬의 분비 부전, 성 불능, 무정자, 무정란, 발육 부전 등으로 평생 고생할 수 있다. 여성인 경우 생리통, 생리 불순, 무생리 등으로 고생할 수 있다. 우리가 분명히 알아야 하는 일은 39도C의 열까지는 우리 인체에 도움이 되는 열이다. 39도C 열 상태가 되면 몸속에서 부작용을 일으키는 잡균들이 급격히 사멸된다. 매독 균도 죽인다.

일반인들은 이러한 치료법 사실에 대해서 알지 못한다. 의사들이 가르쳐 주지 않는다. 열이 나면 위험하다고 말한다. 약을 처방하고 입원하라고 한다. 발열 상태에서 약물에 의해서 열을 내리게 하면 어린아이든 어른이든 증상을 악화시킬 수 있다.

잡균이 일시적으로 가사 상태가 될 수도 있으나 결코 사멸되지는 않는다. 잡균은 약물에 대한 면역이 강해지면서 다음에는 더 많은 약물을 써야 되는 결과가 된다.

그렇다고 발열 상태를 그대로 방치하라는 말은 아니다. 머리에 냉찜질을 2-3일 정도 시도하면서 관찰할 필요가 있다. 머리 냉찜질에 반응하지 않고 고열이 계속된다면 정밀 검사를 받아야 한다. 조심할 일은 목 부분의 냉찜질은 삼가야 한다.

특히 뒷목 부분인 풍지혈과 대추혈 부분은 냉찜질을 하지 않는 것이 원칙이다.

(3) 의약품이란?

시중에서 판매되고 있는 의약품은 5만여 가지이며 그중 4만여 종류가 부작용이 심각한 것으로 판명되고 있다. 그러나 많은 사람들이 의약품에 대한 부작용을 모른채 아무렇지도 않게 약을 복용하고 있다. 분명히 알아야 하는 사실은 모든 약은 기본적으로 인체에 독이라는 사실이다. 바이러스, 세균, 기생충들을 죽이기 위한 독약이기 때문이다. 술, 담배, 농약이나 식품 첨가물, 커피, 화학 조미료, 치료약 등은 모두가 화학 약품이요 독약이다. 더욱이 효과가 빨리 나타나는 약 일수록 독성이 강하다는 것을 기억해야 한다. 독성이 강해서 효과가 빠른 약은 그만큼 인체에 해롭다는 것을 잊으면 안 된다.

그리고 약을 병용 (竝用)했을 때 그 부작용은 더욱 심각 해 진다.

확인한 몇 가지를 소개하면 다음과 같다.

　　○ 당뇨병 약 + 진정제 = 저혈당, 발작, 강직, 심부전

　　○ 감기약 + 위장약 = 약효가 없어지며, 부작용

　　○ 안질환 치료제 + 정신 치료제 = 안질 약화 가속

　　○ 고혈압 치료제 + 안질환 치료제 + 안정제 = 저혈압, 현훈, 심부전

　　○ 심장 치료제 + 육류, 유제품, 칼슘제 = 합병증, 뇌기능 저하, 치매

⑷ 자연 치유력

약은 늘어나고 병원도 늘어나는 데 환자는 줄지 않고 있다.

어느 병원 어느 약국에를 가도 환자가 우글거린다. 환자들은 모두 약에 의존하고 의사에게 의존하고 있는 것이 우리들의 현실이다. 주변을 둘러보면 대형 병원이 많고 비싼 약들이 쌓여 있다. 그런데도 환자는 늘고 있다. 왜 일까?

"약은 병을 고치는 것이다."라는 생각 때문에 대다수의 사람들이 약을 먹으면 병이 나을 것으로 생각하고 있다 별 의심도 없이 약을 먹는데 길들여져 있고 아주 익숙 해져 있다. 과연 그럴까? 앞에서 언급 했듯이, 약은 독이다. 독약은 잘못 쓰거나 남용하면 큰 불행을 자초하게 된다. 쇼크사를 일으킬 수 있고, 기형아를 출산할 수도 있고, 부작용으로 평생 병신이 될 수도 있다. 다시 말하지만 병적 증상을 없애려는 것인데 이것을 투약이요, 치료라고 한다. 이 독약 때문에 자연 치유력은 약화되어 가고 있다.

자연계의 동물은 부상을 입든지 병이 들면 깊은 산속 외진 곳에 숨어 있으면서 물을 조금씩 마시다 보면 치료가 되는데 이것을 자연 치유력이라고 하고, 이것을 생명의 특징이라고 한다. 병은 약으로 치료되는 것이 아니라 자연 치유력에 의해서 스스로 병을 고치고 있는 것이다.

인간 역시 자연 치유력을 가지고 있으나 문화생활을 하고 있는 현대인들은 옷을 입고, 구두를 신고, 차를 타고 다니고, 음식을 익혀 먹고, 냉난방을 하는 등 자연에서 동떨어진 삶을 살고 있기 때문에 자연 치유력

역시 떨어진 상태이다.

약화된 인체에 거의 날마다 독약을 털어 넣고 투입하고 있으니 여러 가지 질병을 피해 갈수가 있겠는가?

자연 치유력이란? 병든 몸을 스스로 낫게 한다는 의미인데 우리 몸에 병균이 침범하면 면역 체계가 발동을 한다. 1차 방어선은 피부인데 적군의 총알을 막아주는 방탄복 역할을 한다. 피부에 상처가 나고 병균이 침입을 하면 백혈구가 모여들어 가두어 버리고 소금 성분이 살균하여 진압하고 만다. 땀샘에서 지방 샘에서 박테리아를 죽이고 호흡기의 점액으로 위장의 위산으로 병균들을 죽인다.

1차 방어선을 뚫고 위장의 병균이 침투한다 해도 우리 몸은 항체를 만들어 그들을 그냥두지 않는데 이 작용을 면역력이라 하고 자연 치유력이라 한다. 피부가 약간 손상당하면 피부는 스스로 복원을 한다. 뼈에 금이 가거나 부러져도 뼈가 그 자리에 있기만 하면 원래의 상태로 복원된다. 우리 몸의 세포는 죽고 다시 태어나는 과정을 되풀이 하면서 우리의 몸을 원래의 상태로 복원하는 데 최선을 다하고 있다.

이 과정은 자연스러운 것이며 자연의 순리이며, 하나님께서 정해 놓으신 법칙이요, 사랑이다. 이러한 능력을 자연 치유력이라 한다. 인공적으로 독약물을 투입하지 않아도 자연적으로, 스스로 치료되는 힘이다. 생명체는 약에 의존하거나 수술을 하지 않아도 대개는 스스로 나을 수 있는 힘을 가지고 있다. 독극물을 먹었을 때 토하거나 설사를 하는 것은 독극물을 몸 밖으로 내보내기 위한 자연 치유 현상이다.

감기에 걸리면 오한이 함께 오는데 이는 세균을 떨어내는 현상이요, 발열은 세균을 박멸하기 위한 작용이다. 가래는 박멸된 세균 덩어리이다. 각혈은 사지궐냉(팔다리가 차가워지는 병)으로 혈액 순환이 되지 않아 여분의 혈액이 폐에 모였다가 버려지는 작용이다. 이 모든 증상은 선천적인 자연 치유력에 의해서 병균들을 퇴치하고 있는 증상들이다.

그런데 현대 의학에서는 이런 증상에 대해서 해열제, 지혈제 등 약제를 써서 증상을 멈추게 하고 있다. 진정한 건강을 원한다면 약에 대한 맹신을 버리고 자연 치유력 강화에 힘써야 한다. 병에 대한 사고방식, 의사와 약에 대한 올바른 인식으로 스스로 질병을 낫게 하는 힘을 길러야 할 것이다.

(5) 권할 만한 자연 요법

자연 요법이란? 화학 약품인 약을 쓰지 않고 공기, 광선, 물, 열, 마사지 등 자연의 힘으로 몸을 치유하는 요법이다. 인체의 스스로 치유하는 항상성 에너지를 자연의 힘으로 치유력을 활성화시키는 것이다. 서약 의학의 아버지 히포크라테스도 자연 요법을 사용하였는 데 기초적인 생약, 신선한 공기, 햇빛, 운동 등을 이용했다.

자연 요법에서는 질병의 요소를 두 가지로 본다.

하나는 병인, 즉 병을 일으키는 원인이며, 또 하나는 저항력이다. 저항력인 면역력이 강하면 병을 막아내는 힘이 강할 것이며, 건강을 유지하기 위해서는 저항력을 높여야 한다는 말이다. 또한 건강을 위해서 기본적으로 실천해야 할 두 가지가 있는데 부족한 부분은 채워주고, 독성은 체외로 빼내는 것이다.

다시 말하면 부족해지기 쉬운 순수한 음식, 물, 생각, 운동, 마음의 평화를 채워주고 몸속의 독소를 청소하여 몸을 정화 시키는 일이다. 자연 요법에 성공하려면 참을성, 꾸준한 노력, 강한 의지력을 필요로 한다. 자연 요법은 인류의 가장 오래 된 치료법이며 앞으로도 가장 기대가 되는 치료법이다. 치료의 효율성을 높이기 위해서 더더욱 노력하고 연구가 계속되어져야 할 것이다.

이 땅에 가장 좋은 의사는 내 자신이다. 꼭 명심 할 일이다.

※ 健康 10 계명 ※

1계명: 스트레스는 하루를 넘기지 말자!
스트레스는 만병의 근원!
긍정적 사고를 갖는 것이 중요!

① 건강의 가장 큰 적은 바로 스트레스!
스트레스는 불안, 초조, 우울증세는 물론, 두통, 만성 피로 증상을 초래. 면역력 저하하고, 내분비계와 신경계를 교란시킬 뿐만 아니라, 인체 미네랄에 변화를 유발하여, 갑상선 질환, 당뇨, 아토피, 허혈성 심장병 및 중풍과 같은 뇌졸중을 유발하기도 한다.

② **스트레스는 통증을 유발하고 악화시키기도 한다.**

스트레스 호르몬이 근골격계 관련 신경을 자극, 파괴시키고 통증을 유발하게 된다. 결국 스트레스가 통증을 부르고, 그 통증이 또 스트레스가 되는 악순환!
긍정적 사고는 고통마저 치료할 수 있다.

2계명: 술은 2잔 이하, 이틀은 금주하자!

술에 의해 손상된 간이 회복되는 시간은 최소 이틀!

○ **지난 한 해 1인당 소주 소비량이 61.6병에 이를 정도로 술을 많이 먹는 나라!**

적당한 술은, 친구를 만들어주고, 심장 질환을 예방하는 데 도움이 된다고도 하지만, 2잔 이상의 음주는, 뇌세포를 파괴하기도 한다.

○ **또한, 간에 기름을 끼게 해서 지방간을 형성, 간암으로 발전할 수도 있다. 술로 손상된 간이 회복되는 데 최소한 이틀이 걸린다는 점을 명심할 것!**

3계명: 3대 건강 수치를 체크하자!

혈압 · 혈당 · 콜레스테롤수치를 아는 것이 성인병 예방의 지름길!

○ **혈액은 우리 몸의 건강을 볼 수 있는 지표 중 하나!**

특히, 한국인의 3대 사망 원인 중 하나인 심혈관 질환을 좌우하는 수치가 바로 혈당, 혈압, 콜레스테롤 수치이다. 정상 혈압은 120/80 mmHG, 정상 혈당은 공복 시 126mg/dl 이하,
정상 콜레스테롤 수치는 200mg/dl 이하가 정상!

○ **3대 수치 중의 하나인 혈당은**

최근 가장 많은 관심을 끌고 있는 건강 지표. 현재 당뇨 인구는 500만!
가히 당뇨 대란으로 불리우고 있다. 당뇨로 인한 가장 무서운 합병증이 바로, 안

과 질환! 백내장은 물론, 당뇨병성 망막증 및 녹내장 심할 경우, 실명할 수도 있다

4계명: 하루 30분씩, 1주일에 4회 이상 운동하자!
규칙적인 운동은 3대 수치 조절에 필수 조건!

○ 비만은 이제, 21세기 인류가 싸워야 할 가장 무서운 공공의 적!

규칙적인 운동은 비만 방지는 물론, 질병에 대한 면역 기능도 증가.

체지방이 연소되기 시작하는 30분은 최소한의 운동 필요 시간!

또한, 규칙적으로 1주일에 4회 이상은 해야 효과를 볼 수 있다!

○ 운동은 가장 싸고, 가장 뛰어난 최고의 의사!

특히 통증을 호소하는 많은 환자들에게 주사보다, 약보다 먼저 권하는 게 바로 운동이다! 특히 근육 운동은, 무릎이나 허리를 지탱하는 힘을 키울 수 있으므로, 통증을 많이 느끼는 분일 수록, 근육 운동을 통해 힘을 키워야 한다!

5계명: 5복 중 하나, 치아를 소중히 하자!
식후 3분 양치, 수백만 세균을 막을 수 있다!

○ 예부터 왕을 뽑을 때 '니사금' 이라 하여, 이를 물은 자국을 볼 정도로, 치아 건강은 중요! 이가 아픈 것으로 인한 통증과 스트레스는 매우 높다!!

이가 나쁘면, 제대로 먹지 못하고, 제대로 먹지 못하면? 건강 할 수 없으니, 치아 건강은 삶의 질과도 깊은 연관이 있다!

6계명: 6대 영양소를 골고루 섭취하자! (단백질 탄수화물 지방 비타민 미네랄 식이 섬유)
균형 잡힌 식사가 장수로 가는 지름길!

○ 현대인은 영양 과잉인 동시에 부족 상태!

잘못된 식습관으로 고혈압, 고지혈증, 당뇨 등 많은 질환으로 고통 받고 있다. 건

강을 위해서는 골고루, 적당히 먹는 것이 중요한데, 그 중에서도, 꼭 섭취해야 할 6대 영양소가 바로, 단백질, 탄수화물, 지방, 비타민, 미네랄, 식이 섬유이다.

○ **한국적인 토종 식단은 6대 영양소를 섭취하기에 가장 이상적!**

콩이 들어간 흰 쌀밥에, 된장국에, 나물을 함께 곁들인다면, 6대 영양소를 모두 골고루 섭취할 수 있다! 다만, 문제가 되는 것이 바로 소금이다!

하루 필요 소금량은 5g인데, 한국인의 평균 소금 섭취량은 20g!

짜고 매운 음식으로 손상된 위에 헬리코박터 균이 있을 경우, 염증을 유발하고, 위가 손상되어 점막층이 허물어지며 위궤양과 위암이 발생하기도 한다.

7계명: 하루 7시간 이상 수면으로 면역력을 높이자!

충분한 수면은 좋은 호르몬을 분비!

○ **밤에 자는 동안, 우리 몸은 낮 동안 손상당한 부분을 복구시키고, 준비하는 역할. 꿈을 꾸며 정신적인 스트레스를 정리하고, 운동으로 손상된 근육과 신경을 다시 이어준다.**

이런 역할을 하기 위해, 밤이 되면 멜라토닌과 성장 호르몬의 분비를 촉진. 잠을 제대로 자지 않는 것은, 총기 관리를 하지 않은 채 전쟁터에 나가는 것과 같다!

수면이 부족하거나, 수면의 생체 리듬이 깨지면, 뇌의 혈류가 나빠져 뇌의 기능이 저하되고 면역 기능도 떨어진다.

또 세포의 대사가 원활하게 진행되지 않기 때문에, 몸 안에서 노화가 빠르게 진행된다.

○ **미인이 되고 싶다면 반드시 7시간 숙면을 취해야 한다.**

자는 동안 분비되는 멜라토닌은, 낮 동안 스트레스로 손상된 피부 세포를 회복시키고 세포 기능을 유지하는 데 중요한 역할. 뿐만 아니라, 멜라토닌이, 멜라닌 합성을 억제하므로, 잠을 충분히 자야 뽀송뽀송하고 뽀얀 피부 미인이 될 수 있다!

또한 멜라토닌은 모발 성장에도 도움을 주므로, 잠을 잘 자면 피부 미인은 물론,

탈모도 예방하는 셈!

8계명: 20대 열정으로 80세까지 사랑하자!

건강한 성생활, 10년이 젊어진다!

○ 여기서 말하는 열정이란, 건강의 가장 기본이 되는 성생활과 그 능력을 의미한다.

인간의 생식 기관은 죽을 때까지 쇠퇴하지 않는다.

또한 "섹스는 뇌로 한다"는 말이 있을 정도로, 열정이 있다면, 80세까지 건강한

성생활을 누리는 일도 가능.

○ 건강한 성생활을 통해 엔도르핀이 증가되고 두뇌가 활성화된다.

엔도르핀은 우울증을 막아주며 스트레스에 대한 내성이 생겨 면역 기능도 강화된다.

○ 섹스는 육체적인 활동! 30분 동안 섹스는 500kcal의 열량을 소모시키고, 이는

조깅 1시간의 운동량과 맞먹는다.

이로 인해 혈액 순환도 촉진되어 심혈관계 기능이 활발해진다.

○ 부부관계가 원만한 여성은 에스트로겐의 혈중 농도가 높아서, 월경, 임신, 출산

같은 생리 기능이 순조롭다.

이러한 여성 호르몬의 활발한 작용으로 산부인과 질환 예방에도 효과가 있다. 이

처럼 체내 여러 가지 호르몬의 활성화와 심리적 안정으로 건강과 장수에 크게 도

움이 된다!

9계명: 9전 10기! 끊임없이 금연에 도전하자!

금연만 해도 막을 수 있는 질환이 무려 천 가지!

○ **흡연이 유발하는 암의 종류만 해도, 폐암, 후두암, 췌장암 등 셀 수 없이 많다.**

현재 발생하는 모든 암의 3~40%가 흡연 때문!

담배 1개피는 5분 30초의 수명을 단축시키고, 10초당 1명이 사망하는 셈!

○ **담배를 피면, 폐활량이 줄어든다.**

담배 속 유독 물질인 타르가, 폐 속의 폐포를 파괴하고 이는, 폐가 공기를 방출하지 못하는 폐기종이라는 병에 걸릴 확률이 높아지게 된다. 실제 흡연자는 비흡연자에 비해 폐기종에 걸릴 확률이 10배 이상 높다. 처음엔 폐활량만 감소하다가, 점점 갈수록, 호흡이 어렵고, 심한 고통을 경험할 수도 있다.

10계명: 10대 질환, 정기 건강 검진으로 막자!

치명적인 질환도 조기 발견으로 생존률을 높일 수 있다!

○ **한국인의 10대 질환은 당뇨,고혈압,심장 질환, 비뇨기계 질환, 위, 십이지장 궤양 등인데, 이런 모든 건강 상태를 한 눈에 보여주는 것이 바로 건강 검진이다.**

10대 질환을 미리 발견하면 조기 치료가 가능하고, 이것은 국가적으로 볼 때도 엄청난 건강 비용과, 수명을 아낄 수 있는 현명한 일! 1년에 한 번씩은 꼭 건강 검진을 통해, 내 건강 상태를 확인하자.

※건강 테스트의 기준※

"말을 유창하게 하고 빨리 걷는가.

"마음이 늘 즐겁고 사회생활에 적극적인가…" 28일 북한의 격월간 교육 잡지 '인민교육' 최근호(2004.6호)는 일상생활에서 쉽게 확인할 수 있는 건강의 8가지 기준을 소개해 눈길을 끌었다.잡지는 사람의 식습관과 행동거지를 인체 장기의 건강 상태와 연결하면서 좋은 인간관계가 건강의 척도라고 전했다.

편식을 경계하고 왕성한 활동을 높이 평가하는 등

그 기준은 특별하지 않지만 건강에 대한 관심은 어디나 마찬가지라는 점을 보여준다. 잡지가 소개한 건강의 기준을 정리했다.

1. 빨리 잠이 드는가?

잠자리에 들면 깊이 잠들고 잠에서 깬 다음에는 정신이 거뜬해지는 현상은 몸과 마음이 건전하고 내장이 튼튼하다는 증거다.

2. 음식을 가리지 않고 잘 먹는가?

음식을 가리지 않고 맛있게 먹는다는 것은 내장 기관이 정상이라는 것을 의미한다.

3. 변을 빨리 보는가?

변을 보고 싶은 생각이 들 때 빨리 볼 수 있으면 위장 기능이 정상이다.

4. 말을 유창하고 빨리 하는가?

언어 표현이 정확하고 말을 유창하게 하는 사람은 두뇌가 깨끗하며, 사유가 민첩하고 심장과 폐 기능이 정상이다.

5. 빨리 걷는가?

행동이 자연스럽고 움직임이 민첩한 것은 정력이 왕성함을 뜻한다.

심장병, 간염, 신장염 환자들은 언제나 다리가 무거워 걷기 힘들어 한다.

6. 마음이 늘 즐거운가?

성격은 온화하고 의지가 강하며, 감정이 풍부하고 심리가 밝은 동시에, 도량이 넓고 심정이 매우 유쾌하다는 의미다.

7. 사회생활에 적극 참여하는가?

현실을 객관적으로 보고 복잡한 사회 환경에 잘 적응하며 좋은 정서를 유지한다는 것을 뜻한다.

8. 인간관계가 좋은가?

사람들을 아량 있게 대하며 남의 고통을 자신의 것으로 알고
성심성의껏 도와주는 사람이 건강한 사람이다.

– 경북일보 –

※두한족열 법이란..※

"뱃속만 따뜻해도–"
건강 이론은 의외로 간단 – "뱃속만 따뜻하게 해줘도 100세는 산다"는 말

무병장수의 비밀은 결코 먼 곳에 있지 않아 –
"따뜻하면 살고 차가워지면 죽는다"
이 말속에 그 모든 생로병사의 비밀이 담겨져 있다

몸에 따뜻한 기운을 유지하는 것이 – 건강을 유지하는 비결
몸에 따뜻한 기운이 빠져나가 식어버리면 – 죽음
흔히 죽은 자를 표현할 때– '싸늘하게 식은 몸'

질병과 노화란 – 몸이 식어가는 과정에서 나타난 자연 현상–
암환자, 중풍 환자, 치매 환자, 정신병자 등..
모든 질환자의 공통점 – 뱃속이 차갑다
노인들의 뱃속 역시–

수많은 사람들이 찾아 헤매던 생로병사의 원인이 바로
'따뜻하면 살고 차가워지면 병들고 늙어 죽는 것'
이는 자연의 이치..

따뜻하게 해주면 – 순환이 되어 – 예방과 치료가 가능 –
따뜻하게 해줄 생각은 하지 않고 다른 곳에서 원인을 찾으려고 하는 것이 – 현대 의학
비만, 아토피, 고혈압, 당뇨, 중풍, 치매, 기형아, 괴질 등
불치병, 난치병이 생길 수밖에 없는 현실..

몸이 차가워지면– 몸의 순환이 안 되어– 질병과 노화 – 그리고 죽음에 이른다
머리가 뜨거워지면 – 마음이 급하고 정신이 없어– 짜증과 신경질이 생겨 –
반대로 몸이 따뜻하면 – 몸의 순환이 잘 되어 – 건강을 유지 –
머리가 차가워지면 – 마음이 차분하고 정신이 맑아져 –

즉 두한족열을 잃으면 건강을 잃는 것
두한족열을 지키면– 건강을 지킬 수 있는 것

1. 비만– 몸이 차가워져서 생기는 병

사람의 몸이 차가워지면 – 몸이 굳어가고 – 화를 자주 내 –

차가운 기운이 몸으로 내려와 누적 되면 –

적이 쌓이며 – 통증 – 각종 염증 – 전염병 – 암을 유발–

결국 부종이 생겨 – 죽음에 이름

비만은 몸이 차가워져서 생긴 것이므로 몸을 따뜻하게 해주면– 해결

몸이 따뜻한 남성은 – 정력이 있고 – 마음이 차분하면서

각종 질환을 이겨내지만 –

몸이 차가워진 남성은- 기운이 약하여- 양기 부족, 조급함, 성 질환 등이 찾아온다

2. 화를 내거나 말이 많아도- 몸이 차가워진다.

화를 내면 머리가 뜨거워지고 - 몸은 차가워진다.

반복해서 자주 화를 내면 - 머리는 항상 무거워져-

정신이 맑지 못하고 - 몸은 차가워져- 순환이 안 되어- 각종 질병이 발생--

또한 말을 지나치게 많이 해도 문제-

말이 많다는 것은- 오장육부의 기운이 소모 - 근육과 신경이 스트레스-

이러한 현상이 누적되면- 기운이 약한 사람은-

오장육부의 기운이 차가워지고 병이 생긴다.

3. 따뜻한 음식- 몸을 따뜻하게 한다.

따뜻한 음식은- 위장에서 분해, 발효(소화)시키기가 좋아--

건강을 유지하는 데 도움 -

하지만 차가운 음식이 - 위장에 들어오면-

위장은 차가운 음식을 - 데워서 소화를 시켜야 하므로

많은 기운(에너지)이 소모된다.

이 현상이 반복되면 - 소화 장애 - 붓거나 통증 - 염증과 암으로 발전-

그래서 따뜻한 음식은 - 건강한 사람도 -

건강하지 못한 사람도 - 건강을 유지하는 데 도움 -

장수 노인들의 식습관을 살펴보면

야채를 생으로 먹는 것보- 살짝 데쳐- 나물 반찬으로 먹어-

4. 몸을 따뜻하게 하는 방법

* 따뜻한 물을 마셔라.

* 말을 너무 많이 하지 마라.

* 바른말, 고운말, 존댓말을 써라.

* 다리를 많이 움직여라.

* 땀을 흘려라.

* 일과 운동을 열심히 하라.

* 목욕을 자주하라.

* 11자 자세로 걸어라.

* 따뜻한 차를 많이 마셔라

– 나무그늘 –

제4장

운동 요법

1. 누워서 하는 운동 15

2. 엎드려서 하는 운동 15

3. 앉아서 하는 운동 15

4. 서서 하는 운동 15

5. 서서 깍지 끼고 스트레칭 요법

6. 성령 충만 스트레칭 요법

7. 걷기 운동 요법

관절염으로 고생하시는 분들은 마음대로 움직일 수 있는 것이 소원이다.

조금만 움직여도 통증을 느끼기 때문이다. 그러다 보면 체중은 늘고 몸은 굳어져 어려움의 악순환을 거듭하게 된다. 하지만 움직이지 못할 정도의 극단적인 상황은 어느 한 순간에 만들어진 것이 아니다. 평소에 꾸준히 운동을 했다든지 건강의 순리에 관심을 가지고 노력을 했다면 분명 건강한 모습으로 살고 있을 것이다.

현대인들의 형편을 보면 몸을 많이 움직이는 여건이 되어 있지 않다. 사람이 모여 사는 도시에서는 움직이는 공간이 많지 않다. 좁은 사무실 책상 틈새에 끼인 채 컴퓨터와 씨름하며 앉아 있는 것이 현대인들의 일터요, 일상생활이다.

약간 움직이는 경우에도 자동차를 타고 편리한 교통수단을 이용하다 보면 별로 걷지 않은 채 하루를 보낸다. 집에 들어와서도 편안한 쇼파에서 리모콘 하나로 각종 기기를 조작하며 뒹굴고 있다. 어쩌면 태어나면서부터 유모차에 실려 이동하고, 자가용에 실려 움직이다 보니까 움직일 필요조차 못 느끼는지 모르겠다.

움직이지 않으면 근력은 약해지고, 지방이 쌓이면서 비만이 되고, 관절에 부담을 주어 통증이 생기면 심각한 상황으로 치닫는다. 어떻든 움직여 주어야 한다. 공간이 없어도, 시간이 없어도 , 여건이 안 되어도 움직이는 운동을 해야 한다.

현대인들의 형편을 고려하여 여기에 간단한 운동법을 소개 한다.

인간은 동물(動物)이다. 동물은 움직여야 한다.

1 누워서 하는 운동 10

(1) 배 마사지

① 바로 누워 편하게 숨을 쉰다.

② 한 손으로 배를 위에서 아래로 쓰다듬는다.

③ 두 손끝을 배에 대고 누르면서 밀어 내린다.

④ 명치에서 치골 부위까지 마사지 한다.

⑤ 시계 방향으로 진행하며 배를 고루 마사지 한다.

⑥ 아침 기상 직전에 시행하면 장 운동과 혈행에 도움이 된다.

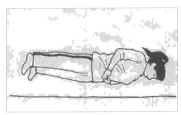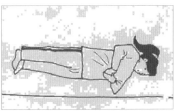

(2) 누워서 팔 돌리기

① 차렷 자세로 바로 눕는다.

② 손바닥은 안쪽으로 쭉 뻗은 채 서서히 머리 위까지 들어 올린다.

③ 어깨의 90도가 되도록 세운 후 두 손을 양 옆으로 뻗는다.

④ 두 손을 밑으로 내린 후 같은 방향으로 가장 큰 원을 그리며 360도한 바퀴를 돌린다.

⑤ 반대 방향으로 또 한 바퀴를 돌린다.

⑥ 팔과 몸에 힘을 주는 정도와 속도에 따라 운동의 강도가 달라진다.

⑦ 누워서 할 수 있는 상체 전신의 운동이다.

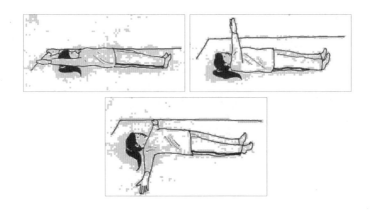

(3) 누워서 엉덩이 들기

① 바로 누워 손바닥을 마룻바닥에 대고 눕는다.

② 발끝을 쭉 뻗고 발뒤꿈치와 견갑골을 바닥에 댄체 엉덩이를 든다.

③ 엉덩이 드는게 쉽지 않으므로 들어올리기 위해 노력하는 자체가 운동이 된다.

④ 팔에 힘을 주어도 무방하다.

⑤ 전신 운동이므로 무리하지 않게 한다.

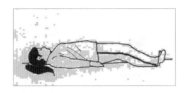

(4) 누워서 무릎 세우고 허리 들기

① 바로 누워 손바닥을 마룻바닥에 대고 눕는다.

② 무릎을 세우고 허리를 들어 올린다.

③ 팔에는 힘을 빼고 허리 근육만 사용 한다.

④ 허리 근육과 배 근육을 강화시킨다.

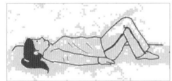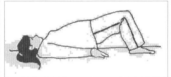

(5) 누워서 무릎 안고 등 굴리기

① 누워서 무릎을 끌어안는다.

② 고개를 들고 등을 굴린다.

③ 무릎 안쪽을 안고 굴릴 수도 있다.

④ 척추 교정이 되며 등 근육을 풀어 준다.

⑤ 뱃살이 없어지며 아랫배가 들어간다.

⑥ 생각 외로 쉽고 기분 좋은 운동이다.

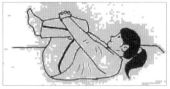 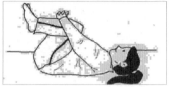

⑹ 누워서 미꾸라지 운동

① 편하게 차렷 자세를 하고 머리를 든다.

② 혹은 팔을 머리 위로 올리고 깍지를 낀다.

③ 미꾸라지를 연상하며 몸을 좌우로 흔든다.

④ 허릿살, 뱃살이 빠지고 오십견이 치료된다.

⑤ 머리와 고개만 들고 있어도 운동이 된다.

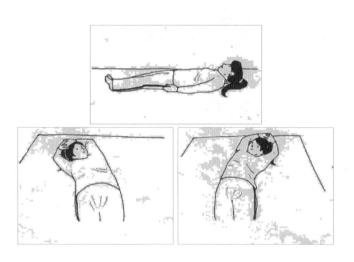

(7) 누워서 활 만들기

① 누워서 머리를 최대한 높인다.

② 머리 높이만큼 다리를 든다.

③ 팔을 발쪽으로 쭉 펴서 활시위를 만든다.

④ 견딜 만큼 견디고 편히 쉰다.

⑤ 쉽지 않은 운동이다. 그러나 효과가 크다.

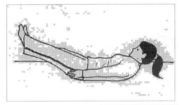 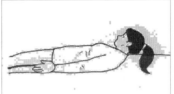

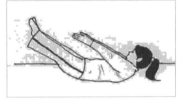

(8) 누워서 다리 들기

① 편하게 누워서 한쪽 다리를 든다.

② 다리를 바꾸어 들어 올린다.

③ 두 다리를 함께 들어 올린다.

④ 허리에 손을 받치고 자전거 타듯이 한다.

⑤ 다리가 땅길 수도 있고 허리가 시큰거릴 수 있다.

⑥ 언제든지 무리한 운동은 좋지 않다.

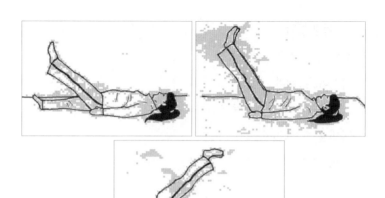

⑼ 누워서 허리 비틀기

① 팔을 양 옆으로 편하게 하고 눕는다.

② 한쪽 무릎을 세우고 우측 좌측으로 최대한 틀어 준다.

③ 무릎을 바꾸어 실시한다.

④ 속도는 최대한 늦추고 힘은 강하게 준다.

⑤ 움직일 때 배에 힘을 주고 호흡은 멈춘다.

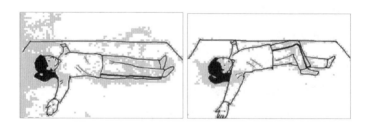

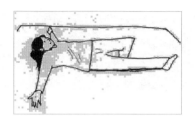

(10) 누워서 손발 털기

① 누워서 손과 발을 하늘로 향하게 한다.

② 형식 없이 자연스럽게 흔들고, 털어준다.

③ 말초 신경의 혈액이 심장으로 모이면서 혈액 순환이 촉진된다.

④ 마디마디가 흔들리면서 진정한 휴식의 기분을 맛 볼 것이다.

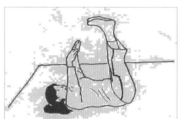 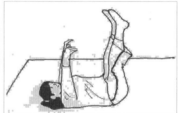

(1) 엎드려서 머리 굴리기

① 편하게 엎드려서 어깨와 손끝이 삼각형이 되게 한다.

② 고개를 바로 하여 턱을 중앙에 오게 하되

③ 턱을 최대한 내밀고 머리를 좌우로 움직인다.

④ 목이 아픈 경우 경추 교정이 되면서 효과가 좋다.

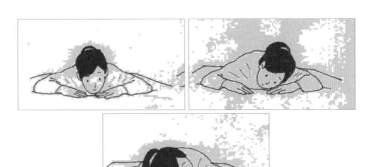

(2) 엎드려서 어깨 흔들기

① 편하게 엎드려서 어깨와 손끝이 삼각형이 되게 한다.

② 턱이 중앙에 오게 하고 머리는 신경 쓰지 않는다.

③ 어깨를 편하게 흔들어 준다.

④ 목 운동, 어깨운동이 되는 쉬운 운동이다.

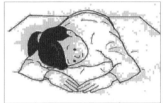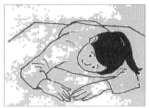

(3) 엎드려서 엉덩이 흔들기

① 엎드려서 어깨와 손끝이 삼각형이 되게 한다.

② 턱을 바로 하고 머리와 어깨는 신경 쓰지 않는다.

③ 엉덩이를 좌우로 흔들어 준다.

④ 활동하기 전에 전신의 근육을 풀어 주는 아침 운동으로 좋다.

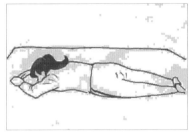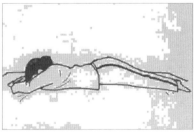

(4) 엎드려서 엉덩이 들기

① 엎드려서 손등을 바닥에 붙이고 쭉 편다.

② 발가락만 바닥에 닿게 하고

③ 무릎과 엉덩이를 든다.

④ 목과 배에 힘을 주고 버틴다.

⑤ 평소에 사용하지 않는 근육에 운동이 되는 전신 운동이다.

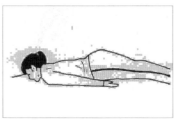 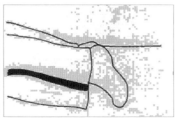

(5) 엎드려서 활 만들기

① 머리를 바로 하고 손을 밑으로 쭉 뻗고 엎드린다.

② 머리와 어깨를 최대한 들고

③ 무릎과 다리를 동시에 들어 준다.

④ 팔을 쭉 뻗어 올려서 활시위를 만든다.

⑤ 견딜 만큼 견디고 쉬어 준다.

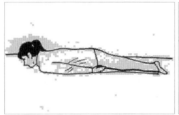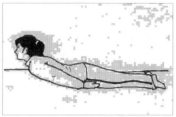

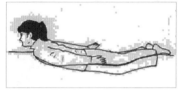

(6) 엎드려서 발목 잡고 배 구르기

① 엎드려서 상체를 들고

② 팔을 뒤로 내밀어 발목이나 발을 잡는다.

③ 배만 바닥에 닿게 하여 굴려 준다.

④ 나이든 사람은 쉽지 않으므로 무리하지 않는다.

⑤ 특히 허리와 팔 다리가 유연해지는 운동이다.

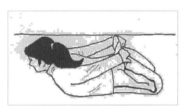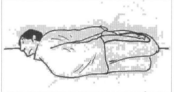

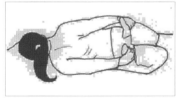

(7) 엎드려 상체 일으키기

① 겨드랑이 밑에 손바닥을 대고 엎드린다.

② 팔에만 힘을 주어 상체를 일으키고 잠깐 머문다.

③ 팔을 굽히고 펴기를 반복 한다.

④ 무리 없이 팔 근육을 향상시킬 수 있다.

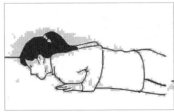 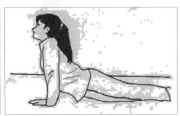

(8) 무릎 꿇고 상체 일으키기

① 무릎을 꿇고

② 손바닥을 바닥에 짚고 고개를 든다.

③ 팔을 굽혔다가 편다.

④ 팔과 팔의 간격, 팔과 무릎의 간격을 조절한다.

⑤ 건강 정도에 따라 강약을 조절할 수 있다.

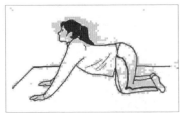 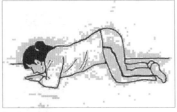

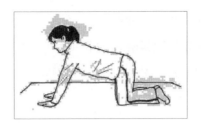

(9) 엎드려서 붕어 헤엄치기

① 엎드려서 손을 위로 하여 들고

② 상체를 함께 들어 올린다.

③ 붕어를 연상하며 허리를 좌우로 흔든다.

④ 옆구리 운동, 배 운동, 허리 운동, 상체 운동이다.

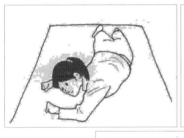 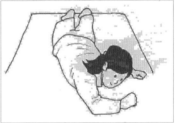

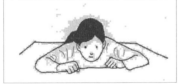

(10) 고양이 허리 펴기 운동

① 엎드려서 고개를 바로 하고

② 손바닥을 어깨 밑에 대고 상체만 일으킨다.

③ 손바닥과 무릎과 발가락 끝을 바닥에 대고

④ 팔을 뻗어 엉덩이를 뒤로 뺀 다음 코가 바닥에 닿게 한다.

⑤ 고양이를 연상하며 속도를 천천히 할수록 효과가 있다.

⑥ 할 수 있는 만큼 몇 번 반복한다.

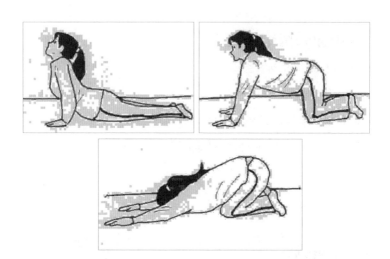

3 앉아서 하는 운동 10

(1) 앉아서 뒤로 손깍지 끼고 척추 세우기

① 반가부좌로 머리를 들고 척추를 세우고 바로 앉는다.

② 팔을 뒤로 하여 손깍지를 끼고 가슴을 최대한 편다.

③ 마음을 편하게 하고 10분쯤 지속 한다.

④ 늘 어깨를 구부리고 일하는 현대인에게는 필수적인 운동이다.

⑤ 걸을 때도 머리를 들고 가슴을 펴고 걷는다.

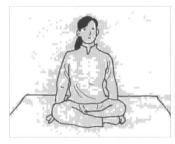 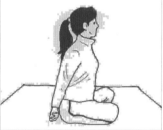

(2) 앉아서 손으로 머리 밀기

① 고개를 들고 편하게 앉는다.

② 한 손으로 좌우전후 한 방향에서 머리를 밀어 준다.

③ 미는 힘에 의해서 목 근육이 강화 된다.

④ 동시에 팔 근육도 강화되는 운동이다.

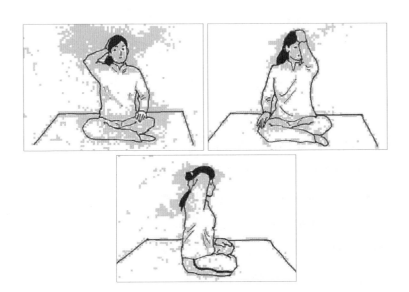

(3) 앉아서 허리 돌리기

① 팔 다리는 편하게 자연스럽게 앉는다.

② 고개는 약간 쳐들고 척추는 펴 준다.

③ 허리만을 이용하여 좌우 한 방향으로 돌려준다.

④ 허리만을 이용하여 좌우 다른 방향으로 돌려준다.

⑤ 속도를 천천히 하며 원을 크게 그리며 돌린다.

⑥ 처음에는 잘되지 않는다. 지속적인 노력이 필요하다.

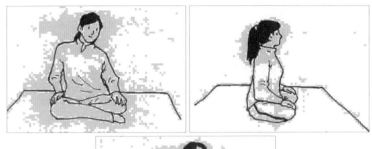

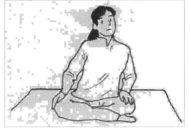

(4) 앉아서 팔 짚고 전신 들기

① 편하게 앉고 척추를 펴 준다.

② 팔을 뻗어 손가락으로 바닥을 짚는다.

③ 팔에 힘을 주어 전신을 든다.

④ 엉덩이가 들리지 않더라도 신경 쓰지 않는다.

⑤ 팔에 있는 지방질이 분해되면서 근육은 강해진다.

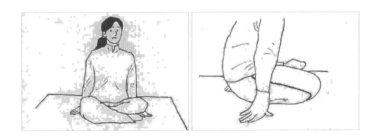

(5) 앉아서 엉덩이 들기

① 두 다리는 뻗고 팔은 뒤로 하여 바닥을 짚는다.

② 발뒤꿈치와 손바닥을 바닥에 닿게 하고

③ 엉덩이를 높이 들어 준다.

④ 팔 운동, 어깨 운동, 배, 허리, 다리 운동 등 전신 운동이다.

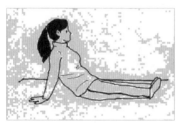 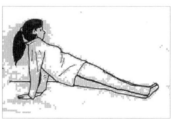

(6) 앉아서 손끝으로 발끝 닿기

① 두 다리를 쭉 펴고 앉는다.

② 쭉 뻗은 손으로 허리 굽혀 발끝을 잡는다.

③ 발끝이 닿지 않더라도 닿기 위해 노력한다.

④ 전신 운동으로 허리가 유연해 진다.

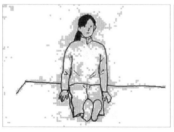 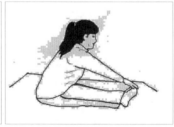

(7) 무릎 꿇고 허리 뒤로 젖히기

① 무릎과 발가락을 바닥에 대고

② 손은 허리에 얹고 상체를 머리와 함께 뒤로 젖힌다.

③ 엉덩이를 발뒤꿈치에 붙여도 좋고

④ 엉덩이를 발뒤꿈치에 붙이지 않아도 상관없다.

⑤ 아랫배가 들어가고 허리가 강해진다.

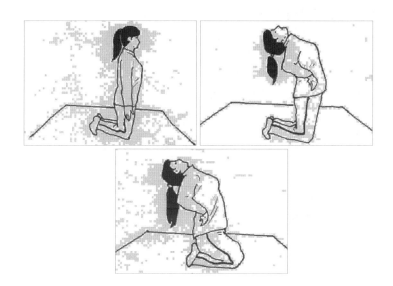

(8) 앉아서 활 만들기

① 다리를 뻗고 앉는다.

② 다리를 최대한 위로 들어 올린다.

③ 엉덩이만 바닥에 닿게 하고 팔을 뻗어 발끝을 향하게 한다.

④ 몸 상체가 뒤로 젖혀지면서 균형을 이룬다.

⑤ 마치 활의 모양을 이루며 좋은 운동이 된다.

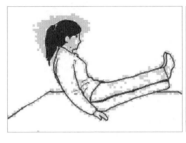 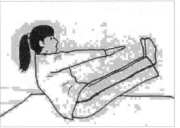

(9) 무릎 꿇고 코 밀어 올리기

①무릎을 꿇고 손을 바닥에 짚고 엎드린다.

②코가 바닥에 닿을 만큼 엎드린다.

③코의 높이를 그대로 유지하며 최대한 밀어 올린다.

④코의 높이를 그대로 유지하며 최대한 무릎 가까이까지 당긴다.

⑤팔과 팔의 간격, 무릎과 팔의 거리에 따라 운동량이 달라진다.

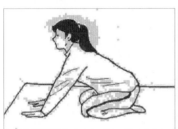 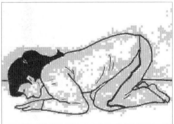

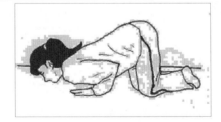

(10) 가부좌로 척추 펴기

① 가부좌, 반가부좌, 양반 다리 중 하나로 앉는다.

② 다리는 흐트러트리지 않고

③ 허리를 앞으로 굽히고 팔을 최대한 내밀어 엎드린다.

④ 허리가 쭉 펴진 상태에서 1분쯤 기다린다.

⑤ 허리와 등쪽의 척추가 교정되면서 시원해진다.

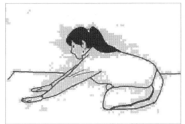
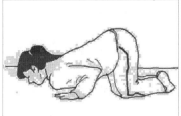
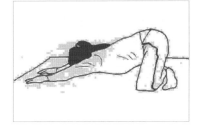

(1) 발목, 무릎, 허리 풀어주기

① 한 발씩 내딛고 발목을 돌려 풀어준다.

② 양발을 붙이고 무릎에 손을 얹고 무릎을 돌린다.

③ 양손을 허리에 얹고 허리를 한쪽 방향으로 돌린다.

④ 돌리는 방향은 반대 방향으로 돌릴 수도 있다.

⑤ 준비 운동으로 생각하고 가볍게 시작한다.

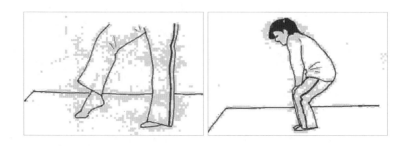

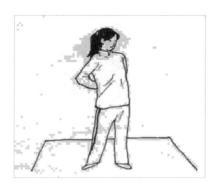

(2) 손들고 8자 돌리기

① 다리를 약간 벌리고 바로 선다.

② 팔을 위로 향하게 쭉 뻗고 시선은 손끝을 응시한다.

③ 출발점을 중심으로 8(∞)자를 만들며 돌린다.

④ 자연스럽게 허리 운동과 팔 운동을 할 수 있다.

⑤ 허리 군살이 빠지며 S라인이 확실히 살아난다.

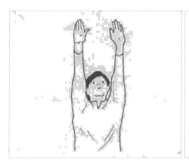 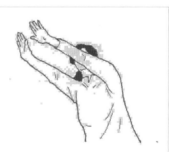

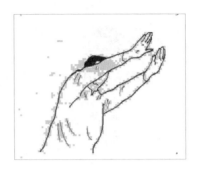

(3) 팔 돌려 어깨 풀기

① 다리를 약간 벌린 채 바로 선다.

② 한 손으로 반대편 견갑골을 잡고

③ 자유스러운 손은 쭉 뻗은 채 편으로 휙 돌린다.

④ 팔에 힘을 빼고 원을 크게 그리며 돌린다.

⑥ 견비통, 오십견 등의 예방과 치료에 효과적이다.

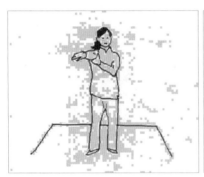
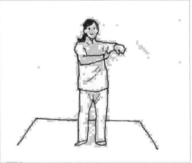

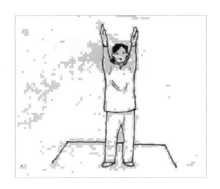

(4) 무릎 굽혀 펴기

①다리를 약간 벌리고 허리에 손을 얹는다.

②머리를 치켜들고 상체는 최대한 낮춘 후 일으킨다.

③속도를 천천히 할수록 하체 근육에 효과적이다.

④발뒤꿈치를 들고 발가락만 바닥에 대고 실시할 수도 있다.

⑤하체 운동이 부족한 현대인들에게 필수적인 운동이다.

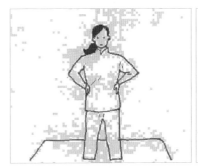 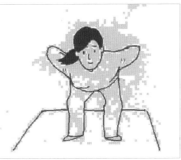

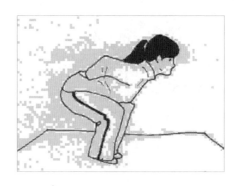

(5) 팔 들어 깍지 끼고 허리 젖히기

①다리를 약간 벌리고 바로 선다.

②팔은 머리 위로 쭉 뻗고 깍지를 낀다.

③시선은 깍지 낀 손을 응시하며 좌우로 허리를 비튼다.

④속도는 천천히 기지개펴듯 팔을 쭉 뻗는다.

⑤쭉 뻗은 팔의 각도에 따라 땅기는 근육이 달라진다.

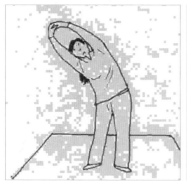 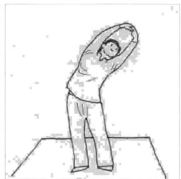

(6) 양팔 펴고 엎드려 흔들기

①다리를 약간 벌리고 팔을 양 옆으로 쭉 편다.

② 고개는 들고 상체를 낮추어 허리를 돌려준다.

③ 양팔의 탄력을 이용하여 쉽게 허리를 돌릴 수 있다.

④ 자연스럽게 배 근육은 당겨지고 허리의 지방은 없어진다.

⑤ 쉽게 할 수 있는 운동이지만 효과는 대단하다.

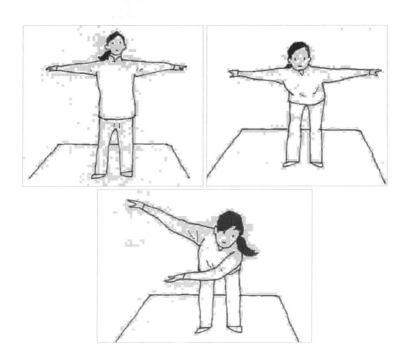

(7) 허리 앞뒤로 젖히며 심호흡 하기

① 다리를 약간 벌리고 시선은 상방향으로 하고 바로 선다.

② 숨을 들이키면서 양손은 숨을 따라 들어 올린다.

③ 숨을 내쉬면서 허리를 굽히고 양손도 서서히 바닥을 향한다.

④ 2번 호흡과 동작을 시행하고

⑤ 이어서 골반 위에 주먹을 얹고 뒤로 젖혔다가 편다.

⑥ 이 같은 동작을 3회 이상 반복한다.

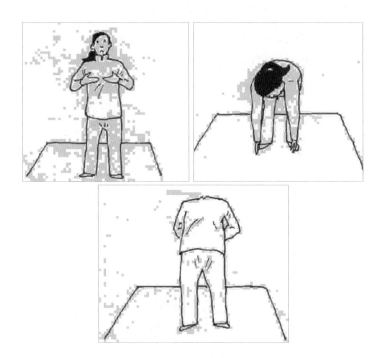

⑻ 접시 돌리기

① 다리를 편하게 벌리고 서서 두 손바닥 끝이 자신의 배를 향하도록 하고 약간 엎드린다.

② 그 손바닥 위에 깨지기 쉬운 접시가 놓여 있다 생각하고 손바닥의 수평을 유지하며 한 방향으로 계속 회전하여 원 위치에 오게 한다.

③ 그 진행 방향을 반대로 바꿀 수도 있다.

④ 고난도의 전신 운동이다.

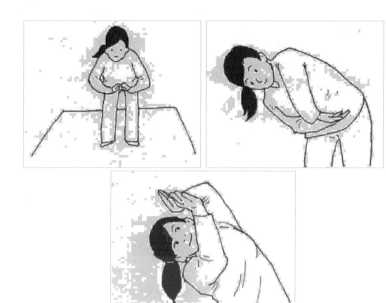

⑼ 뛰며 온몸 털기

① 머리를 약간 쳐들고 제자리 뛰기(한 발 뛰기 혹은 모둠발 뛰기)를 한다.

② 온몸, 모든 관절 마디에 힘을 빼고 털어 준다.

③ 뛰기를 높이 할 필요는 없다.

④ 양손을 양옆으로 펴고 새 날개짓을 하며 뛸 수도 있다.

⑤ 목 근육, 어깨 근육, 허리 근육, 다리 근육 전체를 풀어 준다.

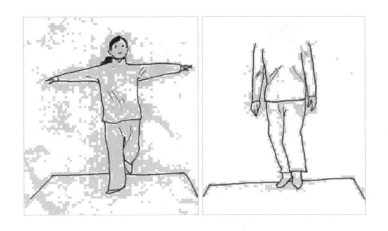

(10) 가슴 펴고 숨 고르기

① 다리를 편하게 벌리고 선다.

② 심호흡과 함께 가슴을 펴고 양팔을 벌린다.

③ 심호흡과 함께 가슴과 양팔을 오므린다.

④ 같은 동작을 10여 회 반복 한다.

⑤ 숨을 깊이 들이마시며 깊이 내 쉬도록 한다.

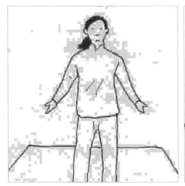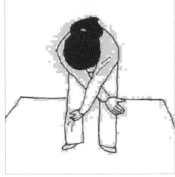

5 서서 깍지 끼고 스트레칭

1. 단중에 기 모으고 무릎 굽히기

2. 앞에서 손 뒤집어 위로 뻗기

3. 손 위로 뻗은 채 좌우로 젖히기

4. 손 위로 뻗은 채 좌우로 몸통 돌리기

5. 손 위로 뻗은 채 앞뒤로 허리 젖히기

6. 뒷목에 깍지 끼고 공중에 원 그리기

7. 손 허리 뒤로 깍지 끼고 가슴 펴고 닫기

8. 허리 뒤로 깍지 끼고 좌우로 젖히기

9. 허리 뒤로 깍지 끼고 허리 돌리기

10. 허리 뒤로 깍지 끼고 손 하늘로 쳐들기

11. 손 하늘로 쳐들고 앞뒤로 젖히기

12. 손 하늘로 쳐들고 앉았다 일어서기

13. 어깨 돌리기– ①가볍게 ②힘주어

14. 가볍게 뛰며 손발 털며 장 운동

15. 팔 벌려 깊은 숨쉬기

※ ① 운동은 쉬워야 한다

  ② 맨손 운동이어야 한다

  ③ 균형 운동 이어야 한다

  ④ 부담 없이 즐거워야 한다

  ⑤ 언제 어디서든지 할 수 있어야 한다

  ⑥ 운동은 날마다, 우선적으로, 습관적으로, 지속되어야 한다

– 한민족건강학술원 –

1. 가슴에 손을 모으고 십자가 원을 상상한다

2. 기도하는 마음으로 오직 하나님만 생각한다

3. 모은 손을 밀어 올리며 – 하늘에 계신 하나님

4. 중앙에 까지 내리며 – 이 땅에 오신 하나님

5. 옆으로 뻗으며 – 십자가에 달리신 예수님

6. 아래로 원을 그리며 – 사랑을 베푸신 하나님

7. 위로 원을 그리며 – 우주에 충만하신 하나님

8. 아래로 원을 그리며 – 내속에 충만하신 하나님

9. 가슴에서 발까지 훑어 내리며 – 치료의 하나님

10. 발에서 옆구리 까지 밀어 올리며– 생기의 주인

11. 팔을 쓸어내리며 – 독을 제거하시는 하나님

12. 귀와 대추 머리를 스치며– 충만케 하시는..

13. 얼굴을 스치며 – 눈코입귀혀치아까지강건케..

14. 전면을 스치며 구체적 언급 – 폐간심비위소대신방생관신

15. 관원에 기를 모으며 – 충만하신 하나님께 감사

※ ① 운동은 쉬워야 한다

  ② 맨손 운동이어야 한다

  ③ 균형 운동 이어야 한다

  ④ 부담 없이 즐거워야 한다

  ⑤ 언제 어디서든지 할 수 있어야 한다

  ⑥ 운동은 날마다, 우선적으로, 습관적으로, 지속되어야 한다

– 한민족건강학술원 –

걷기 운동 요법

이 글은 지난해 10월 14일 KBS-1TV가 「생로병사의 비밀」 시리즈 가운데 '기적의 걷기 치료법 530'이라는 제목으로 방영한 내용을 요약한 것이다. 1주일에 5일, 하루 30분 정도 걷는 것만으로 건강을 유지하는 것이 과연 가능한가?

그러나 '가벼운 운동'으로만 인식하는 '걷기'의 효과는 결코 가볍지 않다. '저강도 운동'인 걷기를 장시간 하는 것은 달리기와 같은 '고강도 운동'을 단시간 하는 효과를 뛰어넘는다.

걷기는 '한국인의 5대 질병'(고혈압·심장병·당뇨병·뇌졸중·암)의 예방을 넘어 치료에까지 적지 않은 영향을 미치고 있다.

1주일에 5번 30분 걷기, 즉 '기적의 걷기 치료법 530'의 놀라운 효과들을 확인해 보자.

1. '걷기'로 새 삶을 찾은 사람들

걷는다는 것이 단순하고 기본적인 움직임 같지만 한 걸음을 떼는 순간, 우리 몸 속에는 200여 개의 뼈와 또 600개 이상의 근육이 일제히 움직이기 시작하고, 모든 장기들이 활발한 활동을 하게 된다.

이렇게 걷기는 단순하지만 아주 신비롭고 과학적인 움직임이다.

예를 들어

㉠ 벤 말론 (46세, 아일랜드)은 규칙적인 걷기로 체중 감량, 심장병 치료에 큰 효과를 보았다. 거의 22 kg의 체중이 빠지고, 매일 걷는 것만으로도 건강 상태가 훨씬 좋아졌다.

－제게 걷기 운동은 기적과도 같습니다. 제 생명을 구해 주었거든요.

－여러분에게 걷기 운동을 강력히 권합니다."

㉡ 콜리우스 (36세, 스위스)는 다리 절단 후 의족을 사용하나 걷기 운동으로 15 km 속도로 뛰기 가능.

－"걸음 방식을 바꾸어야 합니다.

골반에 균형을 잡고 근육과 골격을 제대로 사용할 줄 알게 된다면 기적적으로 척추가 바로 서고 자세 교정이 됩니다."

㉢ 이성수 할아버지(102세, 전남 보성)는 복덕방을 운영하며 지금도 읍내 다닐 때 전혀 차를 타지 않는다. 3살 때부터 걸었다고 하니 한 100년은

걸어 다닌 셈이다.

-할아버지의 반나절 걸음 수는 3594보, 즉 2.5킬로미터에 달했다.

-할아버지의 건강 나이를 측정해보았다.

다리 근력 테스트에서 놀라운 결과를 나타내었다. 보통 60~70대 할아버지 정도의 근력을 갖고 있었다.

-종합적인 검사 결과 총체적인 신체적 연령 수준은 80세 전후에 해당했다.

2. '530 걷기'를 실천하라

장수촌의 기본 조건은 산간 지방. 지형의 기복이 심해서 많이 걸을 수밖에 없고 공기가

맑고 건조한 환경이다. 이것은 얼마나 많이 걷고 움직이느냐가 장수와 직결된다는 것을 뒷받침해준다.

미국 시사 주간지 〈타임〉도 얼마 전 "뛰지 말고 걸어라"(Walk, Don't Run)는 제목의 기사를 실었다. 1주일에 5차례 하루 30분씩 걷기가 건강의 필수요건이라고 한다.

세계보건기구(WHO)도 걷기는 각종 성인병에서 벗어날 수 있는 필수 운동이기 때문에 매일 30분 정도의 걷기를 권고하고 있다.

이 밖에도 수많은 의학 논문들에서 공통적으로 얘기하는 성인병 치료

법이 바로 1주일에 5일, 30분씩 걷기이다.

여기서 기억해야 할 숫자는 5일 · 30분, 즉 530'이다.

그렇다면 최근에 의학계에서 강한 운동이 아니라 530걷기',

즉 지속적인 저강도 운동을 강조하는 이유를 무엇일까요?

– '파워워킹'으로 균형 잡힌 체형을 가꿔라

대표 적인 유산소 운동인 달리기와 걷기를 비교해 보았다.

최대 산소 섭취량(단위: ml/kg/min)을 비교해보면, 걸을 때 35.85인 수치가 달릴 때는 71.26으로 2배 정도 증가했다. 그런데, 필요 이상으로 많이 섭취하여 생기는 활성 산소는 세포를 늙고 병들게 한다. 100% 산소에 노출된 쥐는 1주일 만에 모두 죽고 말았다.

운동 강도가 높을수록 산소 섭취량도 커지는데, 저강도 운동인 걷기에 비해 웨이트 트레이닝이나 마라톤은 최소 3배 이상 증가한다.

30분 기준으로 칼로리 소비량을 비교해보면, 걷기는 142칼로리가 소비된 반면 뛰기는 250칼로리로 2배 정도 많았다.

그렇다면 체중 감량에도 그만큼 효과적일까?

운동할 때 이용되는 에너지원을 살펴보았다. 운동 초기에는 탄수화물이 동원되지만 운동 시간이 길어질수록 지방이 소비된다. 따라서 운동 강도가 낮아 오랫동안 할 수 있는 걷기는 비만의 원인인 체지방을 연소하는 데 달리기보다 효과적이다.

실제로 칼로리 소비율을 보면 걷기에서는 지방과 탄수화물이 50 : 50 인 반면 달리기는 33 : 67로 지방 소비율이 낮았다. 특히 '파워워킹'(빨리 걷기)은 칼로리 소비가 높고 심폐 지구력, 근력 향상에 효과적이다.

3. '걷기'에 대한 몇 가지 궁금증

㉠ 8(八)자 걸음은 괜찮은가요?

8자 걸음은 발목과 척추에 무리를 주기 때문에 삼가야 한다. 약간 벌어진 11자 걸음이 좋다.

㉡ 뒤로 걷기가 좋다는데 정말인가요?

평소에 잘 사용하지 않는 다리 뒤쪽의 근육을 사용하기 때문에 관절염 예방에 도움이 된다. 단, 넘어질 확률이 높기 때문에 뼈가 약한 노인들은 주의해야 한다.

㉢ 러닝 머신 위에서 걷는 것은 어느 정도 효과가 있나요?

땅을 딛고 걸어야 가장 효과적이다. 부득이 러닝 머신을 이용할 경우는 발판을 10° 경사지게 하고서 걸으면 효과적이다.

㉣ 아침과 저녁, 어느 때 걷는 것이 더 좋을까요?

걷기를 포함한 장시간 저강도 운동은 아침보다 저녁이 좋다.

저녁 7시 무렵의 운동이 가장 효과적이다. 특히 당뇨 환자는 야간 운동을 해야 효과적인 혈당 조절이 가능하다. 성인병 환자는 아침 운동을 피해야 한다.

4. 이렇게 걸어라!

㉠ 파워 워킹을 하라

팔을 힘차게 흔들면서 보폭을 넓혀 빠르게 걸어라. 파워 워킹은 전신을 사용해 운동 효과를 극대화하고 발 전체가 지면에 닿아 하체 근육을 강화한다. 상체도 이용하기 때문에 일반 워킹보다 2배의 운동 효과를 볼 수 있다.

㉡ 체중의 1% 신발을 신어라

밑창은 적당히 부드럽고 탄력이 있어 발이 쉽게 피로해지지 않게 해야 한다.

앞부분은 발가락을 조금 넓힐 수 있을 정도로 여유 있어야 한다. 운동화 무게는 체중의 1%가 적당하다.

㉢ 키의 40% 보폭을 유지하라

큰 보폭으로 '천천히' 걸으면 허벅지 · 종아리 근육을 강화시킨다. 큰 보폭으로 '빨리' 걸으면 심폐 기능을 강화시킨다.

㉣ 15분 간격으로 물을 마셔라

전날 충분한 물 섭취. 당일 운동 2시간 전, 15분 전, 운동 중 15분 간격으로 1컵(200㎖)을 섭취하라.

5. 빨리 걸으면 혈압 떨어진다

고혈압 환자가 1주일에 반드시 1시간 이상 속보로 걷는 운동을 하면 혈압이 떨어지는 것으로 나타났다. 일본 국립건강·영양연구소와 국립 요양소 중부병원이 고혈압 환자 207명을 대상으로 실시한 연구 결과에 따르면 1주일에 1시간 이상 빠른 걸음으로 걷는 운동을 하면

혈압이 확실히 내려가는 것으로 확인됐다고 밝혔다.

운동량은 한꺼번에 걸어도 좋고 몇 차례 나눠 걸어도 효과는 마찬가지인 것으로 나타났다.

특히 혈압이 높은 사람일수록 효과가 두드러진 것으로 밝혀졌다.

걷자! 또 걷자. 틈나면 걷자 인생 80에 ...

걷지 못하면 끝장이고 비참한 인생 종말을 맞게 된다.

걷고 달리는 활동력을 잃은 것은 생명 유지 능력의 마지막 가능성을 잃는 것이다.

걷지 않으면 모든 것을 잃어버린다.

다리가 무너지면 건강이 무너진다.

무릎은 100개의 관절 중에서 가장 많은 체중의 영향을 받는다.

평지를 걸을 때도 4~7배의 몸무게가 무릎에 가해지며 부담을 준다.

따라서 이 부담을 줄이고 잘 걷기 위해서는 많이 걷고 자주 걷고 즐겁게 걷는 방법밖에 없다.

건강하게 오래 살려면 우유를 마시는 사람보다 우유를 배달하는 사람이 되라.

더 이상 무슨 설명이 필요한가. 언제 어디서나 시간 나면 무조건 걷자.

동의보감에서도 보약보다 식보요 식보보다 행보(行補)라 했다.

서 있으면 앉고 싶고 앉아 있으면 눕고 싶은 여든의 나이.

누우면 약해지고 병들게 되고 걸으면 건강해지고 즐거워진다.

질병. 절망감. 스트레스. 모두 걷기가 다스린다.

병이란 내가 내 몸에 저지른 산물이다.

일어나기 귀찮아서 잠이 깨어 죽은 듯이 누워 있으면 근심과 걱정 및 가슴 아픈 일만 생각난다.

박차고 일어나라. 운동화 하나 신으면 준비는 끝이다. 뒷산도 좋고 앞산도 좋고 강가도 좋고 동네 한 바퀴도 좋다. 어디를 가도 부지런하고 건강한 사람들과 만난다.

처음 30분 정도는 천천히 걷지만 열흘이 지나면 한 시간에 십 리는 걸을 수 있다.

몸과 마음이 가뿐해지고 자신감과 즐거움이 당신을 어느새 콧노래를 부르게 할 것이다

걷자. 또 걷자. 틈만 나면 걷자. 무조건 걷자. 걸어야 산다.

운동의 원칙이라 함은 부상을 예방하는 것은 물론

가장 효과가 잘 나타나도록 하는 것이다

① 운동은 쉬워야 한다

② 맨손 운동이어야 한다

③ 균형운동 이어야 한다

④ 부담 없이 즐거워야 한다

⑤ 언제 어디서든지 할 수 있어야 한다

⑥ 운동은 날마다, 우선적으로, 습관적으로, 지속되어야 한다

⑦ 약간의 피로가 올 정도로 운동을 한다.

⑧ 단계적으로 운동량을 증가시킨다.

⑨ 회복과 휴식의 안배가 중요하다.

⑩ 준비 운동과 정리 운동을 잊지 않는다.

※ 건강비결 65

01. 거실은 항상 창문을 열어 신선한 공기를 유지한다

02. 거실 안에 비치는 일광을 가리지 않는다

03. 비 오는 날이면 문을 닫아 습기가 들지 않게 한다

04. 부드럽고 두꺼운 요는 사용하지 않는다

05. 무겁고 두꺼운 이불도 사용하지 않는다

06. 잠옷을 입지 않고 자는 것이 편하게 휴식할 수 있다

07. 부드러운 베개는 베지 않는다

08. 평상시에 두꺼운 옷을 입지 않는다

09. 모직류를 직접 몸에 닿지 않게 한다

10. 건강을 원한다면 양말은 두껍게 신고 모자는 쓰지 않는다

11. 병을 빨리 고치려고 서두르지 않는다

12. 피로가 오기 전에 쉬는 것이 좋다

13. 병상에서 화를 내는 것은 병을 악화 시킬 뿐이다

14. 병중에도 마음에 평화가 있다면 7할은 치료된 것이다

15. 환자의 비관적인 생각은 병에 지고 있는 것이다

16. 질병의 재발은 회복기에 잘못이 있었음을 명심한다

17. 환자의 머리맡에서 죽음에 관한 이야기는 하지 않는다

18. 약은 절대로 여러 가지를 함께 먹지 않는다

19. 급한 상황이 아니면 약을 먹지 않는다

20. 민간 요법과 생활 의학에 관심을 갖는다

21. 쓸데없는 걱정은 애를 써서라도 하지 않는다

22. 나쁜 상상이 질병의 원인인 것을 잊지 않는다

23. 숨 쉬고 걸을 수 있는 것만으로도 감사할 일임을 잊지 않는다

24. 밥을 국이나 물에 말아먹지 않는다

25. 식사는 최대한 천천히 즐기며 먹는다

26. 입 안 청결을 위해 늘 노력 한다

27. 입에서 악취가 날 때 원인을 찾아 바로 제거 한다

28. 만사에 감사한 마음으로 불평을 하지 않는다

29. 좋은 때가 올 것을 꾸준히 기다리며 잊지 않는다

30. 행복했던 순간을 기억하며 날마다 행복을 만들며 산다

31. 사랑을 표현하라 인색하지 마라

32. 믿음이란 태산도 옮길 수 있음을 명심한다

33. 침을 멀리 뱉지 않는다

34. 강하게 코를 풀지 않는다

35. 몸에 열이 날 때,땀을 흘릴 때,갑자기 찬바람을 쐬지 않는다

34. 너무 찬 곳에서 잠을 자지 않는다

35. 찬 물, 찬 음식은 먹지 않는다

36. 여름에 졸리는 것을 억지로 참지 마라

37. 깊은 수면이면 2시간 반, 보통 수면이면 6시간 이상을 잔다

38. 종일 앉아 있거나 외출이나 산행을 했다면 취침 전에 꼭 스트레칭으로 붕
    어 운동이나 모관 운동을 한다

39. 밤 10~11시에 잠자리에 드는 습관을 들인다

40. 취침 2시간 전에는 물 한 모금도 마시지 않는다

41. 습관이 되어 지도록 평소에 규칙적인 생활을 한다

42. 항상 가슴을 펴라 건강의 기본이다

43. 매일 스트레칭 한 시간은 당신을 행복하게 한다

44. 건강하려면 걷고 걷고 또 걸어라 못 움직이면 죽는다

45. 남성의 정력 감퇴를 용납하지 마라 모두의 불행이다

46. 항문 주위에 비누칠을 자주하지 않는다

47. 하루 수십 번 옥외의 신선한 공기를 마신다

48. 하루 여러 번 신선한 생수를 마신다

49. 땀을 흘린 후 소금 섭취하는 것을 잊지 않는다

50. 한 달에 1~3일간 단식을 시도 한다

51. 단식 중에는 꼭 물을 마시고 빈속이 되지 않도록 한다

52. 냉수욕만 하는 것을 금한다

53. 온수욕만 하는 것을 금한다

54. 건포 마사지는 청결, 피부 탄력, 운동, 혈액 순환, 젊어지는 비결

55. 뇌를 많이 쓰는 사람은 뇌에 영양되는 음식을 먹는다

56. 손톱, 발톱에 때가 끼지 않게 한다

57. 신발은 매일 갈아 신고 뒷 굽이 높은 신발은 신지 않는다

58. 발은 하루에 적어도 한 번은 냉수로 깨끗이 씻는다

59. 발목에 고장이 있을 경우 반대쪽 발목 임파선을 살핀다

60. 목, 손목, 발목의 유연성을 유지한다

61. 항상 건강에 관심 갖고 연구하고 노력 한다

62. 가정 건강을 위하여 살림살이를 잘 한다

63. 120 장수 시대를 대비 한다

64. 하나님을 경외하고 그분의 뜻에 순응한다

65. 전도와 봉사를 통해서 나눔의 삶을 실천한다

- 나 무 그 늘 -

제5장

쉽게 할 수 있는 지압 요법

1. 눈 건강을 위한 지압 혈

2. 코 건강을 위한 지압 혈

3. 귀 건강을 위한 지압 혈

4. 치아 건강을 위한 지압 혈

5. 머리 건강을 위한 지압 혈

6. 목, 어깨 건강을 위한 지압 혈

7. 발 건강을 위한 지압 혈

8. 손 건강을 위한 지압 혈

9. 무릎 건강을 위한 지압 혈

10. 배 건강을 위한 지압 혈

⑴ 눈 건강을 위한 지압 혈

① 정명(睛明)

② 동자료(瞳子髎)

③ 찬죽(攢竹)

④ 사죽공(絲竹空)

⑤ 양백(陽白)

⑥ 사백(四白)

⑦ 눈 주위의 뼈

⑵ 코 건강을 위한 지압 혈

① 영향(迎香)

② 곡차(曲差)

③ 거료(巨髎)

④ 인중(人中)

⑤ 화료(禾髎)

⑥ 소료(小髎)

⑶ 귀 건강을 위한 지압 혈

① 청궁(廳宮)

② 청회(廳會)

③ 각손(角孫)

④ 예풍(翳風)

⑤ 주무르고 당겨주기

(4) 치아 건강을 위한 지압 혈

① 협거(頰車)

② 대영(大迎)

③ 승장(承漿)

④ 인중(人中)

⑤ 영향(迎香)

⑥ 거료(巨髎)

(5) 맑은 머리를 위한 지압 혈

① 백회(白會)

② 강간(强間)

③ 상성(上星)

④ 각손(角孫)

⑤ 풍지(風池)

⑥ 풍부(風府)

(6) 목, 어깨의 건강을 위한 지압 혈

① 풍부(風府)

② 풍지(風池)

③ 대추(大椎)

④ 천종(天宗)

⑤ 견정(肩井)

⑥ 경추(頸椎)

(7) 발 건강을 위한 지압 혈

    ① 태충→용천

    ② 임읍→용천

    ③ 공손→용천

    ④ 해계→중봉

    ⑤ 태계→곤륜

    ⑥ 발가락 지압

(8) 손 건강을 위한 지압혈

    ① 합곡→후계

    ② 합곡→노궁

    ③ 대능→양지

    ④ 내관→외관

    ⑤ 소해→곡지

    ⑥ 손가락 지압

(9) 무릎 건강을 위한 지압 혈

    ① 학정(鶴頂)

    ② 슬안(膝眼)

    ③ 족삼리(足三里)

    ④ 난미(蘭尾)

    ⑤ 혈해(血海)

    ⑥ 위중(委中)

(10) 배의 건강을 위한 지압 혈

① 신궐(神闕)

② 단중(단中)

③ 중완(中脘)

④ 천추(天樞)

⑤ 관원(關元)

⑥ 쓰다듬 듯 마사지

1. 너무 피곤해서 잠이 잘 안 올 때

건강한 사람들의 피는 대개 약한 알칼리성을 띠고 있다. 하지만, 스트레스나 피로 등으로 몸의 균형이 깨지게 되면 영양분이 연소되고 남은 찌꺼기가 피 속에 엉겨붙게 된다. 이 찌꺼기가 몸 밖으로 배출되는데 가능한 양 외에는 몸 안에 남게 되어, 피까지 산성으로 바뀌게 된다. 이때에 식초가 효과가 있다. 식초를 한 숟가락 떠서 마시면 제대로 연소되지 않아서 생긴 찌꺼기를 태우게 해 피로가 풀리는 데 효과를 볼 수 있다.

2. 발 냄새가 심할 때

10원짜리 동전을 이용해 신발 바닥에 깔면 심한 발 냄새가 없어집니다.

발 냄새가 심하신 분들 꼭 해보세요!

3. 물 사마귀 없애는 법

물 사마귀는 조그만 것이 하나만 생겨도 금세 번지는 데 이것을 없애려면 담배꽁초를 밥풀에 으깨어 물 사마귀에 붙여준다. 하룻밤이 지나면 그 부분의 살갗이 변하는 데 그런 상태로 일주일쯤 지난 후에 다시 한 번 더 붙여주면 물 사마귀는 깨끗하게 없어질 것이다.

4. 술독에 좋은 방법

토마토, 배 주스가 좋다. 술독을 풀어주는 비타민B , 구연산이 효과적이다.

5. 가시가 목에 걸렸을 때

생선을 먹다 가시가 걸리면 밥을 한 숟가락 삼키는 방법을 썼는데 이럴 때는 곧 달걀을 마시면 내려간다. 또 식초 물로 몇 번 양치질을 하면 가시가 부드러워져서 식도를 타고 내려가기도 한다. 그래도 잘 내려가지 않을 경우에는 솜을 뭉쳐서 긴 실에 매달아 삼켰다가 꺼내면 빠져 나온다.

6. 딸꾹질 할 땐 설탕 한 술 녹이지 말고 삼키면 효과

딸꾹질을 멈추게 하는 방법 중 가장 잘 알려진 것이 밥을 한꺼번에 급히 먹거나, 코를 막고 물을 한 컵 마시는 것이다. 또 갑자기 놀라게 하는 방법도 있다. 일종의 쇼크 요법에 해당되지만, 기대한 만큼 효과가 없다. 보다 효과적인 방법은 설탕을 한 술 떠서 침에 녹이지 말고 그대로 삼키는 것이다. 그래도 멎지 않으면 몇 번 반복해보라. 분명히 효과를 볼 수 있다

7. 땀띠 난 곳에 쌀뜨물을..

땀 많이 흘리는 여름철, 땀띠가 났을 때는 쌀뜨물을 우유팩 같은 데 넣어 두었다가 가제에 적셔 환부에 발라보자. 붉은 반점들이 금방 사그라든다.

8. 편도선염 걸렸을 때 아이스크림 먹으면 효과

편도선염에 걸렸을 때는 아이스크림이 약..

편도선염에 걸리면 고열과 함께 목이 붓고 음식물을 넘기는 것도 힘

들어진다. 이 때는 우선 안정을 취하고 자극성이 없는 유동의 식사를 하면서 목 둘레는 찬 물수건으로 찜질하는 것이 좋다. 부드러운 아이스크림을 먹는 것도 효과적인 방법이다. 아이스크림의 차가운 기운이 목 안의 열을 떨어뜨려 주고 편도의 염증을 방지해 주기 때문이다.

9. 벌에 쏘였을 때

벌에 쏘이면 몹시 아프고 놀랄 수 있다. 그러나 단지 아픈 증상 이외에 이러한 벌에 쏘일 경우 알레르기 반응을 일으켜서 몹시 위험하게 되는 경우가 있으므로 조심해야 한다. 환자는 몹시 예리한 통증을 느끼게 되며, 벌침이 남아 있는 경우도 있다. 벌침이 뚫은 자리가 남고 그 주위가 부어 오르게 된다. 경우에 따라서 쇼크와 같은 증상을 보일 수가 있다.

[응급 처치]

1) 벌침이 아직도 남아 있는 경우에 핀셋을 사용하여 제거하도록 한다.

2) 통증과 부기를 가라앉히기 위하여 찬물 찜질을 해준다.

3) 칼라민 로션을 해당 부위에 발라 준다.

4) 통증과 부기가 하루가 지나도 계속되면 의사의 도움을 받는다.

10. 귓속에 물이 들어갔을 때

수영을 하다가 귀에 물이 들어갔을 때 다른 어떤 방법보다 확실하게 물을 빼내는 법을 소개한다. 흔한 휴지를 조그맣게 잘라 손끝으로 말아서 가느다란 실 모양으로 만들어 물이 들어간 귓속으로 살살 돌리면서 끝까지 집어넣는다. 그러면 물이 순간적으로 휴지로 만든 실 끝에 흡수돼 간단히 해결된다.

11. 다리에 쥐가 날 때

다리에 쥐가 나는 것은 평소에 근육을 많이 쓰지 않다가 갑자기 많이 쓰는 경우, 근육이 갑자기 수축하여 단단해지는 경우를 말한다.

[응급 처치]

1) 쥐가 난 부위를 더운 물에 담근다.

2) 통증이 심한 경우에는 4시간 간격으로 진통제를 복용하도록 한다.

3) 격렬한 운동으로 쥐가 난 경우에는 염분과 칼륨이 많이 함유된 이온 음료를 마신다.

4) 쥐가 난 바로 윗부분을 마사지하여 혈액 순환이 잘 되도록 한다.

5) 예방적으로 운동 전후에는 2~3분간 준비 운동과 마무리 운동을 한다.

12. 독충에 물렸을 때

교외에서 소풍을 즐기다 보면 해충이나 독충에 물리게 될 때가 종종 있다. 이럴 경우의 응급 처치로는 담뱃재를 물이나 침에 묻혀서 물린 자리에 발라 두면 우선 아픈 기와 가려운 기가 감쪽같이 없어지게 된다.

귓속에 벌레가 들어가서 나오지 않을 경우에는 자꾸만 귀를 후비려

하지 말고 담배 연기를 귓속으로 불어 넣으면 벌레가 빠져 나온다.

13. 코피가 날 때

솜, 가제, 부드러운 종이 따위를 넉넉하게 뭉쳐서 코를 막는다. 그리고 손가락으로 코를 누르면 보통 10분 정도에서 그친다.

코피가 날 때 고개를 뒤로 젖히고 목 뒤를 손으로 치는 수가 많은데 그러면 오히려 피가 거꾸로 기관을 통해 폐로 들어가 위험하게 되므로 피가 좀 나오더라도 똑바로 해야 한다.

코피가 멎었더라도 즉시 코를 풀거나 훌쩍거리든가 손가락을 넣거나 하면 응혈이 풀려 다시 코피가 난다. 코피가 그치지 않을 때에는 베개를 높이 하고 콧등에 냉습포를 한 다음 이비인후과의 치료를 받도록 한다.

14. 과식해서 소화가 되지 않을 때

과식을 했을 때는 파인애플을 먹는 것이 좋다. 파인애플에는 단백질 소화를 돕는 효소를 포함하고 있다.

15. 발의 피로를 푸는 법

평소에 많이 걷지 않던 사람이 오랫동안 야유회를 가거나 굽이 높은 신을 신고 다닐 경우 발이 몹시 피로해진다. 이럴 경우에는 맥주병을 밟고 서서 손은 넘어지지 않도록 기둥이나 문고리를 잡고 제자리걸음으로 병을 굴려본다. 이렇게 몇 번 하고 나면 발의 피로가 깨끗이 풀린다. 또 소금을 탄 따뜻한 물에 발을 얼마 동안 담그고 있는 것도 발의 피로를 푸는 좋은 방법이다.

16. 감기에 걸려 목이 아플 때

감기에 걸려 기침을 할 때라든가 편도염 때문에 목이 아플 때에는 양파를 썰어 가제에 싸서 목에 감아 두면 편해진다. 기침이 나거나 목이 아픈데 대한 직접적인 요법으로는 양파의 생즙을 짜서 물을 5 배쯤 섞어 묽게 한 다음 쓰는 데 하루에 몇 번이든 목의 안쪽까지 넣고 양치질을 하면 된다.

17. 변비 퇴치 민간 요법

당근+우유 : 당근을 갈아서 우유와 함께 마시는 것이다. 이렇게 하면 먹기 쉬울 뿐 아니라 비피더스 균의 생육에도 효과가 크다. 장 속의 비피더스 균이 불어나고 그 기능이 활발해지면 변비도 없어지고, 장 속의 다른 병의 예방에도 도움이 된다. 또한 강판에 간 당근을 많이 넣은 야채 수프를 마셔도 마찬가지 효과를 얻을 수 있다.

꿀+소금 : 대변이 딱딱하게 굳어 며칠씩 누지 못할 때 쓰면 잘 낫는다. 꿀 40g + 소금 8g을 물 100ml에 타서 단번에 먹는다. 아침에 일어나자마자 공복에 먹는 것이 좋다. 2~5 일간 계속하면 변비증이 없어진다. 꿀을 양봉한 것이 좋다. 고운 피부를 원한다면 만성 변비는 몸의 다른 부분에도 영향을 미친다. 예컨대, 변비증이 있는 여성은 편두통이나 생리통에 시달리는 예가 적지 않으며, 피부에도 민감하게 영향을 주기 때문에 대개 피부가 거칠어지고 차츰 거무스름하게 된다. 그런 사람들에게는 초절임 콩이 좋다. 씻지 않은 대두와 천연 양조의 식초를 1:3의 비율로 유리병에 넣고 뚜껑 을 덮은 뒤 4~5일 간 둔다. 대두의 종류에 따라서는 도중에 초가 부족해 질 수가 있다. 이런 때에는 중간에 초를 조금 보충한다. 5일쯤 지나면 대 두의 비린 맛이 없어지고, 먹을 수 있게 된다. 하루에 5~10알을 먹도록 한다.

18. 발바닥에 땀을 억제하려면

여름철은 물을 마시거나 마시지 않거나 하루에 평균 3리터쯤의 땀을 흘리는 것이 보통이다. 그러나 너무 땀이 많이 나서 괴로울 경우에는 다음과 같이 하면 조금이라도 땀이 덜 나게 된다. 발바닥에 물파스를 바르는 것인데, 발바닥은 정신성 발한(긴장했을 때 나오는 땀)의 급소로서 물파스가 대뇌에 있는 발한 중추에 작용하여 전신의 발한 작용을 억제시켜 주기 때문이다.

19. 과식해서 소화가 되지 않을 때

과식을 했을 때는 파인애플을 먹는 것이 좋다. 파인애플에는 단백질 소화를 돕는 효소를 포함하고 있다

20. 구역질이나 멀미가 날 때

입덧에 시달리는 임산부나 뱃멀미 차멀미 예방에도 좋다. 여행 떠나기 30분 전에 생강차 한 컵을 마시면 멀미를 예방할 수 있다.

21. 간단한 생강차 만드는 법

손가락 크기만한 신선한 생강을 껍질을 벗긴 후 잘게 썰어 약간의 설탕

과 함께 잔에 넣은 뒤 끓는 물을 붓고서 5분쯤 우려내면 생강차가 된다.

22. 소화가 안될 때

소화가 안될 때는 감, 귤, 생강 주스가 좋다.

위를 깨끗하게 해주는 펙틴과 단백질 분해효소가 소화를 도와준다.

23. 입 냄새 때문에

입 냄새는 간장 위장 코 호흡기 질환 또는 충치 등의 치아 질환이 원인이 되는 경우와 세균에 의한 경우가 있다. 또 기생충이 많은 경우에도 구취가 난다.

세균에 의한 입 냄새는 유산균에 약하기 때문에 설탕물로 입 안을 자주 헹궈주면 효과가 있다. 설탕물이 입 안의 유산균을 증식하고 활성화시켜 주기 때문.

또 간장이 원인일 경우에는 국화꽃 20송이에 물 4컵 정도를 부어 약 15분간 달여서 마시면 효과를 볼 수 있다. 국화꽃은 건재약국에 가면 판다.

24. 막힌 코 뚫기

코가 막히는 감기에 걸렸을 때 무엇보다 괴로운 것은 숨쉬기가 답답하다는 것이다.

이럴 때 코를 시원하게 트여 줄 약은 없을까.

뜨거운 물수건을 코와 이마 사이에 올려놓고 막힌 쪽이 위를 향하도록 누워 있으면 시원하게 뚫린다. 양파즙을 만들어 물에 따서 마시거나 유자차나 과일차를 뜨겁게 해서 마셔도 좋다.

또 쑥을 가볍게 비벼서 콧구멍에 잠깐만 넣어 보자. 그러면 막혔던 코가 거짓말 같이 뚫린다.

25. 감기에 걸렸을 때..

감기에 걸렸을 때 배를 얇게 썰고 여기에 꿀을 넣어 은근한 불에 끓이면 물이 나오는 데 뜨거울 때 이 물을 마시고 자면 다음 날 기침도 가라앉고 목의 통증도 사라진다.

26. 주근깨, 빈혈을 없애려면

생가지를 잘라서 얼굴에 문지르면 주근깨가 없어진다.

말린가지 잎을 갈아서 따뜻한 술이나 소금물에 타서 마시면 빈혈을 치료 할 수 있다

뿌리를 찧어서 즙을 내거나 데워서 충치에 바르면 좋다

27. 변비

– 증세와 건강

잘 먹고, 잘 자고, 잘 배설하는 것이 건강의 3대 원칙이라고들 한다.

사실 이 중 어느 것 하나라도 빠지면 건강을 유지하기가 힘들다는 것은 누구나 아는 사실이다. 배설을 제대로 하지 못하면 체내에 유해한 찌꺼기로 인해 다른 병을 유발시킨다.

예부터 우리 식생활은 주식인 현미와 야채 중심의 반찬으로 되어 있어서 한 입에 50번 이상 씹고 마음의 긴장을 풀면 시원한 배설감을 맛볼 수가 있다.

그러나 이러한 식생활 습관을 몸에 들이지 못해 변비로 고민하는 사람들이 의외

로 많다.

생활이 불규칙하고 식생활의 불균형으로 인해 특히 현대인들에게 변비가 많다.

배설이 잘 되지 않으면 장속에 머물러 있던 유해 물질이 혈액 속에 흡수되어 여러 가지 장 기관에 악영향을 준다.

- 한방 처방

대변이 오랫동안 배 안에 머물러 있어서 굳어지고 뒤보기 힘든 것을 말한다.

변비는 많은 원인으로 인해 발생하지만 그중 제일 큰 원인은 식이 요법이나, 배변 습관, 정신적 요인을 들 수 있다. 변비가 생기면 배가 불어나고 입맛이 떨어지며 머리가 무거우며 늘 기분이 흐리터분해진다. 이 밖에 변비가 오래 계속되면 치핵을 비롯하여 항문 질병이 생기며 나아가서는 사람들을 늙게도 한다.

변비가 생기지 않게 하기 위하여서는 매일 뒤를 한 번씩 보도록 하는 것이 좋은데 병이 원인으로 되어 변비가 생겼을 때에는 그 병을 치료하는 것과 함께 치료 식사, 운동 치료 등을 하여야 한다. 장 운동의 항진을 위해서는 오히려 한방의 기체 변비나 기허 변비에 사용되는 부드러운 약재들로서 부작용 없이 효과를 볼 수 있다.

- 변비에 좋은 음식

섬유질이 많은 배추, 현미밥, 감자, 고구마, 땅콩, 과일 식초, 역삼씨, 결명씨(결명자), 나팔꽃씨(견우자), 호두살(호두육), 잣(해송자), 이스라치씨(육리인), 당귀, 대황, 감초, 느릅 나무 껍질, 복숭아씨(도인), 잣, 꿀

28. 감기를 빨리 낫게 하는 법

감기에 걸리면 흔히 약을 먹는데 물론 좋은 방법이긴 하지만 약을 많이 먹어서 득이 되지는 안는다.

건강에도 좋은 방법은 흔히 민간 요법에 사용하는 생강을 홍차에 넣어

차 마시듯이 하는 방법이 효과가 있다. 일명 인디언 차라고도 한다. 보통으로 홍차를 넣고 우유를 첨가한다.

꿀을 타는 때도 있다. 거기에 생강을 갈아서 조금 넣고 설탕은 기호에 따라 분량을 정한다.

29. 가래가 심할 때

가래가 심할 경우 구기자를 1회에 1~2근을 물 5홉으로 달여서 차로 마시면 좋다.

또, 다른 방법은 무를 강판에 갈아 즙을 낸 다음 물엿과 적당히 섞어 마셔도 된다.

제6장

마음의 건강법(心治法)

1. 마음이 건강하려면 정신 집중 훈련을 하라

2. 마음이 건강하려면 긍정적 사고방식을 훈련하라

3. 마음이 건강하려면 스트레스를 다스리는 훈련을 하라

4. 마음이 건강하려면 좋은 말을 훈련하라

5. 마음이 건강하려면 화내는 것을 절제하라

6. 마음이 건강하려면 나누어 주며 봉사하는 훈련을 하라

질병은 마음에서 온다는 말이 있다. 마음을 다스리지 못하면 약을 쓰고, 건강식을 먹고, 운동을 한다 해도 크게 기대할 수 없을 것이다. 약치법(藥治法), 식치법(食治法), 심치법(心治法)을 구분하여 논하는 이유가 그것이다. 환자의 건강을 위해서 약으로 질병을 다스릴 수도 있고, 음식으로 질병을 고칠 수도 있으나 마음을 다스리지 않으면 치료되지 않는 질병도 있다는 말이다. 인간은

정신과 육체로 되어 있으며, 서로 불가분의 관계에 있다. 정신은 육체에 영향을 주고, 육체는 정신에 영향을 끼친다. 건강이 영양과 팔다리에 의해서 유지된다지만 정신 또한 건강을 좌우하는 중대한 요소이다. 걱정거리가 있으면 식욕이 없어져서 음식을 먹어도 맛이 없다. 이와는 반대로, 병든 환자일지라도 정신적으로 위안을 받으면 식욕이 생기고 기력이 살아난다. "건강하다.", "장수한다." 등으로 스스로를 생각하면 그 정신 작용에 의해서 육체는 영향을 받게 된다

1

마음이 건강하려면 정신 집중 훈련을 해야 한다.

　정신일도 하사불성(精神一到 何事不成)이라는 말이 있다. 정신을 집중하면 못할 일이 없다는 말이다. 정신이 흐트러지면 들리는 말이 많고 생각이 복잡해지면서 하는 일도 잘 되지 않을 뿐 아니라 건강도 상하게 된다. 옛 어른들은 자녀들과 함께 식사를 하면서 떠들지 못하게 하였다. 어렸을 때는 이해가 되지 않았으나 지금 생각해 보면 정신을 집중하고 식사를 해야 건강에 유익하다는 가르침이었음을 깨닫게 된다. 운동을 할 때도, 일을 할 때도 정신을 집중해야 한다. 정신을 집중하면 능률도 오르고, 실수도 없이 좋은 성과를 얻을 수가 있다. 인체에 질병이 생겼을 때에도 정신을 모으고 심신을 정화시키면 인체의 기가 바로 돌면서 정체된 곳이 뚫리고 기혈 유통 건강 상태가 된다. 정신 집중 하나만으로 우주 만물의 오묘한 도리를 깨닫고 심신을 정화시키며 장수한 사람이 얼마나 많은가? 문제를 일으키는 것도 마음이요, 문제를 해결하는 것도 마음이요 정신이다.

2 긍정적 사고방식을 훈련해야 한다.

안경을 왜 쓰느냐고 질문한다면 어떤 사람은 "눈이 안 보여서"라고 대답할 것이고, 어떤 사람은 "더 잘 보기 위해서"라고 대답할 것이다. 한 사람의 대답은 부정형이요, 또 한사람의 대답은 긍정형이다. 우리의 인체는 마음에 따라 민감하게 반응한다. 긍정적인 생각을 하며 사는 사람은 체내에서 긍정적인 호르몬이 분비되고 부정적인 생각을 하는 사람은 부정적인 호르몬이 분비된다. 긍정적인 호르몬은 우리의 기분을 상쾌하게 만들고 몸을 건강하게 하지만 부정적인 호르몬은 기분을 상하게 하고 스트레스를 받게 하고 열이 나게 하며 경직과 흥분을 일으키며 건강을 망치게 하는 원인이 된다.

의사들 간에는 플라시보(placebo)라는 용어를 자주 쓴다. 이는 위약 효과(僞藥效果)를 뜻하는 것으로 "가짜 약 효과"라는 말이다. 어느 병원에서 실제로 실험을 해 보았다. 실험 대상자의 눈을 가리고 "이것은 옻나무입니다"라면서 대나무로 몸을 쓸었더니 70%의 사람이 옻나무의 반응과 같은 피부 질환이 생겼다.

반대로 "이것은 대나무입니다."라면서 옻나무의 잎으로 몸을 쓸었는데 옻이 오른 사람은 20%에 불과 했다. 아무런 병이 없는 데도 병원을 찾는 사람이 많은데 그들에게 약효도 피해도 가지 않는 가짜 약을 처방하여 효과를 보는 예는 많다.

이는 약을 먹으면 병이 나을 거라는 긍정적 생각 때문에 인체의 생리까지도 긍정적으로 바뀐 것이다. 이와 같이 같은 약을 먹어도 어떤 생각을 하느냐에 따라서 효과가 나타날 수도 있고 부작용이 생길 수도 있는 법이다. 사람의 생각과 인체의 생리적 변화는 서로에게 영향을 미친다. 긍정적인 사고방식으로 사는 사람은 자신의 건강에 도움을 주고 부정적인 사고방식의 사람은 자신의 건강을 해치게 된다.

긍정적인 사람은 위기에서도 기회를 보지만 부정적인 사람은 좋은 기회에서도 위기를 느끼는 법이다.

3 마음이 건강하려면 스트레스를 다스려야 한다.

"스트레스는 만병의 근원"이라는 극단적인 표현을 하는 학자도 있다. 모든 병의 원인이 스트레스만은 아니겠지만 대부분의 질병이 스트레스 때문에 생기거나 최소한 질병에 영향을 미치고 있는 것이 사실이다.

스트레스를 받으면 우리 인체에 강하게 반응이 나타나는 데 기가 막히고 혈이 막혀 피가 엉키게 된다. 피가 엉키는 일은 혈소판에 미치는 영향 때문인데 사람이 스트레스를 받으면 혈소판이 응집되면서 혈액 순환에 장애를 받게 된다. 혈액 순환 장애는 곧 온갖 질병으로 연결되기 때문에 만병의 근원이 스트레스라는 말을 할 수 있게 된다. 스트레스를 다스리지 못하면 심적 평안과 안정을 찾지 못할 것이고 건강은 한낱 희망 사항으로 끝날 것이다. 어떤 학자가 말했듯이 스트레스는 생활의 일부인 것이 현대인의 삶이다. 스트레스에서 완전 해방되는 일은 오직 죽음 밖에 없다는 말에 수긍이 간다. 스트레스는 주로 심리적인 것이어서 심리적 스트레스는 환경에 적응하지 못하게 되든지 생활 규범에 혼란을 가져와 노이로제, 고혈압, 위궤양, 두통, 당뇨, 천식, 설사, 변비 등 병적 증세가 나타나게 된다.

특히 동양 의학에서는 칠정(怒喜思憂恐悲驚) 즉, 성냄, 즐김, 생각, 근심, 두려움, 슬픔, 놀람, 등의 감정이 지나치거나 오래 지속될 때 인체의 건강에 해로운 스트레스로 작용한다고 본다. 칠정의 해악은 신체적, 정신적으로 나쁜 영향을 끼친다. 스트레스를 지나치게 받게 되면 신체와 정신에 반드시 영향을 끼치게 되어 있다. 스트레스를 다스리지 못하면, 마음을 다스리지 못하면 질병을 이기지 못한다.

4 좋은 말을 훈련해야 한다.

한번 입 밖으로 나간 말은 다시 주워 담을 수가 없다.

그래서 할 말이 있고, 해서는 안 될 말이 있다. 분별없이 말을 함부로 하는 사람은 그 말로 인하여 필경 어려움을 겪게 될 것이다.

① 거짓말을 하지 않는 훈련이다. 누구든지 거짓말 하는 사람을 좋아하지 않는다. 사기꾼이라도 자기에게 거짓말하는 사람을 싫어한다. 거짓말은 인격을 손상시키며, 친구를 멀어지게 하며, 삶의 기반을 무너뜨린다. 거짓말이 일시적인 소득이 될지 몰라도 장기적으로는 손실만 있을 뿐이다.

② 장담하지 않는 훈련입니다.

영화로도 상영이 된 초호화판 유람선 타이타닉호 사건을 잘 알 것이다.

당시로서는 상상하기조차 어려운 46,000여 톤급의 대단한 선박이었다. 처녀 항해를 앞두고 승객을 유치하기 위한 선전 문구로 사용한 내용은 "하나님도 가라앉힐 수 없는 배"였다. 당시로서는 시설이나 장비 면에서 신비로울 정도의 최대의 선박이었다. 그러나 2,500명의 승객을 태운 타이타닉호는 빙산과 충돌하여 바다 속으로 가라앉고 말았다. 1,800여 명이 죽고 700여 명만 구조되었다. 장담하는 사람들은 실속이 없다. 정치꾼들처럼 믿음이 가지 않는다.

③ 비판적인 말을 하지 않는 훈련이다.

남의 약점만 지적하는 사람은 어디에서도 환영 받지 못한다. 그런 사람은 근본적으로 마음에 사랑이 없기 때문이다. 말이란 배열에 따라 그 의미와 분위기가 달라진다. 그러므로 기왕 비판을 해야 한다면 듣는 사람이 감정이 상하지 않도록 단어의 선택과 배열에 신경을 쓰는 훈련을 거듭 해야 한다. 부정 어법보다는 긍정 어법으로, 직접 어법보다는 간접 어법으로, 상대방이 기분 나쁘지 않도록, 노력함이 옳을 것이다.

④ 진실 된 말을 훈련한다.

가끔이면 위기를 모면하기 위해서 또는 현실적 이익에 급급해서 진실을 숨기는 경우가 있다. 그러나 결과적으로는 손해를 초래하게 된다. 진실을 말 한다는 것은 때로는 용기와 결단을 필요로 한다. 때문에 노력이 필요하고 훈련이 필요하다.

⑤ 겸손한 말을 훈련한다.

아랫사람에게 경어를 쓰면 자신의 지위가 낮아지거나 품위가 떨어지는 것으로 생각하는 경향이 있다. 윗사람이 경어를 쓰게 되면 아랫사람은 그분을 더욱 존경하게 되고 더욱 조심하게 되는 법이다. 말이 겸손한 사람은 행동 역시 겸손 해 진다. 행동은 늘 언어를 뒤따르기 때문이다. 세상 사람은 누구든지 교만한 사람을 싫어하고 겸손한 사람을 좋아한다.

⑥ 긍정적이고 창조적인 언어를 훈련한다.

언어가 부정적이면 되는 일이 없다. 말로 부정하는 사람이 행동 할 까닭이 없다. 파괴적 언어는 사람의 인격과 마음, 국가의 안전과 발전, 사회와 가정, 모든 것을 퇴보하게 한다. 또한 무질서와 혼란을 초래한다.

⑦ 좋은 말은 좋은 씨앗이다.

말이 씨가 된다는 속담이 있다. 사람에게 문제가 생기고 병이 들면 부정적인 생각을 하게 된다. 때문에 더욱 무력 해지고 쓸모없는 사람으로 치부하게 된다. 좋은 말을 통해서 심신의 어려움을 당한 사람에게 믿음이 되고 희망이 되게 해야 한다. 생각이 건강해지고 마음이 건강해지면 면역력이 상승되어 건강에 큰 유익을 주기 때문이다.

생각은 행동에 영향을 끼치고, 행동은 생각에 영향을 끼치는 상관 관계에 있기 때문에 말이란 중요한 것이다. 어떤 말을 자꾸 되풀이 하게 되면 그 말은 뇌 속 깊이 입력이 되어 궁극적인 그 말의 방향으로 이루어지는 자기 성취적 예언이 된다. 마음이 건강해지면 몸도 건강 해 진다. 이는 건강의 순리이며 하나님의 순리이기도 하다.

5

마음이 건강하려면
화내는 것을 절제 해야 한다.

　사람이 화를 내면 얼굴이 벌게지거나 가슴이 두근거린다. 긴장을 하면 숨을 가쁘게 몰아쉰다. 손발이 후들거리기도 한다. 이것은 우리의 몸이 감정에 따라 반응하는 모습이며 몸과 마음은 분리할 수 없는 하나라는 사실을 알 수 있게 된다. 우리의 몸은 약 60조 개의 세포로 구성되어 있다. 그 중 일천만 개의 세포가 일초 동안 죽는다. 매순간, 매시간, 매일, 똑딱 하는 순간에 서울 인구에 해당하는 세포가 사라지고 있다. 계산을 해 보면 우리 몸의 모든 세포는 69일 만에 모두 죽고 만다. 그런데도 우리 몸은 아무런 이상 없이 지탱되고 있다. 그 이유는 무엇일까? 죽어가는 세포만큼 매 순간마다 새로운 세포가 새롭게 태어나고 있기 때문이다. 이와 같이 우리의 몸은 시시각각 낡은 것이 새로운 것으로 교체되고 있다. 한 순간도 쉬지 않고 변화하며 부딪히는 여러 자극에 물리적으로 화학적으로 반응하면서 적응하고 있다. 먹고 마시는 음식물, 내외적으로 접하는 환경, 울고 웃는 감정 등 여러 자극에 민감하게 반응하면서 변해가고 있다. 한번 울고 한번 웃을 때마다 건강에 영향을 미치고 있다.

우리의 몸에는 자율 신경이라는 게 있다. 우리의 의지와는 상관없이 신체 내부의 기관이나 조직 활동을 지배하며 조절하는 신경 조직이다. 화를 내고, 즐기고, 생각하고, 근심하고, 두려워하고, 슬퍼하고, 놀라는 등의 감정은 교감신경과 직접적인 관계가 있다. 교감 신경이 자극을 받으면 식은땀이 나고, 눈동자가 커지고, 피부의 혈관이 수축되면서 얼굴이 창백해지고 심장 박동이 빨라진다. 또한 위와 소장, 그리고 대장의 움직임이 둔해 지면서 소화액이 잘 분비되지 않아 소화가 되지 않고 혈당이 올라간다.

화를 내게 되면 간 기능이 약화되면서 민감하게 반응하는 것이 눈이다. 심하면 시력의 혼란이, 판단의 혼란으로 이어지면서 감정을 억제하지 못하고 횡설수설하게 되는데 흔히 쓰는 말로 "간덩이가 부은 사람"이다.

화를 내게 되면 간에 열이 모이면서 심장을 압박하고, 혈압이 상승하면서, 혈관이 터지면 중풍, 뇌졸중으로 큰 어려움을 당하게 된다. 중풍의 특징은 근육을 쓰지 못한다. 근육은 간이 주관을 하는데 간이 상하면 근육이 마비되면서 반신불수 현상이 나타난다. 때문에 간이 나쁜 사람은 움직이는 것을 싫어한다. 근육 움직이는 것을 싫어하기 때문에 기대거나 눕기 를 좋아한다. 이런 사람에게는 봄철에 나는 신음식이 보약이요 치료제이다. 감정을 들어낼 수도 없고 참을 수도 없는 것이 현대인의 애로점이라면 화내는 감정이 생기지 않도록 훈련하고 훈련해서 몸을 상하지 않도록 해야 한다.

마음이 건강하려면
나누어 주며 봉사하는 훈련을 한다.

인간의 역사를 달리 표현하면 전쟁의 역사라 할 수 있다. 왜 인간은 싸우지 않으면 안 될까? 욕심 때문이다. 다른 사람보다 많이 소유하기 위해서 싸우고, 그 싸움에서 살아남기 위해 또 싸운다. 혹은 자신의 말을 듣지 않는다고 싸우고, 심지어는 하찮은 일로 싸우고 죽인다. 빼앗은 자나 빼앗긴 자는 함께 정신적, 심적 영향을 받게 되고 그 문제 때문에 몇십 년 혹은 몇 백 년 싸움이 지속된다.

인간의 욕심은 한이 없어서 한 없이 높은 곳에 오르려 하고 한 없이 쌓아두려고 한다. 오죽하면 무더운 여름 날씨에 썩은 짐승의 시체에 우글 거리며 싸우는 벌레에 인간을 비유까지 하겠는가? 인간의 욕심은 마음을 상하게 하고 상한 마음은 질병을 불러오게 한다. 건강을 원한다면 욕심을 버리고 나누어 주며 봉사하는 일에 훈련해야 한다. 봉사란? 타인을 위한 수고 행위이며 사랑의 수고이다. 조금만 마음의 여유를 가지고 주변을 둘러보면 따스한 손길을 기다리는 사람이 너무나 많다. 배고픈 자, 헐벗은 자, 병든 자, 슬픈 자, 고민하는 자, 이들은 누군가의 도움을 절실히 필요한 사람들이다. 나누어 주는 삶과 봉사의 삶을 살게 되면 마음의 기쁨과 행복을 누리게 될 것이고, 그 사람은 칭찬과 함께 영육의 건강을 누리게 될 것이다.

타인의 유익을 위한 삶은 자신의 건강 법칙이요, 순리이다.

해서는 안 되는 말

★ "잘 해보라"는 비꼬는 말
★ "난 모르겠다"는 무책임한 말
★ "그건 안 된다"는 부정적인 말
★ "네가 뭘 아느냐"는 무시의 말
★ "바빠서 못 하겠다"는 핑계의 말
★ "잘되어 가는데 뭐하려고 바꾸냐"는 무사안일주의의 말
★ "이 정도면 괜찮다"는 타협의 말
★ "다음에 하지"라는 미루는 말

한 그루의 나무가 큰 나무로 자라기까지는 여러 가지 환경 조건에 영향을 받는다.

① 씨앗에 따라 나무의 종류가 결정 된다.

② 토양에 따라 나무의 질이 결정 된다.

③ 기후와 환경에 따라 성장의 정도가 결정 된다.

④ 주변 나무에 따라 형태의 정도가 결정 된다.

마찬가지로 사람도 부모의 유전자와, 영양의 정도와, 주변 환경과, 생활 습관과, 건강 관리의 정도에 따라 건강이 결정된다. 태어날 때 약 체질로 태어났다하더라도 적절한 환경에서 관리를 잘 하면 건강한 삶을 살 것이고, 건강한 모습으로 태어났다하더라도 환경과 관리가 제대로 되지 않는다면 그 결과는 뻔한 것이다.

"건강의 순리"를 강조하며, "생활 의학"을 강조하는 것은 자기 몸을 바로 알고 순리에 따라 관리하여 건강한 삶을 영위하자는 데 목적이 있다. 대체 의학을 자연 의학, 생활 의학으로 표현하는 것은 자연을 중요시하며 자연 속에 담겨 있는 하나님의 순리를 생활 속에서 자연스럽게 날마다 생활화함으로 질병을 예방하고 치료하자는 것이다.

서양 의학은 임상 의학(臨床醫學)으로 사람이 병들어 침상에 누웠을 때

환자를 관찰하고 연구, 치료하는 학문이지만 대체 의학은 현대 의학 이외의 모든 치료법을 이르는 말로 자연과 경험을 기초로 하여 질병을 예방하며 건강을 유지 하는 데 그 목적이 있다. 서양 의학은 인류를 질병으로부터 해방시키는 데 공헌한 바가 크지만 다음과 같은 문제점을 안고 있다.

① 인체를 하나로 보지 않고 세분화 시키고 있다.

② 지나치게 기계를 의존하는 의료 행위

③ 높은 의료비에 대한 부담

④ 약물로 인한 부작용과 재발의 악순환

이에 비해 대체 의학은 사람의 몸을 전체적으로 보면서 인체의 면역 기능을 강화하고 부작용이 없으며 질병을 사전에 예방하는 데 주력한다. 대체 의학은 자연 의학으로 자연의 순리에 순응하고 자연의 일부로서 자연 요법과 자연 섭생을 중요시 한다. 자연 의학의 핵심은 자기 자신이 자신의 몸을 돌보며, 치료하며, 건강한 삶을 살고자 하는 것으로 결국은 자신이 자신을 치료하는 순리의 요법이다.

사람의 몸과 마음은 분리할 수 없는 하나로서, 스스로의 몸을 치료할 수 있는 자연 치유력을 부여받은 하나님이 만드신 피조물이다. 우리가 집중 노력해야 할 일은 독성이 있는 화학 약품에 의존하기 보다는 자연 치유력을 강화 시켜서 건강을 유지시키는 일이다.

　우리의 건강을 위해서는

　　① 질병의 원인인 독소를 제거해야 한다.

　　② 깨끗한 몸을 유지하려면 자연식을 먹어야 한다.

　　③ 건강한 몸을 유지하려면 생활 의학을 생활화해야 한다.

　　④ 운동을 계속하면서

　　⑤ 마음과 영혼이 건강하도록 노력해야 한다.

　건강의 순리는 하나님의 순리임을 명심하고, 신앙의 마음으로 적극적
으로 참여한다면 분명 건강한 영육의 복을 누리게 될 것이다.

　참을성과 꾸준한 노력과 강한 의지력이 요구되는 만큼 노력하는 자에
게 노력한 댓가로 건강이 주어질 것이다. 자연 요법인 건강의 순리는 인
류의 가장 오래된 치료법으로 앞으로도 가장 근본적인 치료법이 될 것
이다.

- 이　상 -

-필 자-